新・社会福祉士シリーズ **18**

権利擁護を支える法制度

福祉臨床シリーズ編集委員会編

責任編集＝福田幸夫・森　長秀

弘文堂

はじめに

　「社会福祉士及び介護福祉士法」および「精神保健福祉士法」は、度々の改正が行われてきましたが、社会福祉士および精神保健福祉士の養成カリキュラムについては、2009（平成21）年度から大幅に見直されました。

　そのとき、従来のカリキュラムの「法学」に代わって新たに設けられた科目が、「権利擁護と成年後見制度」でした。

　従来、ソーシャルワーカーに求められる法学の知識は、日本国憲法の規定や従来からの民法の戸籍に関わる結婚・離婚、養子縁組、相続等の規定、そして行政法のうち社会福祉の実施体制に関連する法規定、地方自治に関するもの等々の知識であり、それらに関する問題が国家試験でも出題されていました。

　ところが2000（平成12）年度に介護保険制度が施行され、高齢者福祉を中心としたサービス利用にあたって、行政措置からサービス利用契約への移行や民間事業者の福祉サービス事業への参入等が本格的に導入されました。そして、その前年から施行された地域福祉権利擁護事業（現・日常生活自立支援事業）と、介護保険制度と同時に施行された成年後見制度の規定は、判断能力の低下した福祉サービス利用者の権利擁護を具現化する制度として、おおいに注目されることとなりました。

　成年後見制度は、従来の財産管理を中心とした後見活動に加え、認知症高齢者、知的障害者、精神障害者といった判断能力が不十分な人たちの自己決定とサービス利用の選択、そしてサービス利用契約に関わる本人の身上監護を重視するなど広い分野をカバーしており、その活動範囲は社会福祉士と多くが重なります。つまり、社会福祉士には成年後見人という新たな活躍の場が与えられることとなったのです。

　2016（平成28）年、「成年後見の事務の円滑化を図るための民法及び家事事件手続法の一部を改正する法律」および「成年後見制度の利用の促進に関する法律」が成立し、福祉サービス利用者の権利擁護の支援も充実が図られます。

　そして、2021（令和3）年度から開始された新たな社会福祉士及び精神保健福祉士養成カリキュラムに準拠した、両資格の養成に関わる共通科目である「権利擁護を支える法制度」を刊行することになりました。

　「権利擁護を支える法制度」は、前半は従来の法学から引き継いだ日本国憲法や民法、行政法、社会福祉関連法の規定が続きます。そして後半には成年後見制度、その他権利擁護に関連するさまざまな内容から構成され

ています。

　本書の最大の特徴は、法律分野の専門家がイニシアティブをとる類書に対し、ソーシャルワーカーである社会福祉士の養成に関連する書としての位置を再確認するとともに、成年後見制度と権利擁護に、実際に関わる社会福祉士を執筆陣に加えていることです。特に第9章の「福祉サービス利用者の権利擁護活動の実際」で取り上げている事例は、まさに社会福祉士が現在進行形で対処しているケースであり、従来のテキストにはないリアリティが感じられる内容だと思います。

　また、成年後見制度の中心的内容となる第8章の「成年後見制度の概要」は、社会福祉士とチームワークを組む成年後見制度の実務家としても著名な弁護士や司法書士でありながら社会福祉士資格も有する著者が、その実践にかける熱意を文章に込め、わかりやすい制度解説を心がけた内容となっています。

　コラムについても、権利擁護や成年後見を実践している実務家ならではの視点に富む内容となっており、従来のテキストにはない本書の特徴となっています。

　巻末の「キーワード集」は、社会福祉士および精神保健福祉士国家試験受験対策に役立つ知識を整理できるよう、基本的事項を確認していただくための項目を厳選しています。

　本書が、社会福祉士や精神保健福祉士を目指す多くの方々に読まれ、そうした方々が権利擁護と成年後見制度に関する正しい知識を獲得し、将来ソーシャルワーカーとして成年後見活動や福祉サービス利用者の権利擁護に関わる実務に携わるための一助となれば幸いです。

2021年10月

責任編者を代表して

福田幸夫

目次

第3章　社会福祉援助（ソーシャルワーク）と法の関わり②―民法― ･･････ 27

略語表

法令名 （五十音順）

円滑化法	成年後見の事務の円滑化を図るための民法及び家事事件手続法の一部を改正する法律
介保	介護保険法
家規	家事事件手続規則
家事	家事事件手続法
行審	行政不服審査法
行訴	行政事件訴訟法
行手	行政手続法
刑訴	刑事訴訟法
刑	刑法
憲	日本国憲法
後見登記	後見登記等に関する法律
公選	公職選挙法
国籍	国籍法
国年	国民年金法
国賠	国家賠償法
児手	児童手当法
自賠	自動車損害賠償保障法
児福	児童福祉法
社福	社会福祉法
障害総合支援	障害者の日常生活及び社会生活を総合的に支援するための法律
消契	消費者契約法
人訴	人事訴訟法
精神	精神保健及び精神障害者福祉に関する法律
生保	生活保護法
促進法	成年後見制度の利用の促進に関する法律
知障	知的障害者福祉法
道交	道路交通法
任意後見	任意後見契約に関する法律
民訴	民事訴訟法
民	民法
老福	老人福祉法

判例

最大判（決）	最高裁判所大法廷判決（決定）
最判（決）	最高裁判所判決（決定）
地判	地方裁判所判決

判例集

刑集	最高裁判所刑事判例集	下民集	下級裁判所民事裁判例集
民集	最高裁判所民事判例集	判時	判例時報
集民	最高裁判所裁判集民事		

権利擁護を支える法制度 （30 時間）〈2021 年度からのシラバスと本書との対応表〉

シラバスの内容　ねらい
①法に共通する基礎的な知識を身につけるとともに、権利擁護を支える憲法、民法、行政法の基礎を理解する。 ②権利擁護の意義と支える仕組みについて理解する。 ③権利が侵害されている者や日常生活上の支援が必要な者に対する権利擁護活動の実際について理解する。 ④権利擁護活動を実践する過程で直面しうる問題を、法的観点から理解する。 ⑤ソーシャルワークにおいて必要となる成年後見制度について理解する。

教育に含むべき事項	想定される教育内容の例		本書との対応
大項目	中項目	小項目 （例示）	
①法の基礎	1 法と規範	●法の規範との関係 ●法と道徳の関係	第1章1節
	2 法の体系、種類、機能	●成文法と不文法 ●公法と私法 ●実体法と手続法 ●法規範の特質と機能	第1章2節
	3 法律の基礎知識、法の解釈	●法律条文の構造 ●法解釈の基準と方法	第1章3節
	4 裁判制度、判例を学ぶ意義	●裁判の種類、判決の種類 ●判例とは	第1章4節
②ソーシャルワークと法の関わり	1 憲法	●憲法の概要（最高法規性、日本国憲法の基本原理）	第2章1節
		●基本的人権（基本的人権と公共の福祉、平等性、自由権、社会権）	第2章2節
		●幸福追求権	第2章3節
	2 民法	●民法総則（権利の主体・客体、権利の変動、無効と取消し）	第3章1-3節
		●契約（売買、賃貸借等）	第3章4節
		●不法行為（不法行為の要件、不法行為の効果（損害賠償））	第3章5節
		●親族（婚姻、離婚、親権、扶養、成年後見制度）	第3章7節
		●遺産管理	第3章8節
	3 行政法	●行政組織（国、地方公共団体の組織、公務員）	第4章1節
		●行政の行為形式（行政処分）	第4章1節
		●行政上の義務履行確保（行政強制、行政罰）	第4章1節
		●行政訴訟制度（行政不服申立て、行政訴訟）	第4章2節
		●国家の責任（国家賠償）	第4章2節
		●地方自治法（国と自治体の関係）	第4章1節
③権利擁護の意義と支える仕組み	1 権利擁護の意義		第5章1節
	2 福祉サービスの適切な利用	●運営適正化委員会 ●国民健康保険団体連合会	第5章3節
	3 苦情解決の仕組み	●事業者による苦情解決 ●自治体等による苦情解決	第5章3節
	4 虐待防止法の概要	●高齢者虐待防止法 ●児童虐待防止法 ●障害者虐待防止法	第5章4節

教育に含むべき事項	想定される教育内容の例		本書との対応
大項目	中項目	小項目（例示）	
	5 差別禁止法の概要	● 障害者差別解消法	第5章2節
	6 意思決定支援ガイドライン	● 障害福祉サービス等の提供に係る意思決定支援ガイドライン ● 人生の最終段階における医療・ケアの決定プロセスに関するガイドライン ● 認知症の人の日常生活・社会生活における意思決定支援ガイドライン	第5章5節
④権利擁護活動で直面しうる法的諸問題	1 インフォームド・コンセント	● 法的概念としてのインフォームド・コンセント ● インフォームド・コンセントに関する判例	第6章1節
	2 秘密・プライバシー・個人情報	● 秘密 ● プライバシー ● 個人情報 ● 情報共有	第6章2節
	3 権利擁護活動と社会の安全	● 守秘義務 ● 通報、警告義務	第6章3節
⑤権利擁護に関わる組織、団体、専門職	1 権利擁護に関わる組織、団体の役割	● 家庭裁判所、法務局 ● 市町村 ● 社会福祉協議会 ● 権利擁護支援の地域連携ネットワークの中核機関 ● 弁護士、司法書士	第7章2節 第7章3節 第7章4節 第7章5節 第7章6節
⑥成年後見制度	1 成年後見の概要	● 法定後見、任意後見 ● 専門職後見	第8章1節
	2 後見の概要	● 成年被後見人の行為能力 ● 成年後見人の役割	第8章2節
	3 保佐の概要	● 被保佐人の行為能力 ● 保佐人の役割	第8章3節
	4 補助の概要	● 補助人の役割	第8章4節
	5 任意後見の概要		第8章6節
	6 成年後見制度の最近の動向	● 利用動向 ● 成年後見制度利用促進法 ● 成年後見制度利用促進基本計画 ● 意思決定支援	第8章7節
	7 成年後見制度利用支援事業		第8章8節
	8 日常生活自立支援事業	● 日常生活自立支援事業の動向 ● 専門員の役割 ● 生活支援員の役割	第8章9節

注）この対応表は、厚生労働省が発表したシラバスの内容が、本書のどの章・節で扱われているかを示しています。
全体にかかわる項目については、「本書との対応」欄には挙げていません。
「想定される教育内容の例」で挙げられていない重要項目については、独自の視点で盛り込んであります。目次や索引でご確認ください。

第1章 法を学ぶ基礎

全体の冒頭でもある本章では、社会福祉に関わる者と法の関わりについて、「なぜ法を知る必要があるのか」「どのような法が存在するのか」「援助者として、法を理解し活用することが、どのような意義を持つのか」という視点から概説している。

次章以下で展開される、憲法およびさまざまな領域の基本法と、成年後見制度をはじめとする権利擁護のための法制度とが、福祉実務に携わる上で密接不可分であることを理解してもらいたい。

1

法とは何か、なぜ法を学ぶのかについて、考察する。

2

法規範の種類や体系を学び、それぞれの相互関係や社会の諸問題の解決にどう作用するのかについて理解する。

3

裁判の仕組みや裁判所の種類を知るとともに、判例の重要性を理解する。

1. 法と規範

法は、社会規範（ルール）の1つである。人が複数存在すれば、そこには"社会"が存在し、利害の対立ひいては紛争も発生する。このような利害の調整を図り社会生活を円滑に送るためには、社会生活に秩序を与える一定のルールを遵守することが求められる。

社会規範とされるものは、法だけではない。法のほかに、道徳、倫理、宗教、風俗、伝統、慣習などさまざまなものが存在する。この中で、法が他の規範と"異なっている"（＝優劣ではない）特質は、国家権力により、罰則を以て、それを守ることが強制されるという点である。

たとえば、法と道徳の関係について考えてみよう。**イェリネック**は"法は道徳の最小限である"としたが、複雑な現代社会において、いわゆる二重円の包含関係で説明することは妥当ではなく、むしろ、**図1-1-1**のように捉えることができる。

イェリネック
Jellinek, Georg
1851 ～ 1911
ドイツの公法学者。『人権宣言論』などを著した。

図1-1-1　法と道徳の関係

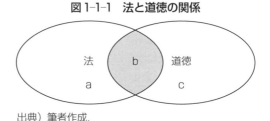

出典）筆者作成.

黙秘権
自己に不利益な供述を強要されない権利（憲38条1項、刑訴311条1項）。

時効
民事法上の時効は、一定の事実状態の継続により、真実の権利関係と異なるか否かを問わずに、権利の取得（取得時効）や消滅（消滅時効）を認める制度。刑事法上の時効は、犯罪行為の終了時から一定期間の経過により公訴権が消滅する「公訴時効」と、刑の言渡しから一定期間の経過により、その執行を免除する「刑の時効」がある。

「b」は、道徳律に則り法的強制力も有する規範であり、「殺してはならない」「盗んではならない」などが該当する。一方、「a」は、道徳律に則ってはいないが、政策的・技術的な観点から法的強制力を与える規範であり、道路交通法や公職選挙法のさまざまな規定が該当する。また、「c」は、法的強制力はないが道徳律に適った行為規範であり、「隣人を己と同様に愛せよ」などが該当する。

このような法の本質に関する問題が、国家試験で問われることはない。しかし、対人業務に携わることや、高い社会性が求められる資格を志す上で、たとえば「なぜ憲法は**黙秘権**を保障するのか」「**時効**という制度がなぜ認められるのか」といった具体的な問題について、ぜひ考えてみてほしい。

2. 法の体系、種類、機能

A. 法の体系と種類

　法を適用する際に法として援用することができる法の形式を、**法源**という。裁判官が判決を示す根拠として、判決理由においてそれを示すことのできる法の形式のことである。成文法の法源としては、憲法、法律、命令、条例などがある。

　「憲法」（実定法としての憲法）は、国家の根本法規として、基本的人権を保障し国民の義務を定めるほか、国の統治の仕組みやあり方を規定する法規である。また、憲法は国家の最高法規であり、その条項や趣旨に違反するすべての法律やその他の規範は、違憲（＝憲法違反）として無効とされる。

　「法律」は議会立法として国会において制定された形式的意味の法律を指す（狭義の法律）。「私、法律ってどうも苦手なの」という際のような、法規範全般を示す法律（広義の法律）とは意味を異にする。間接民主制を採用する国家において、法律は憲法に次ぐ効力を有する法規範であり、その内容が憲法と矛盾抵触する場合は無効であるが、その他の法規範よりは上位の法規範である。

　「命令」は、行政機関において策定され、その長の権限において制定される法規範であり、国会での審議や議決を経ることなく実施される、いわゆる行政立法である。その形式には、内閣が制定する「**政令**」、内閣総理大臣の制定する「**内閣府令**」、各省大臣が制定する「**省令**」（例：厚生労働省令、文部科学省令）、府や省の外局である委員会などが制定する「規則」（例：人事院規則）などがある。命令には、法律の委任がある場合を除いて、罰則を設けたり義務を課すなど国民の権利を制限する規定を設けることはできない。

　「**条例・規則**」はいわゆる自治体規範であり、当該地方公共団体においてのみ、有効な法規として適用される。国におけると同様、条例は議会立法であるが、規則は行政立法である。

　成文法主義の国においては、成文法源が主たる法源であるが、これに対する不文法源も従たる法源とされる。不文法源には、慣習法や判例、条理（物事の筋道）などがある。

B. 法の分類

[1] 自然法・実定法

　自然法とは、普遍的かつ不変な法として存在する、人間の本性や理性の中に、あるべき秩序に向かう性質によって成立する規範のことである。その根拠を、宗教的な良心に求める考え方や、非宗教的な人間性や理性に求める考え方がある。これに対して**実定法**は、自然法の対立概念であり、特定の社会で実効的に行われている法を指し、制定法や慣習法などがこれにあたる。実定法のみが法であるとする考え方を、法実証主義という。

[2] 成文法（制定法）・不文法

　「日本国憲法」「民法」のように文書の形で条文化され制定された法規範を、**成文法**（制定法）という。これに対し、文書の形式をとらないものを**不文法**といい、慣習法・判例法などがこれにあたる。判例法は、判決文自体ではなく、判断中に含まれる法原則が拘束力を持つのであるから不文法に分類される。また、条理や法の一般原則、自然法を不文法であるとする場合もあるが、これらを拘束力ある法源と呼べるかどうかについては、考え方が分かれる。

判例法
不文法の一種で、裁判所の判決が同様類似の事件の判決を事実上拘束することにより法源と認められるもの。

[3] 実体法・手続法

　権利義務や犯罪の要件・効果のような、法律関係そのものの内容を定める法を**実体法**といい、民法や会社法を民事実体法、刑法や軽犯罪法を刑事実体法ともいう。これに対して、それを実現するための法手続を定める法が**手続法**であり、民事訴訟法や民事執行法、刑事訴訟法がこれにあたる。

[4] 公法・私法・社会法

　国家機関と国民（市民）との間を規律する法規範を**公法**、私人間の法律関係を規律するものを**私法**という。憲法、刑法、訴訟法、行政法などが公法、民法や商法などが私法の典型として分類される。そして、自由競争原理の結果として生じた貧富の差や労働問題への対応として、国家が経済的弱者等の保護と権利擁護、経済格差是正のために、積極的に市場原理に介入し創出した法領域を、**社会法**という。労働法（労働基準法や労働組合法、男女雇用機会均等法など）、経済法（独占禁止法など）、社会保障・社会福祉法（国民年金法、健康保険法、生活保護法、障害者総合支援法、児童福祉法など）などがこれにあたる。

[5] 一般法・特別法

適用領域や対象が限定されない法を**一般法**、限定される法を**特別法**という。たとえば、民法や刑法は一般法であり、商法や少年法は特別法にあたる。ただし、「特別法の適用領域を包含するより広い適用領域を持つ法を一般法」「一般法の適用領域の一部を対象とする法を特別法」とする相対的な概念でもあるので、民法と商法では民法が一般法、商法が特別法となるが、商法と手形法では商法が一般法、手形法が特別法となる。

[6] 強行法（強行規定）・任意法（任意規定）

当事者間で異なる特約を結んでも無効とされる法や法規定を**強行法**（強行法規）という。公法規範の多くは強行法であり、たとえば、相手を傷害行為で傷つけた場合に、当事者間の取決めで刑罰を軽減・決定することはできない（例：傷害罪の法定刑は 15 年以下の懲役または 50 万円以下の罰金）。民法や消費者契約法など私法領域の法規定の中にも多数存在する。

これに対して、当事者間で法規定と異なる特約があればこれが優先され、法の規定が排除されるものを**任意法**（任意規定）という。

3. 法律の基礎知識、法の解釈

A. 法の解釈

社会に発生するすべての事情に対してあらかじめ制定された法規範を適用するためには、法の解釈が必要となる。法解釈のあり方をまず大別すると、「文理解釈」と「論理解釈」に分かれる。「**文理解釈**」とは、法の規定を条文の文言通り、語句の辞書的な意味通りに解釈することである。現実のさまざまな事象について、文理解釈のみで妥当適切な解決が導かれることは難しく、論理解釈によるさまざまな技法を用いることになる。

「**論理解釈**」とは、法文に論理的な意図や立法者の意思を推測することによって妥当な解決を導こうとする解釈のあり方をいい、以下のような手法がある。

「**勿論解釈**」と「**反対解釈**」とは、たとえば、「車両通行禁止」との看板が立っている道路について、「車両が駄目なのだから、もちろん（＝当然に）牛や馬も通れないはずだ」と解釈することが**勿論解釈**であり、「車両

の通行を禁止しているのだから、人や馬は通れるはずだ」と解釈することは**反対解釈**（＝書いていない事には適用しない）である。

「**拡張（拡大）解釈**」と「**縮小解釈**」とは、書いてある法文や語句について、辞書的な意味よりも広く解釈するか狭く解釈するかの違いである。たとえば、刑法38条3項の「法律」について、「国会で制定された形式としての法律だけでなく、憲法や命令、自治体規範も含める」と解釈するのは「**拡張（拡大）解釈**」である。これに対し、民法177条の「第三者」について、「正当な利益を有する第三者に限定する（＝**背信的悪意者**を含めない）」と解釈するのは「**縮小解釈**」である。

なお、ある事柄について適用できる具体的な法規範が存在しない場合に、これに類似する事柄に関する法規範を利用して解釈することを「**類推（類推解釈）**」という。民法の不法行為（民709条）における損害賠償の範囲については規定がないため、債務不履行の場合の損害賠償の範囲について定めた規定（民416条）によって判断することが、「類推」の例である。ただし刑法においては、**罪刑法定主義**の観点から、類推による法の解釈・適用は厳しく制約されている。

B. 法の適用原則

ある法規範と別の法規範との間において矛盾抵触が生じた場合に、いずれの法を適用するかという問題がある。まず、「**上位法**」・「**下位法**」においては「**上位法**」が適用される。憲法に違反する内容のすべての法規範が無効（＝違憲という）であるのと同様に、法律と命令では法律が優位し、命令と条例では命令が優位する。

次に、「**一般法**」と「**特別法**」においては「**特別法**」が適用される。たとえば、犯罪の成立と刑罰に関する一般法令は刑法であるが、犯罪の行為者が未成年者である場合、少年法が適用される結果、成人犯罪者とは異なる処遇が行われる。また、私人間の取引については民法が適用されるが、企業間の商取引については、商法や会社法が適用されるのも、この例である。

さらに、「**後法（新法）**」と「**前法（旧法）**」では「**後法（新法）**」が適用される（"**後法は前法を破る**"）。時間的により新しい法規範の方が社会や国民の価値観、ニーズに沿った法規範であるとされるからである。

4. 裁判制度、判例を学ぶ意義

A. 裁判制度

　「すべて司法権は、最高裁判所及び法律の定めるところにより設置する下級裁判所に属する」（憲76条1項）、「**特別裁判所**は、これを設置することができない。行政機関は、終審として裁判を行ふことができない」（同条2項）とある通り、司法権は、最高裁判所、高等裁判所、地方裁判所、家庭裁判所および簡易裁判所のみが行使することのできる国家の権力作用である（司法権の独占）。それぞれの裁判所の数と構成は、**図1-4-1**、**図1-4-2**の通りである。

特別裁判所
通常裁判所に対する語で、特定の種類の事件や特定の身分の者に対してのみ司法権を行使する裁判所のこと。明治憲法下における軍法会議や皇室裁判所がこれにあたる。

図1-4-1　裁判の仕組みと三審制

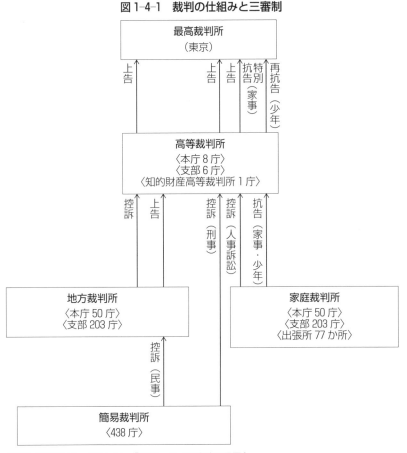

出典）裁判所ウェブサイト「概要　2.裁判所の配置」.

図 1-4-2　裁判所の所在と種類

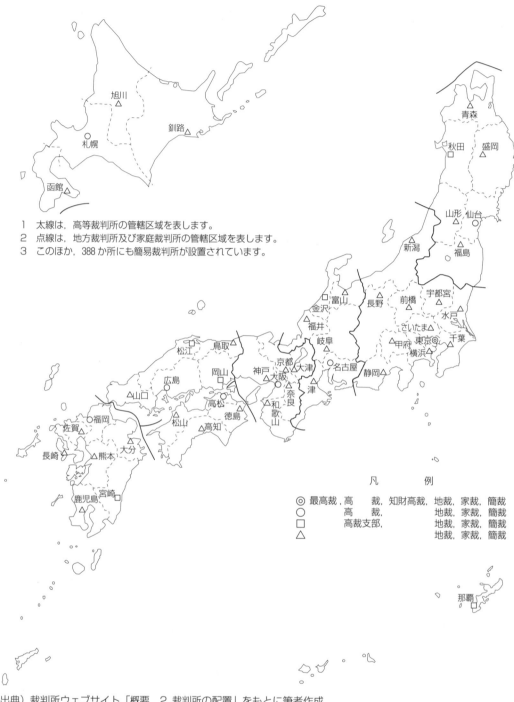

1　太線は，高等裁判所の管轄区域を表します。
2　点線は，地方裁判所及び家庭裁判所の管轄区域を表します。
3　このほか，388 か所にも簡易裁判所が設置されています。

凡　　　例

◎　最高裁，高　　裁，知財高裁，地裁，家裁，簡裁
○　　　　　高　　裁，　　　　　地裁，家裁，簡裁
□　　　　　高裁支部，　　　　　地裁，家裁，簡裁
△　　　　　　　　　　　　　　　地裁，家裁，簡裁

出典）裁判所ウェブサイト「概要　2.裁判所の配置」をもとに筆者作成.

裁判は、民事裁判、刑事裁判および行政裁判に分類されるが、それぞれの意義や性質は全く異なる。

[1] 民事裁判（民事訴訟）

民事裁判は、私人間の権利義務をめぐる紛争を解決する手続である。原告（訴える側）と被告（訴えられる側）の間で証拠に基づく主張立証を展開し、裁判所が**自由心証主義**に基づき判決を示す。判決の種類は、**認容**（原告勝訴）、**棄却**（原告敗訴）、**却下**（訴訟要件を欠く場合など。いわゆる門前払い判決）に分かれる。民事訴訟法に詳細な規定がある。

[2] 刑事裁判（刑事訴訟）

刑事裁判は、犯罪の成否を証拠によって判断し、有罪の場合には適切な刑罰を科すことを決定する手続である。公訴の提起（起訴）は国家の専権であり（起訴独占主義）、検察官と刑事被告人との間で攻撃防御が展開され、裁判所が判決を示す。判決の種類は、有罪または無罪である。刑事訴訟法に詳細な規定がある。刑事裁判において、被害者は訴訟当事者ではないという理解は重要である。被害者は、被害届や告訴などの手段により、国家に対して訴追権の発動を要請することや、訴訟手続において証人として参加するなどにより、補助的、間接的な関与にとどまる存在である。

なお、民事裁判と刑事裁判とを混同ないし同一視している誤解はよく見られるところである。たとえば、空き巣（窃盗罪）の犯人が罰金50万円の有罪判決を受けたとしても、被害者への財産的求償がなされるわけではない。刑罰の一種である罰金は国庫に納められるものだからである。被害者がその被った損害の賠償を求めるには、自ら、犯人を被告とする民事訴訟を提起する必要がある。

[3] 行政裁判

行政裁判は、処分に代表される公権力の行使の適法性などを争う訴訟であり、その取消しや変更を求めて国および地方公共団体を被告として訴える手続である。**主観訴訟**である**取消訴訟**・当事者訴訟、**客観訴訟**である民衆訴訟・機関訴訟があり、このうち中心的存在である取消訴訟は、処分取消訴訟・裁決取消訴訟その他の計6種類に分かれている。行政訴訟および行政事件訴訟法の内容については、**第4章**で詳述する。

自由心証主義
裁判所が事実認定をする際、証拠方法の選択や証拠の証明力の評価について、一切の拘束を受けることなく、裁判官の自由な判断に委ねるとする主義。

主観訴訟
行政訴訟の分類概念で、個人の権利利益の保護や救済を図る目的で提起される訴訟。

取消訴訟
抗告訴訟の1つで、処分取消訴訟と裁決取消訴訟に分かれる。

客観訴訟
行政訴訟の分類概念で、法適用の客観的適正を保障して、公益を守るために提起される訴訟。

B. 判例を学ぶ意義

　判例とは、裁判所が過去に下した裁判（広義の判例）または、それらに含まれる原則の中で現在拘束力を有するもの（狭義の判例）をいう。とりわけ、最高裁判所は判例を統一する役割を有していることから、最高裁が判例変更をするには大法廷を開かなければならず（裁判所法 10 条）、刑事裁判において下級審の判決が最高裁判例と異なる場合は上告理由となる（刑訴 405 条）。

　また、判例により形成された法は、「判例法」として不文法源となる。既述の通り、わが国は成文法主義をとるため、不文法源はあくまでも従たる法源にとどまるものの、**確立した判例法**は、新たな立法によって変更されない限り、成文法に代わる効力を有する場合もある。

　判例を学ぶ意義は、個々の事例において、単に事例および判決要旨を知ることにとどまらない。その判決が示された背景、判決の射程範囲と同様事例への影響、立法府や行政府に対して与えるメッセージとその効果、そして社会に与えたインパクトなどについて考察し、理解を深めることであろう。たとえば、①「**朝日訴訟**」（最大判昭 42・5・2 民集 21 巻 5 号 1043 頁）において、原告自身の受給権は全く回復されない結論であったにもかかわらず、最高裁判決から 50 年以上経た今日なお生存権判例のリーディング・ケースの座を譲らない理由や、②半世紀以上前の一審判決に過ぎない「**宴のあと事件**」（東京地判昭 39・9・28 下民集 15 巻 9 号 2317 頁）が、同じくプライバシー権訴訟のリーディング・ケースである理由、③「**自己決定権**」という、福祉職にとっても極めて重要な概念のあり方そのものが問われた「**エホバの証人輸血拒否訴訟**」（最判平 12・2・29 民集 54 巻 2 号 582 頁）が、実社会とりわけ医療の現場に与えた多大な影響など、学びを深めて欲しい重要判例は枚挙にいとまがない。

■ 理解を深めるための参考文献

● 髙橋雅夫編『**法学（第 3 版）**』Next 教科書シリーズ，弘文堂，2020.
　法学の基礎的知識を提供する、初学者向けの大学テキスト。法について、基礎的な一般理論やいくつかの実定法について、通説的な立場で平易に解説している。学習上の重要判例も、必要な範囲で過不足なく取り上げられている好著。

● 池田真朗・犬伏由子・野川忍・大塚英明・長谷部由起子『**法の世界へ（第 8 版）**』有斐閣アルマ，2020.
　モノを買う、部屋を借りる、アルバイトをする、事故にあう、結婚する等生活上の身近な法律問題を素材に「法の世界」を展開。最新の重要判例や立法動向もフォローされている。

確立した判例法
判例法によって確立した後に立法化された例（根抵当権）や、確立した判例法が制定法を変更した例（共謀共同正犯、譲渡担保）などもある。

朝日訴訟
生活保護受給権の相続性を否定し上告棄却の判断を示しつつも、判決傍論において、憲法 25 条 1 項の法的性質および生活保護基準の是非について判示された。
→ p.24
第 2 章 3 節 C.[2] 参照。

宴のあと事件
プライバシー権について初めて示された判決であるが、原告および被告の争点であった、表現の自由とプライバシー権の優劣については、「性質を異にする」として判断しなかった。なお、訴訟自体は、控訴審係属中に原告死亡により訴訟外で和解が成立した。
→ p.22
第 2 章 3 節 A.[3] 参照。

エホバの証人輸血拒否訴訟
原告（患者）の拒絶した輸血を実施したこと自体について否定的評価をしたわけではなく、術前の説明により輸血の可能性のある手術を受けるか否かの選択肢を奪った点を、人格権侵害と認定した判例である。
→ p.22
第 2 章 3 節 A.[3]、
p.26　コラム参照。

第2章 社会福祉援助（ソーシャルワーク）と法の関わり① ——憲法の概要と基本的人権——

「国の最高法規」（憲98条）に位置づけられる憲法は、国家の基本法として、国家の統治体制や国民の権利・義務を定める。本章では、そのうち、ソーシャルワークに必須の知識である基本的人権について、重要判例も交えて学ぶ。

1

基本的人権は、人間として必ず保障されるべきものである。日本国憲法の基本原理の1つである基本的人権について、その享有主体や「公共の福祉」による限界など、総論的な事項を学ぶ。

2

日本国憲法には、どのような基本的人権が定められているのだろうか。それらの人権を自由権、参政権、社会権などに分類した上で個々の内容について基本的な知識を習得する。

3

社会福祉に特に深く関わる幸福追求権、法の下の平等、生存権などについて、権利擁護の観点を踏まえて理解を深める。

1. 基本的人権の尊重

A. 日本国憲法と基本的人権

[1] 日本国憲法の基本原理

憲法は、国家の基本法として、一般に、統治体制や国民の権利・義務などを定めるものである。日本国憲法は、①国民主権、②平和主義、③基本的人権の保障、の3つを基本原理としている。

そのうち、③にいう基本的人権は、人間の尊厳性（「すべて国民は、個人として尊重される」憲13条）に由来する人間固有の権利である。憲法前文においても謳われており（「自由のもたらす恵沢」の確保）、「人類普遍の原理」であることが示された上で、憲法11条が、人権の固有性・不可侵性・普遍性を説いている（また憲97条）。

[2] 人権享有主体

憲法11条は、「国民は、すべての基本的人権の享有を妨げられない」として、人権享有主体を国民（日本国籍を持つ者）に限定するような外観をとるが、具体的にいかなる者が人権を享有するかは、個別の検討を要する。

(1) 外国人

外国人にも一定の憲法上の権利が保障される。「すべて国民は」「何人も」という規定の文言の違いを根拠にする「文言説」もあるが、通説・判例は、権利の性質上適用可能な人権規定はすべて及ぶと解する「性質説」をとる（マクリーン事件・最大判昭53・10・4民集32巻7号1223頁）。具体的には、国民主権の観点から、選挙権・被選挙権は基本的に外国人には及ばない。とりわけ国政レベルの選挙権・被選挙権については保障の余地はない。入国・在留の権利も保障されず、入国拒否は国の裁量に委ねられる。社会権についても、各人の所属する国によって保障されるべき権利である。もっとも、外国人に対して原理的に認められないものではなく、事実、国際人権規約、難民条約の批准に伴い、社会保障関係法令の国籍要件は、原則として撤廃されている。国民を対象とする生活保護法においても、実務の上では、永住者・定住者等の一定の外国人に対して国民に準じた保護が行われている。

基本的人権
人間が生まれながらにもっている権利であり、憲法学上は、「人間が社会を構成する自律的な個人として自由と生存を確保し、その尊厳性を維持するため、それに必要な一定の権利が当然に人間に固有するものであることを前提として認め、そのように憲法以前に成立していると考えられる権利を憲法が実定的な法的権利として確認したもの」[1]（傍点原著）と定義されている。

マクリーン事件
アメリカ国籍を有する者が在留期間更新の申請をしたところ、在留中の政治活動を理由に更新が拒否されたため、当該処分の取消しを求めて提訴した事件。最高裁は、基本的人権の保障は、権利の性質上日本国民のみを対象としていると解されるものを除いて、日本に滞在する外国人にも等しく及び、政治活動の自由についても、相当でないと解されるものを除き、保障が及ぶと述べた。もっとも、本件では、当該更新拒否に法務大臣の裁量権の著しい逸脱・濫用はなかったものと判示された。

難民条約
「難民の地位に関する条約」。日本は1981（昭和56）年に批准。

（2）法人

　本来の人権享有主体は**自然人**であるが、法人も人権享有主体と解されており、判例・学説ともに「性質説」をとる（八幡製鉄事件・最大判昭45・6・24民集24巻6号625頁）。具体的には、選挙権・被選挙権、生存権、一定の人身の自由などは、自然人固有の権利であるとされるが、その他の人権規定は、原則として、法人にも適用がある。

（3）未成年者

　未成年者も人権享有主体であるが、成人に比べ判断力が未熟であることなどを根拠に、選挙権に制限がある。他方で、学習権の保障（憲26条1項）、児童の酷使の禁止（憲27条3項）などが規定されており、また、個々の法律や条例においても、権利制限・保護の両方が図られている。

B. 公共の福祉と違憲審査基準

　人権保障は無制限なものではない。日本国憲法は人権規定の総則的な位置に、人権相互間に生じる矛盾・衝突を調整する衡平の原理、すなわち「**公共の福祉**」による制約を定めており（憲12条・13条）、経済的自由については特に重ねて規定している（憲22条・29条）。

　今日の違憲審査は、具体的事例において対立する諸利益を比較衡量する中で、この抽象的ともいえる「公共の福祉」の内容を具体的に明らかにして判断する（**比較衡量論**）。また、「公共の福祉」を具体的違憲審査基準として準則化する「**二重の基準論**」も、一部の裁判例で取り入れられている。同理論は、民主政治が健全に機能するための前提条件である精神的自由は経済的自由に比べて優越的な地位を占めるとして、その規制立法の合憲性についてはより厳格な基準で審査を行うとするものである。もっとも、内心の自由は「公共の福祉」によっても制約されることはないことから、主として表現の自由がその対象となる。

C. 人権規定の私人間効力

　憲法の人権規定は、本来は国家と個人の間のルールであるが、企業、報道機関などの私的団体のもつ「社会的権力」による人権侵害に対しても、かかる人権規定の適用が要請される。もっとも、規定の趣旨・目的・法文から、もともと私人間に直接適用されうる人権規定（憲15条4項・18条・28条など）もある。

　それ以外の規定については、私人間の直接的効力を認める「**直接適用**

自然人
法人に対する語で、権利義務の主体となる個人。

八幡製鉄事件
八幡製鉄の代表取締役が会社の名前で政治献金をした行為に対し、株主が損害賠償を求め提訴した事件。最高裁は、判決の中で、会社には自然人である国民と同様に政治的行為をする自由がある旨を述べた。

公共の福祉
社会一般の幸福のこと。

比較衡量論
人権を制限することによって得られる利益と、人権の制限によって失われる利益とを比較衡量し、前者の価値が高いと判断される場合には当該人権制限を合憲とする理論。

説」をとると、私的自治の原則が広く害されるおそれがあり妥当ではないため、通説・判例は、「**間接適用説**」に立ち、民法 90 条の公序良俗などの一般条項を介して、間接的に、人権保障の趣旨を私人間に及ぼそうとする。就職面接時の学生運動歴秘匿を理由とした試用期間後の本採用拒否につき憲法 14 条および 19 条違反が争われた**三菱樹脂事件**で、最高裁（最大判昭 48・12・12 民集 27 巻 11 号 1536 頁）は、間接適用説に立ちつつ、企業は憲法 22 条、29 条に基づいて採用の自由を有しており、特定の思想・信条を有する者の雇入れを拒んでも当然に違法とはならないと判示した。

2. 個別の基本的人権の内容

A. 人権規定の分類

　人権規定の分類は下表の通りである。社会福祉に特に関わる人権総則（憲 13 条・14 条）および生存権（憲 25 条）は、次節で取り上げることにし、ここでは、それらを除く人権規定についてみていきたい。

人権規定の分類

①人権総則（法秩序の基本原則）…包括的基本権、法の下の平等
②自由権「国家からの自由」…国家権力の個人の領域への介入の排除を保障する権利。自由権的基本権ともいう。
　ア．精神的自由権
　　　内面的精神活動の自由（思想・良心の自由、信仰の自由、学問研究の自由）
　　　外面的精神活動の自由（表現の自由、宗教的行為の自由、研究発表の自由）
　イ．経済的自由権
　ウ．人身（身体）の自由
③参政権「国家への自由」…自由権を確保するため国民が国政に参加する権利。
④社会権「国家による自由」…社会的・経済的弱者が「人間に値する生活」を営むことができるよう国家の積極的な配慮を求めることのできる権利。社会権（生存権）的基本権ともいう。
⑤国務請求権（受益権）…基本権を確保するための基本権。

B. 精神的自由①──内面的精神活動の自由

[1] 思想・良心の自由

　内心の自由は絶対的に保障される。**思想・良心の自由**（憲 19 条）がその典型であり、いかなる主義・主張を持とうとも、内心に留まる限りは絶

対的に自由であり、国家権力はそれに不利益を課したり、特定の思想を抱くことを禁止したりすることはできない。また、自己の思想・良心の「**沈黙の自由**」も保障され、国家権力による思想や所属政党などの表明の強制は認められない。

[2] 信教の自由、政教分離

「**信教の自由**」（憲20条1項前段）には、①信仰の自由、②宗教的行為の自由が含まれる。①は信仰しないという消極的自由も含む。①は内心における自由であり、国家権力は個人に対して信仰の告白を強制できない（信仰告白の自由）。②は宗教上の儀式・行事や布教を行う自由であり、消極的自由も含む。さらに宗教的行為への参加を強制されない自由も含み、それは同条2項で重ねて強調されている。②は、内心に留まる①とは異なり、必要最小限度の手段による制約に服する。なお、結社の自由（憲21条）のうち宗教的な結社は、信教の自由としても保障される。

国から特権を受ける宗教は禁止され（憲20条1項後段）、国家の宗教的中立性が明示されている（同条3項）。「国家」には、国・地方公共団体、それらの機関、公人も含まれる。憲法89条は「宗教上の組織若しくは団体」への公の財産の支出等を禁止し、**政教分離**を財政面から裏づけている。なお、憲法20条3項で禁止される「宗教的活動」は、従来から**目的・効果基準**によって判断されている。また、近年では、政教分離原則違反の判断に際して、目的・効果基準に言及せず「総合的判断」によって行われた例もある。

[3] 学問の自由

学問の自由（憲23条）には、①学問研究の自由、②研究発表の自由、③教授（教育）の自由が含まれる。中心となるのは真理の発見・探究を目的とする①であり、思想の自由の一部を構成する。他方、②は表現の自由の一部を構成する。②の一部でもある③は、基本的には大学を対象とする。③は下級教育機関においても認められるが、教育の機会均等と全国的な教育水準を確保するため、教育内容・方法につき一定の規制は許容される。なお、学問研究の自主性の要請から、**大学の自治**（教授等の人事の自治、施設・学生等の学内秩序の自治など）も保障される。

目的・効果基準
神式地鎮祭への公金支出が問題になった津地鎮祭事件で、最高裁（最大判昭52・7・13民集31巻4号533頁）は、政教分離原則を緩やかに解し、宗教的活動は「行為の目的が宗教的意義をもち、その効果が宗教に対する援助、助長、促進又は圧迫、干渉等になるような行為」に限られると示した上で（目的・効果基準）、神式地鎮祭は世俗的なもので宗教的行事にあたらないと判断した。他方、目的・効果基準によって、公金支出による玉串料奉納を違憲と判断した例もある（愛媛玉串料訴訟・最大判平9・4・2民集51巻4号1673頁）。これに対し、市所有の土地を神社施設に無償で利用提供した行為が問題となった空知太神社事件では、最高裁（最大判平22・1・20民集64巻1号1頁）は、目的・効果基準に言及せず、諸般の事情を考慮し「総合的に判断」して、公の財産の利用提供（憲89条）、特権の付与（憲20条1項後段）にあたると判示した。同じ判断基準を用いて、孔子廟訴訟（最大判令3・2・24裁判所時報1762号1頁）で、最高裁は、都市公園内に建つ宗教的施設の敷地使用料を市が全額免除した行為につき、宗教的活動（憲20条3項）にあたると判示した。

C. 精神的自由②——外面的精神活動の自由

［1］表現の自由と知る権利

　表現の自由（憲 21 条 1 項）は、個人の人格の形成・発展や政治参加に不可欠のものである。また、情報の送り手であるマス・メディアと情報の受け手の分離が顕著な今日、情報を求め受ける自由という側面においては「知る権利」としても保障される。知る権利は、政府に対する**情報公開請求権**の性格も有する（ただし、具体的請求権となるには情報公開条例、情報公開法など法令の根拠が必要）。

　知る権利と関連してマス・メディアに対する「アクセス権」も主張されるが、私企業であるマス・メディアに対する当該権利を本条から直接導き出すことは難しい。本来事実を述べ伝えるだけの「**報道の自由**」は、受け手の知る権利に奉仕することから表現の自由の 1 つとして保障されるが、取材の自由・取材源秘匿の自由をも含むか否か、判例の立場は明確ではない。

［2］表現の自由の限界

　表現の自由の規制立法には、比較的厳格な違憲審査基準が適用される。

①表現の自由を萎縮させないためには、第 1 に、表現の事前抑制およびその典型例である**検閲**は禁止される（憲 21 条 2 項前段）。なお、税関検査（書籍など）や教科書検定は、検閲にあたらないと解されている。第 2 に、規制立法の明確性も必要となる（明確性の基準）。

②表現内容の規制については、「性表現」・「名誉毀損的表現」を例にとると、その表現の価値と刑事上の罪（わいせつ物頒布罪〔刑 175 条〕・名誉毀損罪〔刑 230 条。なお刑 230 条の 2 参照〕）の保護法益とを衡量しながら、わいせつ・名誉毀損概念を厳密に絞って定義づけることで、規制が最小限にとどめられる（定義づけ衡量論）。なお、有名な「**明白かつ現在の危険**」の基準は、適用可能な分野が限られ（犯罪行為や違法行為の煽動を処罰する各種法律など）、最高裁判例ではまだ採用されていない。

③表現の時・所・方法の規制は、合理的で必要やむを得ない程度にとどまるもののみが許容される（「合理的関連性」の基準）。

［3］集会・結社の自由、通信の秘密

　集団ないし団体としての思想表明を伴う集会・結社の自由も、広義の表現の自由として保障される（憲 21 条 1 項）。**集会の自由**は、集団行動（集団行進・デモ行進）による表現の自由も含み、必要最小限度の規制を受け

る（公安条例、道路交通法等の集団行動規制など）。**結社の自由**は、他の条文で重ねて保障されている場合もある（宗教団体につき憲20条、労働組合につき憲28条）。結社の自由は、団体の結成・加入・団体活動を行う自由だけでなく消極的自由なども含み、やはり一定の内在的制約に服する。

　通信の秘密の保障（憲21条2項後段）は、通信に関するすべての事項に及ぶが、刑事訴訟法による郵便物押収、関税法による郵便物差押え、在監者の信書検閲など一定の制限も受ける。

[4] 婚姻の自由

　憲法24条は、**婚姻の自由**（同条1項前段）とともに、家庭生活における**夫婦の同権**（同項後段）と**両性の本質的平等**（同条2項）の原則を確立している。家族関係に関する具体的事項については、民法に規定がある。

D. 経済的自由

[1] 居住・移転の自由

　経済的自由権は、18世紀末の近代憲法では、市民が自由に経済活動を行いうるための不可侵の人権として厚く保護されたが、20世紀以降の社会福祉国家では、むしろ社会的に拘束を負うものとして、内在的制約のほか（自由国家的公共の福祉）、社会的公平と調和の見地から政策的規制に服する（社会国家的公共の福祉）。

　居住・移転の自由（憲22条1項）は、人身の自由と密接に関連する。旅行の自由も含まれるが、海外渡航（旅行）の自由は、**外国への移住**（同条2項）に類似するものとして保障される。なお、**国籍離脱の自由**（同項）は無国籍になる自由まで含むものではない（国籍11条参照）。

[2] 職業選択の自由とその規制

　職業選択の自由（憲22条1項）は、自己の選択した職業を遂行する自由も含む。職業については、その社会的相互関連性や政策的配慮から「公共の福祉」に適合するよう積極的な規制が必要とされる。規制の目的に応じて、国民の生命・健康に対する危険を防止・除去するための「**消極目的規制**」と、福祉国家の理念に基づき社会的・経済的弱者を保護するための「**積極目的規制**」に区別されうる（**目的二分論**）。前者には、規制の必要性・合理性、およびより緩やかな規制手段の有無を審査する「厳格な合理性」の基準が用いられる（薬局開設の適正配置規制を違憲とした薬局距離制限事件・最大判昭50・4・30民集29巻4号572頁）。後者には、規制措

置の著しい不合理が明白である場合に限って違憲とする「明白の原則」が用いられる（小売市場開設許可制を合憲とした小売市場距離制限事件・最大判昭47・11・22刑集26巻9号586頁）。なかには、公衆浴場の距離制限のように、事情の変化によって、消極目的規制から積極目的規制と解されるようになったものもある。

[3] 財産権の保障

「財産権」の不可侵（憲29条1項）は、経済活動の自由と**私有財産の保障**の2つの面を有し、「公共の福祉」に適合するよう法律による一般的な制約を受ける（同条2項）。

[4] 損失補償

憲法29条3項は、私有財産を「**正当な補償**」の下で「公共のために」収用・制限しうると定め、適法な公権力行使による損失補償制度を設けている。補償請求は、通常、関係法規の具体的規定に基づいて行うが、かかる規定を欠く場合でもこの規定を直接の根拠にしうると解されている（最大判昭43・11・27刑集22巻12号1402頁）。「正当な補償」に関しては、市価価格を基準とする「**完全補償説**」と、それ以下でもよいとする「**相当補償説**」（初期の例として、農地買収価格に関する最大判昭28・12・23民集7巻13号1523頁）がある。

E. 人身の自由

[1] 不当な身体的拘束の禁止

前近代社会では、しばしば国家権力による恣意的な逮捕・監禁・拷問、刑罰権の行使がなされたため、近代憲法は一般に自由権の前提をなす「人身の自由」を保障する。

憲法18条は私人間にも直接効力をもつ。自由な人格を無視する身体の拘束状態を意味する「**奴隷的拘束**」は、絶対に禁止される（戦前の鉱山労働者の監獄部屋、人身売買による拘束など。なお労働基準法5条〔強制労働の禁止〕、刑法220条〔逮捕監禁罪〕など参照）。犯罪処罰の場合を除き「意に反する苦役」（強制労役）も禁止されるが、災害時の応急措置業務は除かれる。

[2] 適正手続の保障

刑罰権発動には「法律の定める手続」（憲31条）が必要である。適正手

続は人身の自由の基本原則であり、アメリカ合衆国憲法修正14条「**法の適正な手続**」（due process of law）に由来する。憲法31条は、手続の法定のみならず、①その手続の適正、②実体の法定（**罪刑法定主義**）、③その実体規定の適正（規定の明確性の原則など）も要求する。同条の適正手続の内容としてとりわけ重要なのが、公権力により刑罰・不利益を科される際に「告知」と「聴聞」（弁解・防禦）を受ける権利である。なお、本条の趣旨は、行政手続にも準用ないし適用されうる（行政手続法参照）。

罪刑法定主義
あらかじめ犯罪の構成要件や刑罰を定めた成文法律がなければその行為を処罰できないとする原則。

［3］ 刑事手続における保障

（1）犯罪捜査過程における被疑者の権利

犯罪捜査過程における被疑者の権利として、不法な逮捕・抑留・拘禁からの自由と住居の不可侵が定められており（憲33～35条）、現行犯逮捕（刑訴213条参照）を除いて、逮捕・捜索・押収などの強制処分に関して**令状主義**を定めている（なお刑訴199条・200条参照）。逮捕に引き続く身柄の拘束（抑留・拘禁）の際の理由告知と弁護人依頼権は、憲法34条前段で保障される。

（2）刑事手続に関する被告人の権利

刑事手続に関する被告人の権利として、一般に、**裁判を受ける権利**（憲32条）と裁判の公開原則（憲82条）があるが、特に刑事被告人の権利を明確にするため、**公平・迅速・公開の裁判**、証人審問権・証人喚問権、弁護人依頼権・国選弁護士制度（憲37条）、被疑者・刑事被告人などの黙秘権、非任意の自白の証拠能力の否定、任意の自白のみで有罪の証拠とできないこと（補強証拠が必要）（憲38条）、**事後法（刑罰遡及）の禁止**（罪刑法定主義）、「**二重の危険**」の禁止（ないし**一事不再理の原則**）（憲39条）が定められている。なお、憲法36条は、拷問・残虐刑の禁止（なお刑195条参照）を定めている。ちなみに、絞首刑による死刑は、残虐な刑罰にはあたらないと解されている（最大判昭23・3・12刑集2巻3号191頁）。

二重の危険の禁止
被告人は同一犯罪について二重に刑事上の責任を問われないとする原則。

一事不再理の原則
有罪・無罪または免訴の判決が確定した場合、同一事件について再び審理をすることを許さないとする刑事訴訟の原則。

F. 参政権

国民は主権者として国政参加権（**選挙権・被選挙権**）を有する。選挙権とは、国会議員などの公務担当者を選定・罷免する国民固有の権利をいう（憲15条1項）。

近代選挙法の基本原則は、①**普通選挙**、②**平等選挙**、③**自由選挙**、④**秘密選挙**、⑤**直接選挙**である。①は人種・性別、教育・財産・収入などを要

（普通選挙・平等選挙→）
成年被後見人と選挙権
成年被後見人は、かつて公職選挙法によって選挙権・被選挙権が否認されていたが（公選11条1項旧1号）、違憲判決（東京地判平25・3・14判時2178号3頁）を受けて法改正され、2013（平成25）年7月以降、選挙権・被選挙権を有するに至った。

投票価値の平等と判例
国会議員の選挙において、各選挙区の議員定数の配分に不均衡があるため、投票価値（1票の重み）に較差が生ずる場合がある。最高裁は、「違憲状態」と評価する判決をたびたび出してきた。また、違憲判決も2例あるが、事情判決の法理を用いて「違法の宣言」にとどめ、選挙自体は無効としなかった。

生存権
➡ p.23 本章3節C.参照。

旭川学テ事件
1961（昭和36）年、文部省（当時）の実施した全国一斉学力テスト（学テ）に反対する教師が、その実施を阻止しようとし、公務執行妨害罪等で起訴された事件。裁判の過程で、学テの実施が教育基本法に反するか否かが論じられた。

件としない制度をいい（憲44条参照）、「成年者による普通選挙」が保障される（憲15条3項。なお公職選挙法9条は18歳以上の者に選挙権を付与）。②は選挙権の数的平等（1人1票）だけでなく、**投票価値の平等**（憲14条1項・15条1項3項・44条但書）も含むが、その違憲格差基準は不明確で、立法府の裁量が広く認められている。④については、自由意思による投票の確保のため「投票の秘密」が保障され、「その選択に関し公的にも私的にも責任を問はれない」とされる（憲15条4項）。

G. 社会権

［1］生存権

　社会権は、20世紀以降、社会的・経済的弱者を保護し実質的平等を実現するため保障されるようになった人権であり、国による一定の行為を前提とし、不作為請求権である自由権とは性質を異にする。もっとも、公権力による不当な侵害の排除を求めうる自由権的側面も合わせもつ。

　なお、社会権の原則的規定である「生存権」については次節で取り扱う。

［2］教育を受ける権利

　教育を受ける権利（憲26条1項）は、子どもの**学習権**を保障したものと解されている（旭川学テ事件・最大判昭51・5・21刑集30巻5号615頁）。同項は、合わせて**教育の機会均等**も保障する。「保護する子女に普通教育を受けさせる義務」（同条2項）は、第一次的には保護者が負う。国は教育制度の整備義務を負い、教育基本法、学校教育法などに基づき**義務教育**を設けている。義務教育の「無償」は授業料不徴収の意味であり、教科書は別の法律に基づいて無償配布される。なお、教育する側の**教育権**（教育内容決定権限）については、国の広汎な介入権を認めつつ、国・教師・親の三者の分担による教育の実現が基本思想とされている（前掲・旭川学テ事件）。

［3］労働権（勤労権）・労働基本権

　労働権（あるいは**勤労権**。憲27条1項）は、失業対策事業などを講じるべき国の政治的責任を宣言したものである（職業安定法、雇用保険法などに具体化）。また、賃金・就業時間などの勤労条件の法定（同条2項）、児童の酷使の禁止（同条3項）は、契約の自由を修正する労働者保護立法の制定を国会に義務づけるものである（労働基準法、最低賃金法などに具体化）。

労使を対等な立場に立たせることを目的とする**労働基本権**〔団結権、団体交渉権、団体行動権〔争議権が中心〕—**労働三権**〔憲28条〕〕は、その自由権的側面から、労働組合の結成や活動に関する刑事免責が導き出され（ただし暴力の行使を除く）、使用者対労働者という関係から、債務不履行や不法行為に関する民事免責や解雇などの不利益取扱いの禁止が導き出される（労働組合法でもあらためて確認されている）。後者の意味で本条は私人間に直接適用される権利としての意義がある。また、社会権的側面からは、使用者の労働基本権侵害に対する行政的救済などが導き出される（労働組合法で不当労働行為救済制度などとして具体化されている）。

なお、「**全体の奉仕者**」（憲15条）である公務員は、その地位の特殊性と職務の公共性や政治的中立性確保のため、各公務員法によって、労働基本権の一部または全部が制限され（特に争議権は一律・全面的に禁止）、政治活動の自由も制限される。

H. 国務請求権

国務請求権（受益権）は、人権保障をより確実なものにするための基本権であり、①国・地方公共団体に対し国務・公務に関するすべての事項につき希望・苦情・要望などを述べる権利である「**請願権**」（憲16条）、②政治権力から独立した司法機関における「**裁判を受ける権利**」（憲32条。刑事事件については憲37条で重ねて保障）、③公務員の不法行為に対する損害賠償請求権（憲17条。詳細は**国家賠償法**が規定）、④無罪となった被告人の被った精神的・肉体的苦痛に対する刑事補償請求権（憲40条。詳細は刑事補償法が規定）が定められている。

I. 国民の義務

国民の義務として、①教育を受ける権利の保障手段の1つである「**教育を受けさせる義務**」（憲26条2項）、②勤労権の保障に対応し、国民も勤労権の実現に努めなければならないとする精神的規定である「**勤労の義務**」（憲27条1項）、③「法律の定めるところにより」（「**租税法律主義**」憲84条参照）、国・地方公共団体の維持に必要な費用として租税を支払う「**納税の義務**」（憲30条）が定められている。

公務員の労働基本権と判例
最高裁は、かつて、全逓の役員が郵便局職員に対し争議行為をそそのかしたとして起訴された全逓東京中郵事件（最大判昭41・10・26刑集20巻8号901頁）において、「国民生活全体の利益の保障という見地からの……内在的な制約」のみが許されるとして厳格な条件を示したが、その後は、一律かつ全面的な制限を積極的に合憲とする見解へと判例を変更している（全農林警職法事件・最大判昭48・4・25刑集27巻4号547頁など参照）。

公務員の政治活動と判例
公務員の政治活動の禁止について、最高裁は、前掲・全農林警職法事件判決の立場に従い、郵便局員による衆議院議員の選挙ポスターの公営掲示板への掲示や配布が国家公務員法に反するとして起訴された猿払事件（最大判昭49・11・6刑集28巻9号393頁）において、公務員の政治的行為に対する規制を合憲と判断した。

国家賠償法
→ p.71
第4章2節A.参照。

3. 基本的人権と社会福祉

A. 包括的基本権

[1] 幸福追求権

「**生命、自由及び幸福追求**」に対する権利、いわゆる幸福追求権（憲13条）は、個人の人格的生存に不可欠な利益を内容とする権利の総体をいい、憲法15条以下の個別の人権が妥当しない場合に補充的に適用されうる。

社会福祉ないし社会保障に関連して援用される人権規定は、主として憲法25条、14条であるが、近年は、憲法13条も援用されることがある。

[2] 新しい人権

幸福追求権は、一般的かつ包括的な権利であり、憲法に列挙されていない新しい権利・自由を導き出す根拠となる。1960年代以降の社会・経済の急激な変化を背景に幸福追求権を根拠として主張されるようになった新しい人権は、①プライバシー権・肖像権、②名誉権、③環境権、④日照権、⑤静穏権、⑥眺望権、⑦嫌煙権など、多数にのぼる。しかし最高裁が認めているのは、①・②にとどまる（①・②ともに**人格権**の一種として）。なお、③・④・⑤・⑥・⑦は、その根拠に憲法13条と合わせて憲法25条（生存権）も用いる。

[3] プライバシー権・自己決定権

小説の主人公のモデルにされた原告がプライバシー侵害を訴えた宴のあと事件（東京地判昭39・9・28下民集15巻9号2317頁）は、**プライバシー権**を「私生活をみだりに公開されない法的保障ないし権利」と定義し、その後、別の事件の最高裁判決によって憲法上の権利として確立した。同権利は、初め消極的・自由権的なものと理解されていたが、情報化社会の進展に伴い「**自己情報コントロール権**」（**情報プライバシー権**）としても捉えられるようになっている。

そのほかのプライバシーないし私生活上の自由としては、自己の重要な私的事項を公権力による干渉を受けずに自ら決定し行動しうる権利（**自己決定権**。人格的自律権ともいわれる）が保障されると理解されている。ただし、自己決定権を真正面から認めた判例はまだ存在しない。

肖像権
デモ行進に対して警察官が犯罪捜査のため行った写真撮影の適法性が争われた京都府学連事件において、最高裁（最大判昭44・12・24刑集23巻12号1625頁）は、本人の承諾なしに、みだりにその容ぼう・姿態を撮影されない自由を有するとし、プライバシー権の一種として肖像権を肯定した。

宴のあと事件
知事選に立候補して惜敗した原告をモデルとした三島由紀夫著『宴のあと』が原告のプライバシーを侵害するかどうかが争われた事件。判決はプライバシー侵害に対し損害賠償等の法的救済が与えられるための要件を示した上で、結論としてプライバシーの侵害を認めた。

自己決定権と判例
宗教的信念から輸血を拒否していた者が意に反する輸血を受けたため、自己決定権の侵害を理由に損害賠償を請求した事件において、最高裁（最判平12・2・29民集54巻2号582頁）は、自己決定権には言及することなく、患者が輸血を伴う医療行為を拒否する意思決定をする権利は「人格権の一内容として尊重されなければならない」と述べて、損害賠償請求を認めた。
➡ p.26 本章コラム参照。

B. 法の下の平等

[1] 平等の歴史

　平等の理念は、自由とともに個人尊重の思想に由来し、常に最高の目的とされてきた。19世紀から20世紀初頭にかけては**形式的平等（機会の平等）**が内容とされたが、資本主義の進展が結果的に個人の不平等をもたらしたため、20世紀の社会福祉国家では社会的・経済的弱者に対して保護を与えることによる**実質的平等（結果の平等）**を重視する方向へと推移した。

[2] 法の下の平等

　憲法14条1項は「**法の下の平等**」を宣言している。さらに個別的に、貴族制度の廃止（同条2項）、栄典に伴う特権の禁止（同条3項）、普通選挙（憲15条3項）、選挙人の資格の平等（憲44条）、夫婦の同等と両性の本質的平等（憲24条）、教育の機会均等（憲26条1項）が規定され、平等原則の徹底化が図られている。

　憲法14条の「平等」は、法適用のみならず適用される法内容の平等をも意味する。ただし、これは相対的平等を前提に「不合理な差別」のみを禁止する趣旨であり、**合理的区別**（労働条件の産前産後休業など女性の保護、未成年者の喫煙禁止、累進課税など）は違憲とならない。なお、同条1項後段の「**人種、信条、性別、社会的身分又は門地**」という5つの差別禁止事由は例示列挙である。

　憲法14条は、憲法25条以外で社会福祉ないし社会保障と密接に関連する条文としては典型的なものである。

C. 生存権

[1] 生存権の法的性格

　生存権は、社会権の原則的な規定である。憲法25条1項は、国民が人間的な生活（「**健康で文化的な最低限度の生活**」）を送ることができる権利を宣言している。同条2項は、国に生存権を具体化する（「社会福祉、社会保障及び公衆衛生の向上及び増進」）努力義務を課し、現に、各種立法に基づき社会保障制度や公衆衛生の整備が図られている。

　生存権は、国の積極的配慮を求めるものではあるが、具体的請求権ではない。生存権の法的性格につき3つの説がある。①**プログラム規定説**は、本条は国家に生存権確保の政治的・道義的義務を課すにすぎず、個々の国民に具体的権利を与えるものではないとする。これに対して、②抽象的権

憲法14条に関する判例
最高裁はかつて、非嫡出子の法定相続分を嫡出子の2分の1としていた民法旧900条4号但書前段の規定を合憲と判断していたが（非嫡出子相続分規定事件・最大決平7・7・5民集49巻7号1789頁）、後の同種事件で、嫡出子と非嫡出子の法定相続分を区別する合理的根拠はすでに失われているとして違憲と判断するに至った（最大決平25・9・4民集67巻6号1320頁）。そのほか、母親が外国人で、日本人の父親から生後認知されたにとどまる非嫡出子のケースで、国籍取得に認知とともに父母の婚姻（準正嫡出子）を要件としていた旧国籍法3条1項の規定につき、父母婚姻の要件は今日では合理性がなくなっているとして違憲と判断した生後認知児童国籍確認事件（最大判平20・6・4民集62巻6号1367頁）、最近のものでは、再婚禁止期間違憲訴訟（最大判平27・12・16民集69巻8号2427頁）などがある。

利説は、生存権は「権利」ではあるが、その具体化には個別の法律が必要であり、それらの法律に基づく訴訟において本条を援用することはできるとし、③具体的権利説は、給付請求は②と同様に個別の法律がなければできないが、そのような法律がない場合でも本条のみを根拠に立法不作為の違憲確認訴訟は可能であるとする。

　かつては①説が主流を占めたが（**食糧管理法違反事件**・最大判昭23・9・29刑集2巻10号1235頁）、判例では、朝日訴訟以降、①説に立脚しながらも、立法府・行政府の裁量権に逸脱あるいは濫用がある場合には**司法審査**の余地を認めている。

［2］朝日訴訟・堀木訴訟

　生活保護基準が憲法25条1項の「健康で文化的な最低限度の生活」を維持するに足りるものか否かが争われた**朝日訴訟**において、最高裁（最大判昭42・5・24民集21巻5号1043頁）は、上告中に本人が死亡したため訴訟終了と判示したものの、傍論で、「憲法25条1項は……すべての国民が健康で文化的な最低限度の生活を営み得るように国政を運営すべきことを国の責務として宣言したにとどまり、直接個々の国民に対して具体的権利を賦与したものではない」として、具体的権利は生活保護法によって与えられるものとした。また、「健康で文化的な最低限度の生活」は、抽象的・相対的概念であって、その認定判断は「**厚生大臣の合目的的な裁量に委され**」ており、ただ、現実の生活条件を無視して著しく低い基準を設定するなど憲法および生活保護法の趣旨・目的に反し「裁量権の限界をこえた場合または裁量権を濫用した場合には、違法な行為として司法審査の対象となることをまぬかれない」と述べた。

　児童扶養手当法にかつて置かれていた障害福祉年金と児童扶養手当の併給禁止規定が問題となった**堀木訴訟**（最大判昭57・7・7民集36巻7号1235頁）も、朝日訴訟の考え方を踏襲して、そのような併給禁止規定を設けることにつき「**立法府の広い裁量**」を認め、その根拠として、国の財政事情の考慮や高度の専門技術的な政策判断の必要性等を挙げた上で、「著しく合理性を欠き明らかに裁量の逸脱・濫用と見ざるをえないような場合を除き」、25条違反とならないと判示した。

注）
(1)　芦部信喜著／高橋和之補訂『憲法（第7版）』岩波書店，2019，p.82.

引用参考文献

- ●芦部信喜著／高橋和之補訂『憲法（第7版）』岩波書店，2019.
- ●渋谷秀樹・赤坂正浩『憲法1 人権（第7版）』有斐閣アルマ，2019.
- ●西村健一郎・西井正弘・初宿正典ほか『判例法学（第5版）』有斐閣，2012.

■理解を深めるための参考文献

- ●芦部信喜著／高橋和之補訂『憲法（第7版）』岩波書店，2019.
  この1冊で、憲法を、専門的でありながらわかりやすく学ぶことができる。初学者にとってもお薦めの書。
- ●渋谷秀樹・赤坂正浩『憲法1 人権（第7版）』有斐閣アルマ，2019.
  導入から発展まで図表も交えて明快に説明され、興味をもって憲法を学ぶことができる。これも初学者にとってお薦めの書。

コラム クライエントの自己決定権の尊重と説明義務

　ソーシャルワークにおいて、自己決定とは、クライエントが自分の生き方や問題解決の方法などについて決定することを意味する。もっとも、何でもクライエントの思う通りにしたり、そのようなクライエントの選択をソーシャルワーカーがそのまま容認したりすることが本当の意味での自己決定ではない。ソーシャルワーカーがクライエントの思いを受けとめ、情報を提供・交換・共有しながら十分に話し合いをして、初めて、クライエントは、どのような福祉サービスを受けるかについて適正な自己決定ができるといえる。したがって、ソーシャルワーカーによる情報提供や説明は極めて重要だといえる。

　その点は法的な評価も同様である。福祉分野ではないが、医療分野で**インフォームド・コンセント**に関する有名な判例がある（最判平12・2・29民集54巻2号582頁）。その事例では、宗教上の信念から手術時の輸血を絶対的に拒んでいた患者に対して、病院側が救命の必要から輸血を行った。手術自体は成功したが、最高裁は、医師・病院側が「できる限り輸血をしない」という方針にとどまることについて説明責任を果たさなかったのは、手術を受けるか否かについて意思決定をする患者の権利を奪ったことになると述べた。最高裁は「**自己決定権**」という言葉は使わなかったが、そのような医師の説明義務違反（不法行為）は患者の**人格権**を侵害するとして、精神的苦痛に対する損害賠償の支払いを命じた。他の事例にただちに当てはまるとは限らないが、説明義務に関する考え方としては参考になる判例である[1]。

　医療方法の選択や介護など福祉サービスの選択の自由は、憲法上の自己決定権の一類型である「生命・身体の在り方に関する自己決定権」の一内容をなすといえる。そして、さらに、判断能力が失われている場合も、本人の最善の利益を確保しつつ、可能な限り（事前の）自己決定を尊重していくことが肝要だ。

自己決定権と判例
➡ p.22
本章3節 A. 側注参照。

注)
(1) 医療行為一般のインフォームド・コンセントのケースとしては、患者が療法（術式）を受けるかどうか、利害得失を理解した上で、熟慮し、決断することを助けるためのものだと述べて、標準的なものではない治療法も含め、診療契約上の説明義務を肯定した判例（最判平13・11・27民集55巻6号1154頁）がある。

第3章 社会福祉援助（ソーシャルワーク）と法の関わり②

―民法―

私人間の法律関係を定める基本法である民法について学習する。人の生活を成り立たせるさまざまな契約や、自らの行為で他者に損害が発生した場合の不法行為・損害賠償について学ぶ。また、家族関係の基本単位である夫婦関係や親子関係についても学んで、ソーシャルワークに必要な民法の知識を身に付ける。

1

権利擁護や成年後見制度と重要な関連をもつ民法の内容を理解する。

2

福祉サービスの利用にとって不可欠な法律行為は契約であり、その基本原理や諸類型について理解する。さらに、サービスの利用において不可避に発生する不法行為のあり方や損害賠償義務の内容について理解する。

3

家族関係を構成する最小かつ基本単位である夫婦、親子関係を中心として家族法の内容を理解する。

4

民法の一部を改正する法律（平成29年法律第44号）については、未施行（3年以内に施行）であることを考慮し、重要事項のみ側注において記述した。

1. 総則

A. 権利の主体

　民法は私人間の法律関係を定める一般法（基本的なルール）である。民法の対象となる私人は、**自然人**と**法人**（民33条。民法その他の法律により成立した法人〔株式会社や一般社団法人や社会福祉法人など〕）である。

B. 能力

　民法総則は「権利能力」（民3条）、「意思能力」（民3条の2）、「行為能力」（民4〜21条）について規定している。

［1］権利能力

　権利能力とは、権利・義務の帰属主体となりうる能力のことであり、自然人においては、権利能力の始期は出生であり、終期は死亡とされる。

［2］意思能力

　意思能力とは、自らの行った法律行為の意味を理解し、その行為の結果について予測・判断することのできる精神能力をいう。法律行為の当事者が意思表示をした時に意思能力を有しなかったときは、その法律行為は無効とされる（民3条の2）。

［3］行為能力

　行為能力とは、法律行為を有効に行うことができる能力をいう。民法上、単に「能力」という場合は行為能力を指すことが一般的である。前記の通り意思無能力者の法律行為は無効とされるが、意思能力がなかったことは本人側が立証しなければならず、立証の困難が伴う。

　そこで、民法は意思能力のない者や意思能力が不十分な者を定型化して、これらの者の行為能力を制限して、その保護を図っている。

　未成年者の法律行為は原則として親権者等の法定代理人の同意を得て行わなければならず、同意なくして行った法律行為は取り消すことができる（民5条）。

権利能力の始期は出生
胎児は権利能力を有しない。その例外は、①不法行為による損害賠償請求権（民721条）、②相続権（民886条）、③遺贈を受ける権利（民965条）である。

法律行為
意思表示を要素とし、それに基づいて法律効果が与えられる行為のことをいう。法律行為には行為者1人の意思表示で成立する「単独行為」（契約解除、債務免除など）と相対立する複数の意思表示の合致によって成立する「契約」と社団法人設立のように同一の目的の複数意思表示によって成立する「合同行為」がある。

制限行為能力者
未成年者、成年被後見人、被保佐人および被補助人をいう。

未成年者
2018（平成30）年6月の法改正により成年年齢が18歳となった（2022〔令和4〕年4月1日施行）。

成年被後見人、被保佐人、被補助人の法律行為についても取り消すことができるものがある。詳しくは**第8章**「成年後見制度の概要」を参照。

民法は「総則編」で本人の行為能力を制限して保護を図るとともに、「親族編」で親権・後見・保佐・補助について支援者の規定を置いて、本人の保護を図っている。

婚姻や養子縁組などの身分上の法的効果を生じさせる法律行為（身分行為）については、民法総則の行為能力の規定がそのまま適用される訳ではない。成年被後見人の婚姻や協議離婚、養子縁組や協議離縁には成年後見人の同意が必要ない（民738条・764条・799条・812条）。身分行為についての意思能力があれば足りる。

[4] その他

不法行為についての責任能力については、本章5節「不法行為」参照。

C. 法律行為

[1] 一般原則

(1) 公序良俗（民90条）

法律行為を行うかどうかは各人の自治・選択に委ねられている（私的自治の原則）が、社会秩序を維持する観点から、「公の秩序又は善良の風俗に反する法律行為」は無効とされる。

そして不法な原因のために給付をした者は、その給付したものの返還を請求することができない（民708条）。

(2) 強行規定と任意規定（民91条）

法令の規定には、公の秩序（国家の公共的な利益）に関する規定（強行規定）と公の秩序に関しない規定（任意規定）とがある。

法律行為の当事者が法令中の公の秩序に関しない規定と異なる意思表示をしたときは、その意思が優先する。

[2] 法律行為の効力

法律行為には、①意思表示通りの法律効果（権利義務関係の発生・変更・消滅の）が生ずる「有効な法律行為」と②意思表示通りの法律効果が生じない「無効な法律行為」と③一応は有効だが「取り消すことができる法律行為」の3種類がある。

刑法上の責任能力
刑法上の責任を負う能力、事の是非・善悪を弁識し、それに従って行動する能力をいう。

民法全体の基本原則
①公共の福祉（民1条1項）
「私権は、公共の福祉に適合しなければならない。」
②信義誠実の原則（民1条2項）
「権利の行使及び義務の履行は、信義に従い誠実に行わなければならない。」
③権利の濫用の禁止（民1条3項）
「権利の濫用は、これを許さない。」

瑕疵

一般的には傷や欠陥を指
す用語であるが、法律用
語としては、意図された
法律上の効果を完全に生
じさせることができず、
それを補い、または覆す
ことができる別の効果
（たとえば、損害賠償請
求権や取消権など）を生
じさせてしまうような法
律上のなんらかの欠点の
ことをいう。

D. 意思表示─瑕疵ある意思表示・意思の不存在

[1] 意思表示とは

　人は通常、自分の欲したことを外部に向かって表明しその実現を図ろう
とする。たとえば、店頭に陳列されている商品を買いたいと思い（＝内心
的効果意思）、それを店員に表明しようと考え（＝表示意思）、「これをく
ださい」と表現する（＝表示行為）のである。

　では、この内心的効果意思と表示行為に不一致があったり、その決定プ
ロセスに何らかの違法な要素が介在した場合、なされた意思表示の効力を
どのように考えたらよいであろうか。

[2] 心裡留保・（通謀）虚偽表示・錯誤

　心裡留保とは、表意者が真意でないことを自ら知りながら意思表示をす
ることである。その意思表示は有効である。ただし、相手方が表意者の真
意について悪意・有過失である場合は無効となる（民93条1項）。

　前項但書の規定による意思表示の無効は、善意の第三者に対抗すること
ができない（民93条2項）。

　（通謀）虚偽表示とは、表意者が相手方と共謀して、真意に反する意思
表示をすることであり、仮装売買などがその典型である。このような意思
表示は無効であるが、善意の第三者に対しては無効を対抗することができ
ない（民94条）。

　これらと異なり、**錯誤**は、表意者が気づかずに内心と異なる意思表示を
している場合、すなわち「勘違い」である。

　意思表示は、次に掲げる錯誤に基づくものであって、その錯誤が法律行
為の目的および取引上の社会通念に照らして重要なものであるときは、取
り消すことができる。①意思表示に対応する意思を欠く錯誤、②表意者が
法律行為の基礎とした事情についてのその認識が真実に反する錯誤（その
事情が法律行為の基礎として表示されていた時に限る）（民95条1項・2項）。

　錯誤による意思表示の取消しは、善意でかつ過失がない第三者に対抗す
ることができない（民95条4項）。

　錯誤が表意者の重大な過失によるものであった場合には、次に掲げる場
合を除き意思表示を取り消せない。①相手方が表意者に錯誤があることを
知りまたは重大な過失により知らなかったとき、②相手方が表意者と同一
の錯誤に陥っていたとき（民95条3項）。

［3］詐欺・強迫

　詐欺または**強迫**による意思表示は、取り消すことができる（民96条1項）。騙されて粗悪な商品を買わされた場合や、虚偽の情報を与えられて財産を手放した場合などである。内心と表示の不一致はないものの、その意思決定過程に欺罔や強迫などの違法要素が介在していることから、本人に翻意の機会を与えるのである。

　詐欺による意思表示の取消しは、善意でかつ過失がない第三者に対抗することができない（民96条3項）。

E. 代理

［1］代理制度

　代理制度は、**私的自治の拡張および補充**の観点から、重要な制度である上、成年後見制度を理解する上でも大切である。代理には本人から一定の権限を委ねられて（＝授権）代理権を行使する任意代理と、法律の規定により代理権が発生する法定代理とがある。

　代理制度は、A（本人）のためにB（代理人）がC（相手方）と法律行為を行い、その法的効果はAについて生じる制度であることから、AB間では代理権の存在、BC間では**顕名主義**、AC間では法律効果の帰属が問題となる（代理の三面性）。有効な代理権がなければ無権代理の問題となる。

　代理人が自己の名において選任する者が本人を代理すること（＝復代理）も可能であるが、復代理人は代理人の代理人ではなくあくまでも本人の代理人である。なお、代理行為の瑕疵(かし)は代理人について問われる（民101条）。制限行為能力者が代理人としてした行為は行為能力の制限によっては取り消せない。ただし制限行為能力者が他の制限行為能力者の法定代理人としてした行為については取り消しうる（民102条）。また、本人の利益を保護する観点から、**自己契約**および**双方代理**は原則として禁止される（民108条）。

［2］無権代理

　正当な代理権を有しない者が代理人として法律行為を行うことを**無権代理**という。無権代理は、代理権がない以上、本人が追認しない限り、その法的効果が本人に帰属することはなく（民113条）、この場合無権代理人は、相手方に対して履行責任または損害賠償責任を負う（民117条）。これを次に述べる表見代理との対比で「狭義の無権代理」という。

私的自治の拡張および補充
他人に一定の代理権を与えてその専門的知識を活用することにより本人の経済活動を拡大すること（＝私的自治の拡張）、および代理人が本人の制限行為能力を補って取引活動や財産管理を行うこと（＝私的自治の補充）である。

顕名主義
代理人は本人のためにすることを示して行為することが必要であり、そうでない場合には原則として代理人自身の行為とみなされ、代理人に法的効果が帰属する（民99条・100条）。

自己契約
同一人が、契約において一方の当事者と、他方当事者の代理人とを兼ねること。

双方代理
同一人が、契約当事者双方のそれぞれの代理人として代理行為を行うこと。

法定代理人の正式表示
「甲法定代理人親権者乙」「甲法定代理人成年後見人乙」。

表見代理
①第三者に対して他人に代理権を与えた旨を表示した場合（代理権授与、民109条）、②一定の代理権を有する代理人が、その権限を超えた行為をした場合に、代理権ありと相手方が誤信する正当な理由が存在する場合（権限超越、民110条）、③かつて存在した代理権の消滅後に代理人として行為した場合（代理権消滅後、民112条）の類型がある。

ただし、本人と無権代理人との間に一定の関係が存在する場合には、相手方保護や取引の安全円滑保護の観点から、本人に直接法的効果が帰属するものとされており、これを**表見代理**という（民109条・110条・112条）。たとえば、土地の賃貸契約の締結を授権され、実印や委任状を交付された代理人が、当該土地を売却してしまったような場合、表見代理の要件を充たせば、売買契約は有効に成立するということになる。

F. 時効

[1] 時効制度

　時効は、他人の土地を所有の意思をもって占有することや、債権者が長期間にわたり返済請求をしないなど、一定の事実状態の継続や権利の不行使により、真実の権利関係が合致するか否かを問うことなく、権利の取得や消滅という法的効果を認める制度である。前者を取得時効、後者を消滅時効という。その意義は、①長期にわたる事実状態の継続に保護を与えることによる社会的・法定関係の安定を図ることや、②立証の困難性への配慮、③「権利の上に眠る者は保護されない」ことなどとされる。

　時効の効力は、その起算日にさかのぼる（民144条）。

[2] 取得時効と消滅時効

（1）取得時効

　20年間、**所有の意思**をもって、平穏に、かつ公然と他人の物を占有した者は、その所有権を取得する。また、10年間、所有の意思をもって、平穏かつ公然に他人の物を占有した者は、占有開始時に善意かつ無過失であれば、その所有権を取得する（民162条）。

（2）消滅時効

　債権は、次に掲げる場合には、時効によって消滅する。①債権者が権利を行使することができることを知った時から5年間行使しないとき、②権利を行使することができる時から10年間行使しないとき（民166条1項）。債権又は所有権以外の財産権は権利を行使できるときから20年間行使しないと時効により消滅する（民166条2項）。

所有の意思
自らに所有権があるとの意思。それに基づく占有を自主占有といい、無効売買により所有権を取得したと誤信した場合も自主占有である。

時効の完成猶予（未成年者・成年被後見人）
時効期間満了前6ヵ月以内の間に未成年者または成年被後見人に法定代理人がないときは、未成年者または成年被後見人が行為能力者となった時、または法定代理人が就職した時から6ヵ月を経過するまでの間は時効は完成しない（民158条）。

時効の完成猶予（相続財産）
相続財産に関しては、相続人が確定した時、管理人が選任された時、または破産手続開始決定があった時から6ヵ月を経過するまでの間は時効は完成しない（民160条）。

2. 物権と債権

　民法の財産法の定める権利には、大きく「物権」と「債権」とがある。

　物権とは物を支配してそこから直接に利益を享受しうる権利をいう。他人の行為を介することなく目的物から直接に利益を享受できる点で債権とは異なる。

　物権には、占有権、所有権、地上権、地役権、留置権、先取特権、質権、抵当権などがある。

　債権とは、特定の人（債権者）が特定の人（債務者）に対して一定の行為を請求しうる権利をいう。債権は売買などの契約（合意）から発生するもののほか、契約以外の原因（不当利得・事務管理・不法行為）から発生するものがある。

3. 債権の効力

A. 債務不履行

　債務者が債務の本旨に従った履行をしないときまたは債務の履行が不能であるときは、債権者は、これによって生じた損害の賠償を請求できる。ただし、債務の不履行が契約その他の債務発生原因及び取引上の社会通念に照らして債務者の責に帰することができないときはこの限りでない（民415条1項）。損害の賠償は原則として金銭で行う（民417条）。

　契約から発生する債務については、債務不履行は契約解除原因となる（民541条・542条）。

B. 保証

　保証人は、主たる債務者がその債務を履行しないときに、その履行をする責任を負う。保証契約は書面でしなければ効力を生じない（民446条）。

　債務者が保証人に債務の履行を請求したときは、保証人は、まず主たる

債務者に催告をすべき旨を請求できる（民452条。**催告の抗弁**）。また、債権者から主たる債務者に催告した後でも、保証人が主たる債務者に弁済する資力があり、かつ執行が容易であることを証明したときは、債権者は、まず主たる債務者の財産について執行しなければならない（民453条。**検索の抗弁**）。連帯保証人には、催告の抗弁も検索の抗弁も認められない。

債権の物的担保として抵当権や質権、人的担保として保証がある。

C. 供託

弁済者は、①弁済の提供をした場合に、債権者が受領を拒んだとき、②債権者が弁済を受領することができないときには、債権者のために弁済の目的物を供託することができ、供託したときに債権が消滅する（民494条）。

賃貸借契約において賃貸人が賃料受領を拒否する場合、賃料不払い（債務不履行）による契約解除を回避するため、賃借人が賃料を供託することがある。

4. 契約

A. 契約総論

現代は契約社会と呼ばれ、生活のさまざまな場面に契約が登場する。契約は、相対立する意思表示の合致によって成立する法律行為であり、法律行為の中でもっとも重要なものである。当事者の合意によって権利義務関係が発生する点で、他の債権発生原因とは異なっている。

［1］ 契約自由の原則

誰でも、法令に特別の定めがある場合を除いて、契約をするかどうかを自由に決定することができ、契約の当事者は、法令の制限内において、契約の内容を自由に決定することができる（民521条。契約自由の原則）。

契約は、契約の内容を示してその締結を申し入れる意思表示（申込み）に対して相手方が承諾したときに成立し、契約の成立には、法令に特別の定めがある場合を除いて、書面の作成その他の方式の具備は必要がない（民522条）。

［2］ 定型約款 （民548条の2～548条の4）

　民法改正で定型約款の規定が新設された（2020〔令和2〕年4月1日施行）。

　定型取引（ある特定の者が不特定多数の者を相手方として行う取引であって、その内容の全部または一部が画一的であることが双方にとって合理的なものをいう）を行うことの合意（定型取引合意）をした者は、次の場合には定型約款の個別の条項についても合意したものとみなされる。

①定型約款を契約の内容とする旨の合意をしたとき。

②定型約款を準備した者があらかじめその定型約款を契約の内容とする旨を相手方に表示していたとき（民548条の2第1項）。

［3］ 同時履行の抗弁 （民533条）

　売買契約において、売主は目的物の引渡債務を、買主は代金の支払債務を相手方に対して負っている。このように契約における当事者双方が債務を負う契約を**双務契約**という。双務契約においては、当事者の一方は、相手方がその債務を履行するまでは、自己の債務を拒むことができる（ただし、相手方の債務の履行期が到来していることが条件である）（民533条）。

［4］ 危険負担 （民536条）

　双務契約の両債務について、一方の債務が履行できなくなった（**履行不能**）とき、他方の債務を履行しなければならないのか。

　当事者双方に帰責事由なく履行不能となったときは、債権者は反対給付の履行を拒むことができる。債権者の責に帰すべき事由によって履行不能になったときは、債権者は反対給付を拒むことができない。この場合、債務者は自己の債務を免れたことによって利益を得たときは、これを債権者に償還する。

　たとえば、品物（花瓶）の売買契約で、品物を引き渡す前に、地震で（双方に帰責事由なく）品物が砕けてしまって引渡しが履行できなくなった場合、買主は代金の支払いを拒むことができ、（履行不能を理由として）契約を解除することができる。

［5］ 契約の解除 （民541条・542条）

（1）催告による解除

　当事者の一方が債務を履行しない場合において、相手方が相当の期間を定めて履行の催告をし、その期間内に履行がないときは、相手方は契約を解除することができる（ただし債務の不履行が軽微であるときを除く）。

民法548条の2第2項
定型約款の条項のうち、相手方の権利を制限し、又は相手方の義務を加重する条項であって、その定型取引の態様及びその実情並びに取引上の社会通念に照らして民法第1条第2項（信義誠実の原則）の基本原則に反して相手方の利益を一方的に害すると認められるものについては、合意をしなかったものとみなす。

(2) 催告によらない解除

債務の全部の履行が不能であるときや債務者が債務の全部の履行を拒絶する意思を明確に表示しているときなど一定の要件があれば、債権者は催告をすることなく直ちに契約の解除をすることができる。

この他、当事者の合意による解除もできるし（合意解除）、契約内容に解除できる場合を決めておくこともできる（約定解除）。

B. 契約各論

[1] 典型契約

民法は13の契約類型について規定（典型契約）しているが、当事者はこれ以外の契約をすることもできる（契約自由の原則）し、強行規定でない限り、民法の規定とは違う契約内容で契約することもできる。

[2] 売買契約

売買契約とは、われわれが日常生活において最も頻繁に行っている契約であり、「当事者の一方がある財産権を相手方に移転することを約し、相手方がこれに対してその代金を支払うことを約すること」によって成立する（民555条）。

民法の売買契約の規定は、売買以外の有償契約について準用される（ただし、有償契約の性質が準用を許さない場合を除く）（民559条）。

[3] 消費貸借契約・使用貸借契約・賃貸借契約

消費貸借とは、当事者の一方（借主）が、種類、品質及び数量の同じ物を返還すると約して相手方（貸主）から金銭その他の物を受け取ることによって成立する（民587条）。金の貸し借りは「金銭消費貸借契約」と呼ばれている。

使用貸借は、当事者の一方がある物を引き渡すことを約し、相手方がその受け取った物について無償で使用および収益をして契約が終了したときに返還することを約することによって、成立する。(民593条)。借用物それ自体を返還する点で消費貸借と異なり、賃料を支払わない点で賃貸借と異なる。

賃貸借とは、当事者の一方（賃貸人）が目的物を使用・収益させることを約し、相手方（賃借人）がこれに対してその賃料を支払うこと及び目的物を契約終了時に返還することを約することによって成立する（民601条）。賃貸借契約は、現代の取引社会において、売買や雇用と並んで重要

な契約類型であり、実際の取引社会においては特別法（借地借家法、不動産登記法など）が存在する。

[4] 雇用契約・請負契約・委任契約・寄託契約

雇用は、当事者の一方が労務に服することを、他方がこれに対して報酬を支払うことを互いに約することにより成立する（民623条）。

請負は、当事者の一方（請負人）がある仕事を完成させることを、他方（注文者）がその仕事の結果に対して報酬を支払うことを約することによって成立する（民632条）。

どちらも労務提供型の契約でありながら異なる点は、雇用が労務の提供自体を目的としているのに対し、請負はあくまでも労務の結果である「仕事の完成」を目的としていることであり、請負契約の報酬は、仕事の目的物の引渡しと同時に支払われる。

委任とは、当事者の一方（委任者）がある法律行為を行うことを相手方（受任者）に委託し、相手方がこれを承諾することによって成立する（民643条）。なお、医師に診療してもらうように法律行為でない行為（事実行為）を対象とする場合を準委任契約といい、委任に関する規定を準用する。受任者は**善管注意義務**（委任の本旨に従い、善良な管理者の注意をもって委任業務を処理する義務）を負う（民644条）。また、受任者は特約がない限り報酬請求できない（民648条）。

寄託は、当事者の一方がある物を保管することを相手方に委託し、相手方がこれを承諾することによって、成立する（民657条）。福祉施設で入所者から預かった荷物を保管する場合などがこれにあたる。寄託は無償を原則とし、無報酬の受寄者は自己の財産におけると同様の注意義務をもって保管すればよい（民659条）。これに対し有償寄託の場合は、善管注意義務をもって保管しなければならない（民400条）。

5. 不法行為

A. 過失責任の原則と修正

私的自治の原理に基づく自由取引社会において、人は自らの過失によって他人に被害を与えた場合に限って、その責任を負うという原則すなわち

「過失責任の原則」が認められてきた。この原則は、「**所有権絶対の原則**」および「**契約自由の原則**」によって促進される経済取引活動を、裏面から支える役割を担ってきた。

しかし、高度に複雑化した現代社会においては、社会的経済的弱者の救済と実質的公平の保障の観点から、この原則を修正する法理が数多く認められている。公害訴訟や医療過誤訴訟における「**立証責任の軽減**」、自動車損害賠償保障法（自賠法）3条による「**立証責任の転換**」、国家賠償法2条による「**無過失責任主義**」などである。

B. 一般的不法行為の成立要件

民法709条は、「故意又は過失によって他人の権利又は法律上保護される利益を侵害した者は、これによって生じた損害を賠償する責任を負う」と定める。すなわちその要件は、①故意・過失の存在、②加害行為、③損害の発生、④加害行為と損害の間に**相当因果関係**が存在すること、そして加害者に責任能力が存在することである。

財産以外の損害に対しても賠償しなければならない（たとえば、名誉毀損）し、他人の生命を侵害した者は被害者の父母・配偶者・子に対しても損害賠償の責任を負う（近親者に対する損害の賠償、民710条・711条）。

C. 責任能力

未成年者は他人に損害を加えた場合において、自己の責任を弁識するに足りる知能を備えていなかったときは、その行為について賠償の責任を負わない（民712条）。

精神上の障害により自己の行為の責任を弁識する能力を欠く状態にある間に他人に損害を与えた者は、その賠償の責任を負わない。ただし、故意または過失によって一時的にその状態を招いたときは、責任を負う（民713条）。

712条および713条の規定により責任無能力者がその責任を負わない場合には、その責任無能力者を監督する法定の義務を負う者は、その責任無能力者が第三者に加えた損害を賠償する責任を負う（民714条1項本文）。ただし、監督義務者がその義務を怠らなかったとき、またはその義務を怠らなくても損害が生ずべきであったときは、責任を負わない（民714条1項但書）。監督義務者に代わって責任無能力者を監督する者も同様の責任を負う（民714条2項）。

自賠法3条
「自己のために自動車を運行の用に供する者は、その運行によって他人の生命又は身体を害したときは、これによって生じた損害を賠償する責に任ずる。ただし、自己及び運転者が自動車の運行に関し注意を怠らなかったこと、被害者又は運転者以外の第三者に故意又は過失があったこと並びに自動車に構造上の欠陥又は機能の障害がなかったことを証明したときは、この限りでない」と定めている。

D. 特殊な不法行為

[1] 使用者責任（民715条）

　使用者および代理監督者は、その被用者が事業の執行にあたって第三者に損害を与えた場合、その賠償義務を負う。ただし使用者が被用者の選任・監督について相当の注意をしたとき、又は相当の注意をしても損害が生ずべきであったときは責任を負わない。施設職員が利用者に対して過失によって怪我をさせた場合、その施設の経営者および施設長が損害賠償義務を負うなどがその一例である。また、使用者および代理監督者の賠償義務と同時に、被用者自身も709条による不法行為責任を被害者に対して負う。なお、使用者および代理監督者は被用者に対して求償権を有する（民715条3項）。

[2] 土地工作物責任（民717条）

　土地の工作物の設置・保存に瑕疵があったために第三者に損害を与えた場合、一次的には工作物の占有者が、そして占有者が損害の発生を防止するのに必要な注意を払っていたことを立証すれば、二次的には所有者が損害賠償責任を負う。さらには、損害発生について責任を負う者が他にいる場合、賠償した占有者や所有者はその者に対して求償することができる。

E. 不法行為の効果

　加害行為の被害者は、上記のような要件が充足されればその被った損害の賠償を請求できる。損害は財産的損害および精神的損害（慰謝料）から構成され、財産的損害は積極的損害（入院費、治療費、修理代など）と消極的損害（給与債権などの逸失利益）とに分類され、これらの合計が賠償額となる。賠償の方法は金銭賠償が原則である（民722条・417条）が、裁判所の裁量により、その他の適当な処分によることも可能である（民723条）。

　胎児は、出生を条件として、損害賠償請求権についてはすでに生まれたものとみなされる（民721条）。

　賠償すべき損害の範囲は、加害行為と相当因果関係にあるものに限定されるが、損害額の算定にあたり、被害者に損害発生と同一の原因によって一定の利益がある場合にはこれを損害額から控除することとし、これを**損益相殺**という。また、損害の発生にあたり被害者側にも何らかの過失がある場合、裁判所はこの過失を考慮することができる。これを**過失相殺**とい

相当因果関係
不法行為と因果関係のある損害のうち、賠償義務の生じる範囲を相当性のあるものに限定する考え方。何が相当であるか（相当性）については、「通常生じるべき損害」と、当事者が予見し、または予見しえた「特別の事情」によって生じた損害の両方であるとされる。

う（民 722 条）。

　不法行為による損害賠償請求権は、損害および加害者を知った時から 3 年間不法行為の時から 20 年間行使しないと、時効消滅する（民 724 条）。

　人の生命または身体を害する不法行為による損害賠償請求権の消滅時効については、「3 年間」とあるのは、「5 年間」とする（民 724 条の 2）。

6. 事務管理

　事務管理とは、法律上の義務がないのに他人のために事務を管理すること（他人のために仕事をすること）をいう。

　たとえば、A が家族で海外旅行に出かけて留守の間に大雨で A 宅の窓ガラスが割れて雨が部屋に吹き込んでいるのを発見した隣家 B が頼まれてはいないが、窓ガラスの補修を急ぎ業者に依頼したような場合である。

　義務なく他人のために事務の管理を始めた者（**管理者**）はその事務の性質に従って、もっとも本人の利益に適合する方法によって事務の管理（事務管理）をしなければならず、本人の意思を知っているときまたは推知することができるときはその意思に従って事務管理をしなければならない（民 697 条）。

　管理者は、本人またはその相続人もしくは法定代理人が管理をすることができるまで、事務管理を継続しなければならない（民 700 条）。

　管理者は本人のために有益な費用を支出したときは、本人に対し支払いを求めることができる（民 701 条）が報酬請求権は認められていない。

　相続人は、死亡により相続が開始した時から、遺産を承継するが、実際には相続人が相続発生を認識して行動をとるまでにはある程度の時間がかかることもあり、関係者が法律上の義務なく遺産を守るための行為を行えば事務管理となる。

7. 親族

A. 親族関係とは

[1] 親族（民725条）（図3-7-1）

①６親等内の血族、②配偶者、③３親等内の姻族を**親族**という。

[2] 血族（民727条・729条）

血族とは、「血統の相連結する者の関係」（自然血族）といわれるが、民法は養子と養親およびその血族との間には養子縁組の日から血族間におけると同一の親族関係を生ずるとしている。したがって、血族には自然血族と法定血族（養子縁組により発生）の２つがある。養子と養親およびその血族との親族関係は、養子縁組により発生するから、離縁すると終了する。

[3] 姻族（民728条）

姻族は、婚姻によって発生する関係である。本人の配偶者の血族、本人の血族の配偶者が姻族となる。すなわち、本人の配偶者の父母や兄弟姉妹、本人の兄弟姉妹の配偶者などが姻族となる。姻族関係は、婚姻によって発生するから、本人が離婚すると元配偶者の血族との姻族関係も終了する。

[4] 配偶者

配偶者とは、婚姻した男女において、夫からみて妻、妻からみて夫のことをいう。婚姻届を出していない内縁関係の夫婦は配偶者ではない。離婚すると元配偶者は、親族でなくなる。配偶者は、血族でも姻族でもない親族であり、配偶者には親等もない（ゼロ親等）。

内縁関係
➡ p.47
本章７節 B. [5] 参照。

[5] 直系と傍系・尊属と卑属

直系は、本人から見て、直上・直下に連結している関係（祖父母－本人－子－孫など）、**傍系**は、本人から見て、共通の祖先によって連結している関係（父母を共通の祖先とする兄弟関係、祖父母を共通の祖先とするいとこ関係など）をいう。本人よりも前の世代にある者を**尊属**（祖父母・父母・おじおばなど）、後ろの世代にある者を**卑属**（子・孫・甥姪など）という。

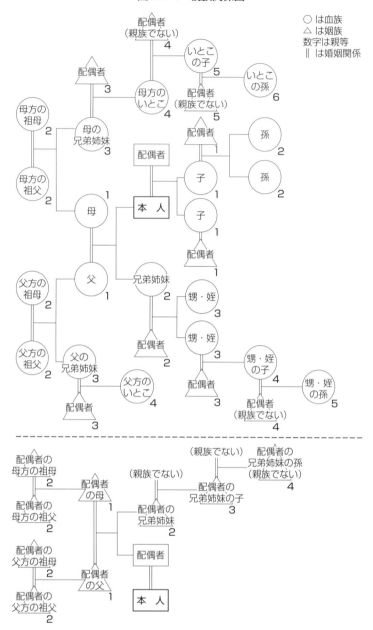

図 3-7-1　親族関係図

○ は血族
△ は姻族
数字は親等
‖ は婚姻関係

[6] 親等

　1世代すなわち親子1代の関係を1つの単位（1親等）とし、親族間に存在する世代数により、親族関係の遠近を定める。親と子は1親等、祖父母と孫は2親等となる（民726条）。傍系親族関係にある2人の親等数については、双方の共同の祖先に遡り、その祖先からその双方へ下る世代数を合算して計算される。たとえば、兄弟姉妹は、共同の祖先は父母である

から、父母から数えて双方1親等であり、双方を合算して兄弟姉妹は2親等となる。いとこは4親等となる。

親族間に生起する各法律関係に合わせて、民法は親族のうち一定の者に限定して規律している。たとえば成年後見・保佐・補助開始の審判は、本人の他、配偶者・4親等内の親族が申立権者となる（民7条・11条・15条）。

後見開始申立権者
姻族は3親等までが親族とされる。4親等の姻族は親族ではなく申立権がない。

B. 婚姻に関する法

[1] 婚姻の成立

婚姻の成立には、以下の要件が必要となる。

①戸籍法の定める届出（民739条）―形式的要件―

②当事者間の婚姻の合意（民742条1号）―実質的要件―

その他の制限として次のものがある。

③**婚姻年齢**―18歳以上―（民731条）

2018（平成30）年6月に「民法の一部を改正する法律」が成立し、男女の婚姻年齢が18歳に統一された（2022〔令和4〕年4月1日施行）。

④**重婚の禁止**（民732条）

⑤**再婚禁止期間**（民733条）

女性は前婚の解消（離婚または死亡による解消）または取消しの日から100日を経過するまで再婚できない（ただし、前婚の解消または取消しの時に懐胎していなかった場合と前婚の解消または取消しの後に出産した場合を除く）。

⑥**近親婚の禁止**（民734条〜736条）

直系血族または3親等内の傍系血族の間の婚姻の禁止。ただし、養子と養方の傍系血族間は婚姻できる。いとこ同士は4親等なので、婚姻できる。

直系姻族の間の婚姻の禁止。

離縁による親族関係終了後の「養子、その配偶者、直系卑属又はその配偶者」と「養親又はその直系尊属」との間の婚姻の禁止。

⑦**未成年者の婚姻と父母の同意**（民737条）・成年擬制

未成年者の婚姻には、父母の同意が必要（一方の同意でも可）。婚姻した未成年者は、成年に達したものとみなされる（民753条・成年擬制）。

2018年6月に「民法の一部を改正する法律」が成立し、成年年齢が18歳となり男女とも婚姻年齢が18歳となるため、民法737条（父母の同意）および753条（成年擬制）の廃止が決定された（2022年4月1日施行）。

なお、成年被後見人が婚姻をするには、成年後見人の同意は不要（民

738 条）。

［2］婚姻の効力
(1) 婚姻と氏
　夫婦は婚姻の際に定めるところに従い、夫または妻の**氏**を称する（民750 条・**夫婦同氏**）。
(2) 同居・協力扶助の義務、婚姻費用の分担義務
　夫婦は①同居し、互いに協力し扶助し（民 752 条）、②その資産、収入その他一切の事情を考慮して、婚姻から生ずる費用を分担しなければならない（民 760 条）。
　夫婦の協力扶助義務は、自己と同一水準において他の一方の生活を維持すべきいわゆる**生活保持義務**である。
(3) 夫婦の財産関係―日常家事債務の連帯責任、特有財産・共有財産―
①夫婦の一方が日常の家事に関して第三者と法律行為をしたときは、他の一方は、これにより生じた債務について連帯して責任を負う。ただし、第三者に対して、責任を負わないことを予告した場合はこの限りではない（民 761 条）。
②夫婦の一方が婚姻前から有する財産および婚姻中に自己の名で得た財産は、その特有財産（夫婦の一方が単独で有する財産）であり、夫婦のいずれに帰属するか不明な財産は、共有と推定される（民 762 条）。
(4) 夫婦間の契約取消権（民 754 条）
　夫婦間の契約は、婚姻中いつでも夫婦の一方から取り消すことができる（ただし婚姻関係が実質的に破綻している場合には取消しは許されない）。

［3］離婚―婚姻の解消―
　婚姻は離婚または夫婦の一方の死亡により解消する。死亡解消の場合には、財産関係は相続により清算され、生存配偶者は復氏届を出せば婚姻前の氏に戻ることができ、姻族関係終了届を出せば姻族関係を終了させることもできる（民 751 条 1 項・728 条 2 項）。以下離婚について述べる。
(1) 離婚の方法
　離婚の方法として、①協議離婚（民 763 条）、②調停離婚（家事 268 条）、③審判離婚（家事 284 条）、④裁判離婚（民 770 条）、⑤訴訟上の和解・請求の認諾による離婚（人訴 37 条 1 項）の 5 つがある。
①協議離婚（民 763 条・764 条）
　離婚の合意に達した夫婦が、市町村役場（区役所）に、戸籍法所定の離婚届を提出することにより成立する。協議離婚に際しては、協議で父母の

一方を子の親権者と定めなければならず（民 819 条 1 項）、親権者が決まらないと離婚届は受理されない。なお、成年被後見人が離婚をするには成年後見人の同意は不要（民 812 条・738 条）。

②調停離婚（家事 244 条・257 条・268 条）

協議離婚が成立しない場合、離婚を望む者は、まず家庭裁判所に調停の申立てをしなければならない（**調停前置主義**）。調停において離婚の合意が成立し、調停調書に記載したときに離婚が成立する。

③裁判離婚

調停離婚も審判離婚も成立しないが、なお離婚を望む場合は、家庭裁判所に離婚訴訟を提起することとなる（人訴 2 条・4 条）離婚訴訟の判決で、民法所定の離婚原因（民 770 条）が認められれば、裁判離婚が成立する。裁判所が子の父母の一方を親権者と定める（民 819 条 2 項）。

離婚訴訟提起後に、訴訟上の和解や離婚請求を相手方が認めることにより成立する離婚（訴訟上の和解・請求の認諾による離婚）もある。審判離婚は実務上ほとんど利用されていない。

(2) 離婚原因（民 770 条）

離婚訴訟で離婚が認められるには、下記の法定の離婚原因が必要となる。協議離婚、調停離婚は夫婦の合意による離婚であるから、法定の離婚原因の有無は要件にならない。

　1 号　不貞行為（夫婦間には貞操の義務がある）

　2 号　悪意の遺棄

　3 号　3 年以上の生死不明

　4 号　回復見込みのない強度の精神病

　5 号　その他婚姻を継続し難い重大な事由

これらの事由があっても、婚姻の継続を相当と認める場合は、裁判所は離婚請求を棄却することができる。夫婦の一方に成年後見が開始し、配偶者が成年後見人になっている場合、離婚訴訟には家庭裁判所が選任した成年後見監督人が原告または被告となることができる（人訴 14 条 2 項）。

(3) 離婚原因に関する判例の変遷

従来、最高裁判所の判例は、一貫して、婚姻破綻につき主としてもっぱら原因を与えた当事者（有責配偶者）からの離婚請求は認めなかった。しかし、最高裁判所は、夫婦が相当長期間別居し、未成熟子がない場合には、離婚により相手方が極めて苛酷な状況におかれる等著しく社会正義に反するといえるような特段の事情がない限り、有責配偶者からの離婚請求も認められると判示して、厳しい要件のもと判例を変更した（最判昭 62・9・2 民集 41 巻 6 号 1423 頁）。

[4] 離婚の効果

(1) 慰謝料・財産分与

離婚した者の一方は、相手方に対して財産分与請求ができる（ただし、離婚の時から2年以内に請求）（民768条）。協議が調わないときは家庭裁判所は財産分与の審判ができる。

(2) 離婚と氏

婚姻に際し改氏した夫または妻は、離婚によって婚姻前の氏に復する（民767条1項・771条）。離婚の日から3ヵ月以内に届け出れば、婚姻中の氏を称することもできる（民767条2項・**婚氏続称**）。

(3) 離婚と子の問題—親権・面接交渉・養育費・氏—

①離婚と親権

未成年の子は婚姻中は両親の共同**親権**に服するが、離婚に際し、一方を子の親権者と定めなければならない（民818条・819条1項2項、離婚後は単独親権）。親権について父母の合意が得られない場合には、裁判所がこれを定める。家庭裁判所が子の親権者（監護権者）を定める場合には、子が15歳以上のときは、裁判所は子の意見を聴かなければならない（家事169条）。子の利益のため必要があると認めるときは、家庭裁判所は子の親族の請求によって、親権者を他の一方に変更することができる（民819条6項）。

②親権と監護権（民766条）

離婚の際に親権者と定められた者は、親権に基づき未成年の子の現実の監護養育にあたることとなる。離婚後に未成年の子と同居して養育にあたる親が親権者となることが多いが、離婚に際し、親権者とは別に監護権者を定め分属させることも可能である。

③面会交流（面接交渉）（民766条・家事39条別表Ⅱ）

離婚後に親権もしくは監護権を有しない親は、面会交流する権利を有し、面会交流には子の利益が最優先される。他方の親との協議ができないときは、家庭裁判所が監護に関する処分として面会交流を命ずることができる。

④養育費（民877条）—扶養—

親子の身分関係は離婚によっても変更がなく、親権の有無、同居の有無にかかわらず親は未成熟子を扶養する義務がある。親の未成熟子に対する扶養義務の程度は、自己と同程度の生活を保障する生活保持義務である。

⑤離婚と子の氏

父母の婚姻中は、子は親と同じ氏を称し（民790条）、離婚により父母の一方の氏が変わっても、子の氏は従前のままである。離婚により復氏した親が親権者となる場合でも、子の氏は当然には変わらない。家庭裁判所

離婚時年金分割
夫が会社員（妻は専業主婦で被扶養者）の場合、世帯の年金は夫婦それぞれの基礎年金と夫の厚生年金（報酬比例部分）からなっている。離婚をすると夫は基礎年金＋厚生年金（報酬比例部分）、妻は基礎年金のみになり、年金受給権の一身専属性との関係から、被扶養配偶者の離婚後の年金が不利になるという構造上の問題があった。2007（平成19）年4月1日から、同日以降に離婚する場合に、婚姻期間中の厚生年金（報酬比例部分）の分割が可能となった。2008（平成20）年4月1日からは、同日以降に離婚する場合に、当事者が被保険者の被扶養配偶者であった同日以降の期間については、合意がなくても、被扶養配偶者は2分の1の保険料納付記録の分割を社会保険庁長官等に請求できることとなった。

の許可を得れば、子の氏を変更できる（民791条1項）。

［5］内縁・事実婚

　婚姻届が提出されていないため法律上の夫婦とは認められない**内縁・事実婚**について、婚姻届を提出した婚姻（法律婚）と同様の法的保護をどこまで認めるかの問題がある。法律婚と異なるのは①相手方の血族との姻族関係が生じない、②夫婦別氏、③内縁や事実婚の夫婦の間の子は非嫡出子となる、④子の親権は原則として母の単独親権、⑤配偶者としての相続権は認められない、などである。内縁にも、判例により婚姻費用分担義務、内縁解消の際の財産分与請求等が認められており、社会保障関連の法律には、配偶者に内縁の者を含めて保護しているものがある（厚生年金保険法3条・健康保険法3条など）。

C. 親子に関する法

［1］子の種類

（1）実子と養子

　親子には、①血統の相関連する実親子と、②養子縁組により親子関係が発生する養親子がある。

（2）嫡出子と非嫡出子・認知

　実子は、法律上の婚姻関係のある男女の間に生まれた子（**嫡出子**<ruby>嫡出子<rt>ちゃくしゅつし</rt></ruby>）と法律上の婚姻関係のない男女の間に生まれた子（**非嫡出子**<rt>ひちゃくしゅつし</rt>）とに分かれる。**養子**は縁組の日から嫡出子の身分を取得する（民809条）。非嫡出子の法定相続分を嫡出子の2分の1とする規定（民900条4号但書）を違憲とする最高裁判所の判断（最判平25・9・4民集67巻6号1320頁）を受けて民法改正により、嫡出子と非嫡出子の法定相続分は同等となった。

①嫡出子

　ⅰ）妻が婚姻中に懐胎した子は夫の子と推定され、ⅱ）婚姻成立の日から200日経過後または婚姻の解消もしくは取消しの日から300日以内に生まれた子は、婚姻中に懐胎したものと推定され、嫡出を推定される嫡出子となる（民772条）。身分関係の安定のため、嫡出推定を受ける嫡出子については、嫡出子であること（父子関係）を否認できるのは、夫だけであり、子の出生を知った時から、1年以内に嫡出否認の訴えを家庭裁判所に提起しなければならない（民774条・777条、人訴2条・4条）。形式的には民法772条の規定に該当しても、実質的には婚姻関係のある男女の間の子と認められないことが明らかな場合（夫が収監中、夫が外国に長期滞在

中など）には、嫡出推定の及ばない子になる。

②非嫡出子と認知

【認知の方法】非嫡出子については、父または母の**認知**により、法律上の父子関係または母子関係が生ずる（民779条・781条）。しかし、母子関係は、原則として母の認知を待たず、分娩の事実によって当然に生ずる。認知は戸籍法の定める認知届を提出する方法（民781条・任意認知）と認知の訴えによる方法（民787条・強制認知）がある。認知の訴えは、父または母の死亡の日から3年以内に提起しなければならない（死後認知）。生前認知については時間的制約はない。遺言でも認知できる（民781条2項）。

【認知能力】認知をするには、父または母が未成年者または成年被後見人であるときでも、法定代理人の同意は必要がない（民780条）。

【胎児・死亡子の認知】父は母の承諾を得て、胎児を認知することができる。父または母は死亡した子でも直系卑属があるときは、認知することができるが、直系卑属が成年であるときはその承諾が必要である（民783条）。

【認知の遡及効と撤回等】認知は出生の時に遡ってその効力を生ずる。ただし、第三者がすでに取得した権利を害することができない（民784条）。

　認知をした父母は、認知を取り消すことができないが、子その他の利害関係人は、認知に対して反対の事実を主張できる（民785条・786条）。

【準正】父が認知した子は、父母の婚姻によって嫡出子となり（認知後に婚姻）、婚姻中父母が認知した子は、その認知の時から、嫡出子となる（婚姻後に認知）（民789条）。

③非嫡出子の親権・監護権（民819条4項）

　非嫡出子の親権は母が行い、父が認知した子について父母の協議で父を親権者と定めたときは父がこれを行う。

④子の氏（民790条・791条）

　嫡出子は、父母の氏を称し、子の出生前に父母が離婚したときは、離婚の際の父母の氏を称する（民790条）。非嫡出子は母の氏を称する。父母の離婚等により、子が父または母と氏を異にする場合には、子は、家庭裁判所の許可を得て、父または母の氏を称することができる。認知された非嫡出子は家庭裁判所の許可を得れば父の氏を称することができる（民791条）。

[2] 養親子関係

　養子には、従来からある（普通）養子（**養親子関係が発生しても実親子関係が消滅しない**）と1987（昭和62）年の民法改正により創設された**特**

別養子（養親子関係のみが存在し、実親子関係が消滅する）とがある。

（1）（普通）養子縁組

【養子縁組の成立】

①戸籍法の定める届出（民799条・739条）―形式的要件―

②養子縁組の合意（民802条1号）―実質的要件―が必要となる。

　その他の制限として次のものがある（民792条～798条）。

③養親が20歳に達している。

④尊属または年長者の養子の禁止

⑤被後見人・後見人間の縁組についての家庭裁判所の許可

⑥配偶者のある者が未成年者を養子にするには配偶者と共同でする。ただ
　し、配偶者の嫡出子を養子とする場合は、共同でなくてよい。

⑦配偶者のある者が縁組する（養親・養子となる）場合は、配偶者の同意
　が必要。ただし、配偶者とともに縁組する場合は同意は不要。

⑧養子が、15歳未満の場合は法定代理人が代わって承諾し、養子となる
　者の父母で監護する者があるときはその同意も必要。養子となる者の父
　母が親権停止の場合も同意が必要。

⑨未成年の子を養子にする場合には、自己または配偶者の直系卑属を養子
　にする場合を除き、家庭裁判所の許可が必要。

　養子縁組について裁判所の許可が必要なのは、「⑤後見人が被後見人を
養子とする場合」と「⑨自己または配偶者の直系卑属以外の未成年者を養
子とする場合」とになる。

　成年被後見人の養子縁組、離縁には成年後見人の同意は不要（民799
条・812条）。

　養子縁組は法定の届出により効力を生ずるものであり、他人の子を嫡出
子とする出生届を養子縁組届とみなすことはできない（最判昭50・4・8
民集29巻4号401頁）。

【縁組の効力】 養子は、養子縁組の日から養親の嫡出子となり（民809条）、
実親との関係も継続する。養子は実親および養親の法定相続人（子）とし
ての相続権を有し、実親・養親の双方から相続財産を承継できる。

　養子は養親の氏を称する。ただし、婚姻により氏を改めた者については、
婚姻の際に定めた氏を称する間はこの限りでない（民810条）。

【縁組の解消（離縁）】（民811条1項・814条）

　養子縁組は離縁により解消する。離縁には、協議離縁と裁判離縁がある。
協議離縁は、離縁の合意に基づいて、市町村役場（区役所）に戸籍法所定
の離縁届を提出することにより成立する。

　裁判離縁には下記の法定の離縁原因が必要となる。

　　　1号　悪意の遺棄

　　　2号　3年以上の生死不明

　　　3号　その他縁組を継続しがたい重大な事由

　養子が15歳未満の場合は、養子の離縁後に法定代理人となるべき者が養親と離縁協議をし、裁判離縁の場合には、養親はこの者に対して離縁訴訟を提起し、この者が養親に対し離縁訴訟を提起する（民815条）。

　養子は離縁によって、原則として縁組前の氏に復する（民816条）。

　養親が夫婦である場合には、未成年養子との離縁は、夫婦でともにしなければならない（民811条の2）。

(2) 特別養子縁組（＝実方の血族との親族関係が終了する縁組）

【特別養子縁組の成立】（民817条の2〜8）

①父母による養子となる者の監護が著しく困難または不適当であることその他特別の事情がある場合において、子の利益のため特に必要があるときに限り、養親となる者の請求により、家庭裁判所は特別養子縁組を成立させることができる。

　その他の制限として次のものがある。

②養親は配偶者があることが必要で、養親が共同で縁組する

③養親の年齢制限（25歳以上。ただし、一方が25歳以上で他方が20歳以上でも可）

④養子の年齢制限等（請求時に15歳未満で特別養子縁組成立時に18歳未満。ただし、養子が15歳に達する前から養親に監護されている場合で、やむを得ない事情で特別養子縁組の請求がされなかった場合は15歳以上でも可。養子が15歳に達している時は養子の同意が必要）

⑤実父母の同意（父母が意思表示できない場合または父母による虐待、悪意の遺棄その他養子となる者の利益を著しく害する場合は同意不要）

【縁組の効力】特別養子縁組が成立すると、実方の父母およびその血族との親族関係は終了する。特別養子は養親の法定相続人（子）としての相続権を有するが、実親の法定相続人（子）には該当しない（民817条の2）。

【縁組の解消（離縁）】（民817条の10・817条の11）

　特別養子縁組は原則として離縁が認められず、次の各号のすべての要件に該当する場合において、養子の利益のため特に必要があると認めるときに限り、家庭裁判所は特別養子縁組の当事者を離縁させることができる。特別養子縁組の離縁にはこの方法しかない。養親には離縁請求権がない。

　　　1号　養親による虐待、悪意の遺棄その他養子の利益を著しく害する事由があること。

　　　2号　実父母が相当の監護をすることができること。

特別養子縁組の離縁が成立すると、離縁の日から実父母およびその血族との間において、特別養子縁組成立前と同一の親族関係が生ずる。

（普通）養子縁組と特別養子縁組はそれぞれの要件を満たせば、どちらを選択するかは当事者の自由である。

[3] 親権

(1) 親権総則（民818条・819条）

未成年者（2018〔平成30〕年6月の法改正により成年年齢が18歳以上となった〔2022年4月1日施行〕）は父母の親権に服し、養子の場合は養親の親権に服する。父母が婚姻中は、親権は父母が共同して行使し、離婚の際に、どちらか一方が親権者となる（養親離婚の場合も同様である）（民818条・819条）。

子の出生前に父母の一方が死亡した時は、生存する親が親権者となる。子の出生前に父母が離婚した時は、母が親権者となる（出生後に父母の協議で父が親権者となることができ、協議が調わないとき、または協議ができないときは、家庭裁判所が決めることができる）（民819条3項5項）。

未成年（2018〔平成30〕年6月の法改正により成年年齢が18歳以上となった〔2022年4月1日施行〕）の子が子を生んだ場合は、親権者にはなれず、親権者が親権に服する子に代わって、（孫に対する）親権を行うこととなる（民833条）。

(2) 親権の効力（民820条～832条）

親権の効力は、身上監護と財産管理に大別される。

【身上監護】 身上監護として、規定されているものは次の通りである。

①子の利益のために監護・教育をする権利義務、②居所指定権、③懲戒権、④職業許可権。

①が包括的な原則的な権利義務であり、②～④はここから派生する監護・教育のための具体的な権利である。

【財産管理・利益相反行為と特別代理人の選任】 親権者は、子の財産を管理し、またその財産に関する法律行為について子を代表する。子の行為を目的とする債務を生ずべき場合（たとえば、子が他所で労働に従事する雇用契約）には、子の同意を得なければならない。未成年者が法律行為をするには法定代理人（親）の同意が必要であり、同意ないものは取り消すことができる（民5条1項・2項）。

親権者である父または母と子との利益が相反する行為については、親権者はその子のために家庭裁判所に特別代理人の選任請求をしなければならない。父が死亡し、母と未成年の子が遺産分割協議をする場合などがこれ

に該当する。親権者は、自己のためにすると同一の注意をもって子の財産を管理しなければならない。

(3) 親権喪失・親権停止・管理権喪失

　家庭裁判所は、次の場合には、子、その親族、未成年後見人、未成年後見監督人または検察官の請求により、親権喪失・親権停止・管理権喪失の審判ができる。

【親権喪失】（民834条）

　父または母による虐待または悪意の遺棄があるときその他親権の行使が著しく困難または不適当であることにより子の利益を著しく害するとき。ただし、2年以内に原因が消滅する見込みがあるときは、親権喪失審判はできない。

【親権停止】（民834条の2：2011〔平成23〕年の法改正により創設）

　父または母による親権の行使が困難または不適当であることにより子の利益を害するとき。親権停止の審判をするときは、原因が消滅するまでに要する見込み期間、子の心身の状態および生活の状況その他一切の事情を考慮して、2年を超えない範囲で、停止期間を定める。

【管理権喪失】（民835条）

　父または母による（財産）管理権の行使が困難または不適当であることにより子の利益を害するとき。

　児童相談所長にも親権喪失・親権停止・管理権喪失の審判請求権が認められている（児福33条の7）。

※1) 児童の入所している施設の長には、親権喪失審判等の請求権はない。
　　親権喪失・親権停止・管理権喪失の審判が確定すると裁判所は子の戸籍を管理する市町村役場に戸籍の記載嘱託をなし（家事116条）、子の戸籍に記載される。

※2) **親権喪失審判等の取消し**（民836条）
　　親権喪失・親権停止・管理権喪失原因が消滅したときは、家庭裁判所は、本人またはその親族の請求によって、審判を取り消すことができる。
　　親権・管理権の辞任と回復（民837条）
　　親権者である父または母は、やむを得ない事由があるときは、家庭裁判所の許可を得て、親権または管理権を辞することができ、その事由が止んだときは、父または母は、家庭裁判所の許可を得て、親権または管理権を回復することができる。

(4) 未成年後見人（民838条〜841条・857条・857条の2）

　未成年者に親権を行う者がないとき、または親権を行う者が管理権を有しないときに未成年後見が開始する（民838条）。

　未成年者に対して最後に親権を行う者は、遺言で未成年後見人を指定することができる。成年後見人は裁判所が職権で選任するが、未成年後見人は最後に親権を行う者に指定権がある点が異なる。

　未成年後見人になるべき者がいない（含：指定がない）とき、または未

成年後見人が欠けたときは、家庭裁判所は、未成年後見人またはその親族その他の利害関係人の請求によって、未成年後見人を選任する。未成年後見人には複数人選任することができ、法人を選任することもできる。

未成年後見人は基本的に親権者と同一の権利義務を有する。

D. 扶養

[1] 扶養の意義と扶養義務者

扶養とは、自分の資産・労力で生活することのできない者に経済的な援助を与える制度であり、このようなことは家族間で「面倒を見る」という形で日常的に行われている。

民法は、扶養義務者として以下の2つの類型を定めている。

① 「直系血族及び兄弟姉妹」はお互い当然に扶養義務が生じる（民877条1項）。
② 「3親等内の親族」においては、特別の事情があるときに家庭裁判所が扶養の義務を負わせることができるものとした（民877条2項）。

[2] 扶養義務の内容（程度）と順序

扶養義務の内容（程度）は、①**生活保持義務**と②**生活扶助義務**の2つに分けられるとするのが一般的な理解である。そして、夫婦間の扶養と親の未成熟子に対する扶養義務は生活保持義務であり、他の親族間の扶養義務は生活扶助義務であると解されている。なお扶養は未成熟子に財産がなくとも問題となり、また親が離婚した場合の非親権者でも扶養義務はあるから、親権（特に財産管理権）と扶養は別個の問題である。

扶養をする義務のある者が数人ある場合においては扶養をするべき者の順序について、当事者間に協議が調わないとき、または協議をすることができないときは、家庭裁判所が調停または審判でこれを定めるとされている（民878条）。

生活保持義務
自己と同一水準において相手方の生活を維持すべき義務（「最後に残された一片の肉まで分け与えるべき義務」と比喩的に表現されることがある）。

生活扶助義務
義務者が自己の地位相応の生活をしてなお余裕がある場合にだけ、相手方の生活を援助する義務（「己の腹を満たして後に余れるものを分かつべき義務」と比喩的に表現されることがある）。

未成熟子
経済的に自立することを期待できず、親から扶養を受ける必要のある状態の子をいう。未成年者か否かは問わない。

8. 相続

A. 相続法概説

　相続とは、人が死亡したときに、故人の遺した財産（負の財産を含む）を受け継ぐことをいい、誰がどのように承継するのかを規定するのが相続法（民第5編）である。

　民法は、遺言がある場合にはこれを優先し、遺言がない場合（または遺言があっても遺言では言及していない事項）には法律で定められた相続人（**法定相続人**）が法律で定められた割合（**法定相続分**）に従って遺産を承継すると規定している。しかし、遺言がある場合でも、一定の範囲の相続人には、その利益のために遺産の一定割合が**遺留分**（民1042条）として保障されており、この点で遺言の自由は制限されている。

［1］相続の開始

　相続は、人の死亡により開始する（民882条）。

［2］被相続人と相続人

　相続される人（故人）を「**被相続人**」と呼び、相続する人（財産を承継する人）を「**相続人**」と呼ぶ。

B. 相続人—財産を承継するのはだれか

［1］法定相続人とその順位（民887条～890条）

　相続人は法定されている。まず、配偶者は生存する限り常に相続人となる（内縁・事実婚は含まない）。配偶者とともに一定の血族が次の順序で相続人となる。

　　第1順位　子（実子・養子を問わない）（または代襲相続人）
　　第2順位　直系尊属（子がない場合）
　　第3順位　兄弟姉妹（または代襲相続人）（子も直系尊属もない場合）

【同時存在の原則】被相続人の財産が、相続により相続人に承継されるには、相続開始（被相続人の死亡）時点で、相続人が生存していなければならないという相続法の大原則がある。したがって、事故などで夫婦とも死

亡し、他方の死後一方が生存していたことが不明な場合には、同時に死亡したと推定され（民32条の2）、配偶者は互いに相続人にはなれない。

　なお、例外的に、胎児は、相続については、すでに生まれたものとみなされるが、胎児が死体で生まれたときは、相続人にはなれない（民886条）。

［2］代襲相続

　被相続人の死亡による相続開始以前に、相続人となるべき子や兄弟姉妹が相続権を失ったとき、その者の直系卑属である子がその者に代わって、その者の受け取るべき相続分を相続する（代襲相続）。たとえば故人に息子2名（AとB）がおり、それぞれに子（故人からみれば孫aとb）がいた場合に、たまたま息子Aが故人よりも早く死亡すると息子Aは同時存在の原則に抵触し相続人になれない。この場合に、孫であるaとbの公平を期するため、孫aに父Aが相続するはずであった相続人の地位を代襲して受け継がせることとした。

【代襲相続の原因】（民887条2項3項・889条2項）

①相続人の死亡。

②相続人が欠格もしくは廃除（→次項［3］）により相続権を失ったとき。

　子と兄弟姉妹について①②の場合に代襲相続が認められており、子についてはさらに以下の場合に再代襲相続が認められている。

③代襲者が、相続開始以前に死亡し、または欠格もしくは廃除により代襲相続権を失ったとき。

［3］相続欠格と推定相続人の廃除

【相続欠格】次に該当する者は相続人になれない（民891条）。

①故意に被相続人または相続について先順位もしくは同順位にある者を死亡するに至らせ、または至らせようとしたために、刑に処せられた者。

②被相続人の殺害されたことを知って、これを告発せず、または告訴しなかった者。ただし、その者に是非の弁別がないとき、または殺害者が自己の配偶者もしくは直系血族であったときは、この限りでない。

③詐欺または強迫によって、被相続人が相続に関する遺言をし、撤回し、取り消し、または変更することを妨げた者。

④詐欺または強迫によって、被相続人に相続に関する遺言をさせ、撤回させ、取り消させ、または変更させた者。

⑤相続に関する被相続人の遺言書を偽造し、変造し、破棄し、または隠匿した者。

【推定相続人の廃除】次の場合には、被相続人は家庭裁判所に、推定相続

代襲相続人
配偶者は代襲相続人にはなれない。

相続欠格と推定相続人の廃除
どちらも、一定の事由が存在する場合に相続権を喪失するという点で共通する。異なるのは、相続欠格が自動的に相続権を剥奪するのに対して、推定相続人の廃除は、その決定が被相続人の意思に委ねられるという点にある。

人の廃除を請求することができる（民892条）。

①遺留分を有する推定相続人が、被相続人に対して虐待をし、もしくはこれに重大な侮辱を加えたとき。

②推定相続人にその他の著しい非行があったとき。

　被相続人は遺言で推定相続人廃除の意思表示をすることもできる（民893条）。また、被相続人は、いつでも廃除の取消しを家庭裁判所に請求することができ、遺言で廃除の取消しをすることもできる（民894条）。

C. 相続の効力

[1] 総則（民896条～899条）

【相続の一般的効果】相続人は、相続開始のときから、被相続人の財産に属した一切の権利義務を承継する（ただし、被相続人の一身に専属するものを除く）。

【祭祀の承継】系譜、祭具および墳墓の所有権は相続財産ではない。これらは、慣習に従って祖先の祭祀を主宰すべき者が承継する。被相続人が祭祀承継者を指定した場合はそれに従う。慣習が明らかでない場合には、家庭裁判所がこれを定める。

【共同相続】相続人が数人あるときは、相続財産はその共有となり、各相続人は相続分に応じて遺産を承継する。相続財産中の可分債権は、法律上当然に分割され各共同相続人がその相続分に応じて権利を承継する（最判昭29・4・8民集8巻4号819頁）とされているが、共同相続された預金債権は相続と同時に当然分割されることはなく、遺産分割の対象となる（最判平28・12・19民集70巻8号2121頁）。連帯債務者の1人が死亡し、その相続人が数人ある場合に相続人らは相続債務の分割されたものを承継し、各自その承継した範囲で本来の債務者とともに連帯債務者となる（最判昭34・6・19民集13巻6号757頁）。

[2] 相続分（民900条～914条）

【法定相続分】前述8. B. [1] 法定相続人とその順位による相続分と後述8. G. 遺留分は**表3-8-1**の通りである。

　子・直系尊属・兄弟姉妹が数人いる場合は、その人数で上記相続分を割った数字が各人の相続分となる。

一切の権利義務
権利と義務であるから、プラスの財産だけでなく、借金などの金銭債務のようなマイナスの財産も承継する。

一身専属的権利
弁護士や医師、社会福祉士の免許資格や、生活保護受給権、扶養を受ける権利などを一身専属的権利といい、譲渡性や相続性は否定される。

相続分
各相続人の取り分（分け前）を相続分という。被相続人が、遺言でこれを指定したときはその割合（指定相続分）に従い、遺言で指定がないときは、民法に定める法定相続分となる。さらに、特別受益や寄与分で修正され、具体的な相続分が確定する。

法定相続分
①兄弟姉妹の相続分
父母の一方のみを同じくする兄弟姉妹の相続分は、父母の双方を同じくする兄弟の1/2である。
②代襲相続分
代襲相続人の相続分は、その直系尊属が受けるべきであったものと同じとされ、代襲相続人が数人いる場合は、その人数で割った数字が各代襲相続人の相続分となる（ただし、父母の一方のみを同じくする兄弟姉妹について〔上記①〕）。

表3-8-1　法定相続分と遺留分

	相続人	相続分（民900）	遺留分（民1042）
配偶者あり	配偶者	1/2	1/4（1/2×1/2）
	第1順位子	1/2	1/4（1/2×1/2）
	配偶者	2/3	1/3（1/2×2/3）
	第2順位直系尊属	1/3	1/6（1/2×1/3）
	配偶者	3/4	1/2
	第3順位兄弟姉妹	1/4	0
	配偶者のみ	すべて	1/2
配偶者なし	第1順位子	すべて	1/2
	第2順位直系尊属	すべて	1/3
	第3順位兄弟姉妹	すべて	0

［3］特別受益（民903条）

　共同相続人のなかに、被相続人から、遺贈（遺言による贈与）を受け、または婚姻、養子縁組のためもしくは生計の資本として贈与を受けた者があるときは、被相続人死亡時に有した財産にその贈与の価額を加えたものを相続財産とみなし、法定相続分の中から、すでに受け取った遺贈または贈与の額を除いたものをその者の（具体的）相続分とする。

　被相続人がこの規定と異なる意思表示をした場合には、その意思が優先される（持戻免除）。

［4］寄与分（民904条の2）

　共同相続人のなかに、被相続人の事業に関する労務の提供または財産上の給付、被相続人の療養看護その他の方法により、被相続人の財産の維持または増加につき特別の寄与をした者があるときは、被相続人が死亡時に有していた財産の価額から共同相続人の協議で定めたその者の寄与分を控除したものを相続財産とみなし、これに対する法定相続分に寄与分を加えた額が寄与者の（具体的）相続分となる。協議が調わないときは家庭裁判所が寄与分を定める。

［5］遺産分割（民906条〜914条）

　相続人が数人あるときは相続財産はその共有となり、個々の相続人が何を取得するかは遺産の分割についての話し合い（**遺産分割協議**）によることとなる。遺産分割協議は、相続人全員の合意ができれば、相続分に拘束

持戻免除の意思推定
民法改正により、①婚姻期間が20年以上の夫婦の間で、②居住用の土地・建物の遺贈・贈与を行った場合、被相続人の持戻し免除の意思が推定される（民903条4項）。

特別寄与制度
寄与分を主張できるのは、共同相続人に限られていたが、民法改正により、特別寄与制度（＝被相続人に対して無償で療養看護その他の労務の提供をしたことにより被相続人の財産の維持・増加について特別の寄与をした被相続人の親族は、相続人に対し寄与に応じた額の金銭の支払いを請求できる〔民1050条〕）が創設された。

配偶者居住権
民法改正により、配偶者居住権が新設された。これにより、相続によって自宅建物の所有権が他の相続人や第三者に渡っても、被相続人の配偶者は自宅に住み続けることができる。配偶者居住権には長期居住権と短期居住権の2種類がある（民1028条〜1041条）。

遺産分割協議前の預貯金債権
当面の生活費、葬儀費用などにあてるため、各相続人は遺産債権額の3分の1に法定相続分を乗じた額（法務省令の定める額を限度）を単独で払戻しできる（民909条の2）。

されず、だれがどのように承継するかを自由に決めることができる。

遺産の分割について、共同相続人間に協議が調わないとき、または協議をすることができないときは、各共同相続人は家庭裁判所に分割を請求することができる。具体的には、まず家庭裁判所に調停の申立てをし（家事39条・244条・257条、調停前置主義）、調停で遺産分割の合意ができないときは、家庭裁判所の審判でこれを定めることとなる。

家庭裁判所の遺産分割審判は、具体的相続分に従い、遺産に属する物または権利の種類および性質、各相続人の年齢、職業、心身の状態および生活の状況その他一切の事情を考慮して行われる。

D. 相続の承認および放棄（民915条〜940条）

相続人は、自己のために相続が開始したことを知ったときから原則として3ヵ月以内であれば、故人の財産（負の財産を含む）を承継するか否かを決めることができる。相続の仕方についての相続人の意思表示は、①**単純承認**、②**限定承認**および③**放棄**の3種類になる（民915条）。相続の放棄・承認は徹回できない。

【限定承認】限定承認は、相続人が数人いる場合は、その全員が家庭裁判所に財産目録を提出して限定承認の申立てを上記期間内にしなければならない。共同相続人の中に1人でも、限定承認に反対する者がある場合は、他の相続人も限定承認をすることができない（民922条〜924条）。

【放棄】相続人が数人いる場合でも、各人が個別に放棄することができるが、上記期間内に家庭裁判所に申立てをしなければならない（民938条）。放棄は真意に基づくものであればよく、その理由は問わない。

被相続人の生前に、推定相続人が相続放棄の意思を有していたとしても、相続放棄の意思表示は、相続が開始した（被相続人の死亡）後にしか行うことができない。相続開始前にできるのは推定相続人の家庭裁判所に対する遺留分の放棄の申述のみである。

【法定単純承認】上記期間内に限定承認の申立ても、放棄の申立てもしなかった相続人は単純承認をしたものとして、相続財産（負の財産を含む）一切を承継することとなる。なお、3ヵ月を経過せずとも、また家庭裁判所に限定承認または放棄の申立てをしたとしても、公平の見地から単純承認したものとみなされる場合がある（民921条）。

単純承認
故人の財産（負の財産を含む）をすべて無限に承継する、すなわちマイナスの相続財産がプラスの相続財産よりも大きい場合には相続人の固有財産もマイナスの相続財産の弁済に充当される。

限定承認
故人の相続財産の範囲の限度で債務および遺贈を返済することを留保して承認する、すなわちプラスの相続財産とマイナスの相続財産を清算して、プラスが残ればこれを相続する。

放棄
故人の財産（負の財産を含む）を一切承継しない。

遺留分の放棄
➡ p.62 本章8節G.参照。

単純承認したものとみなされる場合
①相続人が相続財産の全部または一部を処分したとき。ただし、保存行為および民法602条（短期賃貸借）に定める期間を超えない賃貸をすることは、単純承認とみなさない。
②相続人が、限定承認または放棄をした後でも、相続財産の全部もしくは一部を隠匿し、私にこれを消費し、または悪意でこれを財産目録に記載しなかったとき。ただし、その相続人が放棄をしたことによって相続人となった者が承認した後は、単純承認とみなさない。

E. 相続人の不存在 （民951条〜959条）

【相続財産管理人の選任】 相続が発生したにもかかわらず、相続人がいることが明らかでないときは、相続財産は法人とされる。この場合、家庭裁判所が利害関係人または検察官の請求により、相続財産管理人を選任し、選任したことを公告する。

公告後2ヵ月間は相続人が現れるのを待ち、この期間内に相続人が現れない場合は、相続財産管理人は2ヵ月を下らない期間を定めて、相続債権者、受遺者に対して請求をするように公告する。この期間満了後に相続財産管理人は清算手続を開始し、法定の順序に従って支払いをする。

請求をすべき公告の期間満了後、なお相続人がいることが明らかでないときは、家庭裁判所は、相続財産管理人または検察官の請求により、再度6ヵ月を下らない期間を定めて、相続人があるならば権利を主張するように公告する。

【特別縁故者】 以上の手続によって、相続人が現れない場合、清算後に残る相続財産については、被相続人と生計を同じくしていた者、被相続人の療養看護に努めた者、その他被相続人と特別の縁故があった者（内縁の配偶者、事実上の養子等）の請求により、家庭裁判所は清算後残った相続財産の全部または一部を与えることができる（民958条の3）。

【国庫帰属】 相続財産管理人による清算手続を経た後、残った相続財産（特別縁故者へ分与されたものを除く）は、国庫に帰属する（民959条）。

F. 遺言

［1］ 総則

【遺言能力】 満15歳に達した者は、遺言をすることができる（ただし、遺言する時において遺言能力を有しなければならない）。また、成年被後見人、被保佐人、被補助人も遺言をすることができる（民961条〜963条・973条）が、成年被後見人が遺言をするには事理を弁識する能力を一時回復したときにおいて医師2人以上の立ち会いが必要になる（民973条）。

【共同遺言の禁止】 遺言は2人以上の者が同一の証書でこれをすることができない（民975条）。

［2］ 遺言の方式

【遺言の要式行為性】 遺言は民法の定める方式に従わなければならない。民法の定める要件を満たさないものは遺言としての効力を有しない（民

相続財産管理人
裁判所が職権で相続財産管理人を選任することはない。

特別縁故者
相続人がいない場合に被相続人と特別の縁故があった者は請求により相続財産の全部又は一部を与えられることがある。

成年被後見人と遺言
立ち会った医師は、遺言をするときにおいて精神上の障害により事理を弁識する能力を欠く状態になかった旨を付記して、署名押印しなければならない。

960 条）。

【普通方式遺言—3 種類】

(1) 自筆証書遺言（民 968 条）

遺言者が、遺言の全文、日付、氏名を自書し、押印することにより遺言となる。加除その他の変更は、遺言者が、その場所を指示し、これを変更した旨を付記して特にこれに署名し、かつその変更場所に押印しなければならない。

(2) 公正証書遺言（民 969 条）

公正証書遺言は、証人 2 人以上の立ち会いのもと、公証人が遺言者の口述する遺言趣旨を筆記し、これを遺言者および証人に読み聞かせて、承認を得た後、各自に署名・押印してもらい、公証人が法定の方式に従って作成された旨付記して、署名・押印して完成する。

遺言者が口がきけない場合には、遺言者は、公証人および証人の前で遺言の趣旨を、通訳人の通訳により申述するか自書して公証人に伝え、耳が聞こえない場合には、公証人の読み聞かせに代えて、通訳人の通訳により公証人が筆記した内容を遺言者または証人に伝えることにより、遺言を作成することができる。公証人は、このような方法によって遺言公正証書を作成したときはその旨を証書に付記する（民 969 条の 2）。

目の見えない者は口述ができ、公証人からの読み聞かせを受けることもできるので従前から公正証書遺言を作成できると考えられている。

(3) 秘密証書遺言（民 970 条）

秘密証書遺言は、遺言者がまず証書に署名・押印してその証書を封じ、証書に用いた印で封印し、次に遺言者が、公証人 1 人および証人 2 人以上の前に封書を提出して、自己の遺言書であることならびにその筆者の氏名・住所を申述する。そして公証人が、その証書を提出した日付および遺言者の申述を封紙に記載した後、遺言者・証人とともに署名・押印して完成する。自筆証書遺言と異なり、証書は遺言者の自筆でなくてもよく、他人の代筆でも、ワープロでもよいが、遺言者の署名・押印とその印による封印が必要になる。

【特別方式遺言—4 種類】

①一般危急時遺言（民 976 条）、②伝染病隔離者の遺言（民 977 条）、③在船者の遺言（民 978 条）、④船舶遭難者の遺言（民 979 条）がある。

上記①〜④の特別の方式による遺言は、遺言者が普通の方式により遺言ができるようになったときから 6 ヵ月間生存するときは、その効力を失う（民 983 条）。

［3］遺言の効力

【遺言の効力発生時期】 遺言は、遺言者の死亡時からその効力を発生する。遺言に停止条件が付いている場合は、その条件が遺言者の死亡後に成就したときから効力を生ずる（民985条）。

【遺贈】（民986条～1002条・民964条）

受遺者（遺言により贈与を受ける者）は、遺言者の死亡後、いつでも遺贈の放棄ができる。遺贈義務者その他の利害関係人は、相当の期間を定め、その期間内に遺贈の承認または放棄をするように受遺者に催告することができる。受遺者が意思表示をしないと遺贈を承認したとみなされる。

遺言者の死亡以前に受遺者が死亡した場合、遺贈はその効力を生じない。

相続財産の何割というように、割合で示して遺贈（**包括遺贈**）すること、自宅土地・建物、特定の株式等と財産を特定して遺贈（**特定遺贈**）することのいずれも可能である。**負担付遺贈**も可能である。

負担付遺贈
例：アパートを長男に遺贈するが、賃料の一部を他の相続人に支払う。

［4］遺言の執行

【遺言書の検認、開封】 公正証書遺言以外の遺言については、遺言書の保管者は、被相続人の死亡後、遅滞なく、これを家庭裁判所に提出して検認を受けなければならない（民1004条）。検認は、遺言書の形状を確認して変造を防止するためであり、遺言者の真意によるものであるか否かを確認するものではない。封印のある遺言書は、家庭裁判所において、相続人またはその代理人の立ち会いをもって、開封しなければならない。

［5］遺言の取消し

【遺言取消しの方式】 遺言者は、いつでも、遺言の方式に従って、その遺言の全部または一部を取り消すことができる。作成した遺言と取消しのための遺言は、同一の方式でなくても構わない。遺言者が遺言書を破棄したときは、破棄した部分は遺言を取り消したものとみなされる（民1022条・1024条）。

【遺言の抵触】 前の遺言と後の遺言とが抵触するときは、その抵触する部分については、後の遺言で前の遺言を取り消したものとみなされる（民1023条）。日付の違う複数の遺言があり内容が抵触する場合には、日付の一番新しい遺言が優先する。

遺言取消しの方式
公正証書遺言を自筆証書遺言で取り消す、自筆証書遺言を公正証書遺言で取り消すこともできる。

G. 遺留分 （民1042条～1049条）

兄弟姉妹を除く法定相続人は、被相続人の財産の一定の割合を確保でき

遺留分
遺留分の割合については、表3-8-1「法定相続分と遺留分」を参照。
➡ p.57
本章8節C.［2］参照。

る遺留分権を有しており、遺留分権により確保される相続財産の割合のことを遺留分という。

　遺言者の死亡により、遺留分を侵害する内容の遺言が発効した場合、遺留分権利者は、遺留分を侵害している限度で他の遺贈または贈与を減らす（**遺留分減殺＝遺留分侵害額請求**）の意思表示をなし、遺留分を取り戻すことができる。遺留分侵害額の請求は、遺留分権利者が、相続の開始および減殺すべき贈与または遺贈があったことを知ったときから1年間これを行使しないと時効により消滅する。遺留分権利者が侵害額請求をするか否かはその自由である。

　当事者間での話し合い（含家庭裁判所の調停）で合意に達しないときは地方裁判所に遺留分侵害額請求訴訟を提起する（遺留分侵害額請求は家庭裁判所の審判事項ではない）。

【**遺留分の放棄**】推定相続人は相続開始以前に家庭裁判所に対して遺留分放棄の許可申立てができるが、家庭裁判所から遺留分放棄の許可を得た場合でも、被相続人がその推定相続人の遺留分を侵害する遺言を作成しない限り、その推定相続人は相続財産を承継することができる（民1049条）。

┃理解を深めるための参考文献

● 松川正毅『**民法　親族・相続（第6版）**』有斐閣アルマ，2019.
　　判例・通説の立場から、家族法の全体像と最近の相続法や特別養子の改正をわかりやすく解説する。またコラムでは、日本の民法の立法に大きな影響を与えたフランスの考え方や家族の様子などが紹介されており、家族法を考える重要な視点を得ることができる。

成年後見制度と扶養の関係

（1）成年後見制度と扶養の関係

　成年後見人、保佐人、補助人、任意後見人は、本人の「直系血族及び兄弟姉妹」か「3親等内の親族」に該当しない限り、扶養義務を負わない。

　それゆえ、本人の身上監護にあたっては、扶養義務者に自覚を促し、また信頼関係を構築しつつその協力を得てこれを行う必要がある。しかし、扶養に関して協力を得られないときは、扶養義務者に対して扶養請求を行い、場合によっては自己の代理権の範囲内で家庭裁判所に扶養料の支払いの調停や審判を求めなければならない。また扶養義務者がいても現実には扶養が行われない場合には、公的な生活保護給付を求める必要がある（ただし、補足性の原則〔親族扶養優先の原則〕がある）。

　特に子の親に対する扶養は生活扶助義務に過ぎず、また複数の子の存在によって扶養すべき者の順序があいまいであり、また扶養義務者の自覚も希薄なため、老親に対する扶養の放棄が深刻化しつつある。そして、ついには養護者による高齢者虐待（介護放棄・ネグレクト）へと陥る状況も珍しくない。それゆえ、これらを防止するために成年後見人等が果たすべき役割や課題は大きい。

（2）扶養と財産管理

　扶養すなわち判断能力の低下した家族（本人）の「面倒を見る」という大義名分の下で、扶養義務者が本人の財産を管理し、その財産を不当に処分しまたは不当に利益を得るという例も少なくない。典型例は、判断能力の低下した老親の年金や知的障害のある子の障害年金をわが物にするいわゆる「年金搾取の問題」である。これらは、高齢者虐待防止法、障害者虐待防止法においては「経済的虐待」とされるものであるが、このような事案についても、被虐待者の財産の管理を成年後見人等が家族から取り戻して適切に管理するなど、その果たす役割と課題は大きい。しかし、これは家族の生活資金に直結する問題であり、また本人も家族との縁を容易には切り難いため、非常にデリケートな問題でもある。それゆえ、成年後見人等としては、毅然とした態度をとりつつも、根気強い説得と本人の福祉に向けた信頼関係の構築や環境調整など、地道な努力が必要となる。ここに成年後見人等の職務の難しさと醍醐味があるといい得る。

第4章 社会福祉援助（ソーシャルワーク）と法の関わり③
―行政法―

　社会保障や社会福祉の領域において、さまざまな制度の利用や給付、申請には、その法的根拠が行政作用であったり、相手方が行政機関であることが多い。すなわち、社会福祉を学ぶにあたり、行政のあり方や行政に関する法を理解することは、当事者・援助者いずれの立場であっても極めて重要である。

　本章では、まず、行政の組織とあり方、行政行為（＝処分）その他の行政作用の形式と内容について基本的な知識を修得した上で、行政救済制度について、必要な知識を習得するとともに、その意義や重要性について理解できるような概説を行う。

　行政法を理解し、権利擁護に必要な諸制度を使いこなせるような援助者を目指して、日々の学びを深めて欲しい。

1
　行政の組織や機関のあり方について理解する。

2
　行政行為（処分）の類型や一般的な効力について理解する。

3
　行政救済制度を中心とする個別の行政各法の基本的な内容と実践について理解する。

1. 行政のあり方と行政行為

A. 行政とは何か

　行政とは、国家や地方公共団体の営む公的作用の一環である。憲法65条は、「行政権は、内閣に属する」と定めるが、ここで内閣に属する権力作用である行政とは何かという問いは、行政法の入口で誰もが直面するテーマである。立法・司法に比べ、複雑かつ多岐にわたる現代の行政に必要かつ十分な定義を与えることは容易でないため、通説的見解は、「行政とは、国家作用のうち立法と司法を除いたもの」と解している（消極説ないし控除説）。

　行政法は、行政の組織や作用、そして救済について定める法である。行政法という名称の法令が存在するわけではない。その性質や目的において、①行政組織法（内閣法、国家行政組織法、地方自治法、国家公務員法、地方公務員法など）、②行政作用法（行政代執行法、警察官職務執行法、土地収用法、財政法など）、③行政救済法（行政不服審査法、行政事件訴訟法、国家賠償法など）に大別される。

B. 行政の組織と機能

［1］国および地方公共団体

　行政権の行使者である行政主体は、国および地方公共団体である。近代国家においては、立法・行政・司法の三権は基本的に国家に集中する。しかし日本国憲法は、大日本帝国憲法（明治憲法）と異なり地方自治を保障し、地方公共団体との協働により統治をする仕組みとなっている。

　地方公共団体は、普通地方公共団体および特別地方公共団体からなる（地方自治法1条の3）。普通地方公共団体には都道府県および市町村があり、特別地方公共団体には**特別区**（＝東京23区）、地方公共団体の組合（一部事務組合、**広域連合**など）、財産区、地方開発事業団がある。

［2］行政機関

　行政主体が自己の名において行政を実施する場合でも、現実にはその権限を特定組織に委任し、その委任範囲の行政を実施させるのが一般的であ

特別区
特別地方公共団体の1つで、都に置かれる区を指す（地方自治法281条）。つまり、政令市に置かれる区（例：川崎市宮前区、京都市中京区）は特別区ではない。特別区には、原則として、市に関する規定が適用される（同法283条）。

広域連合
地方公共団体の組合の1つで、都道府県や市町村の区域を超えて広域にわたり処理することが適当であると認められる事務に対処するべく、関係地方公共団体が協議により規約を定めて設置するもの。東京都後期高齢者医療広域連合（都内全区市町村で構成）、関西広域連合（2府6県4市で構成）、津軽広域連合（3市3町2村で構成）など。2021（令和3）年4月1日時点で116の広域連合が設置されている。

る。すなわち行政主体の頭となり手足となるものが行政機関であり、その機能により以下のように分類される。

（1）行政庁

行政主体の法律上の意思を決定し外部に表示する権限を有する機関であり、各省大臣、都道府県知事、市町村長など独任制の機関のほか、公正取引委員会、選挙管理委員会など合議制の機関がある。

（2）諮問機関・参与機関

行政庁から諮問を受け答申する機関をいうが、諮問機関の答申には法的拘束力がなく行政庁を拘束しない。社会福祉審議会、社会保障制度審議会などである。一方、参与機関の答申は、法令により行政庁の意思決定を拘束する。電波管理審議会等がその例である。

（3）監査機関

行政機関の事務や会計等を検査し、その適否を監査する行政機関をいう。行政監察事務所、会計検査院、地方公共団体の監査委員等がその例である。

（4）執行機関

行政目的を実現するために必要な実力を行使することができる行政機関をいう。都道府県知事、市町村長、警察官、福祉事務所長、保健所長等がその例である。

（5）補助機関

行政庁その他の行政機関の職務を補助するため、経常的な事務を実施する機関をいう。局長、課長、福祉事務所の現業職員、身体障害者福祉司、保健師等がその例である。

C. 行政行為（処分）

［1］行政行為の特質

行政機関の行う行政活動にはさまざまなものがあるが、その中でも最も重要なものが行政行為である。行政行為とは、「行政庁が、行政目的を実現するために、法律により認められた権能に基づき、一方的に国民の権利義務を具体的に形成し、または剥奪する行為」である。したがって、行政機関相互間における内部行為に過ぎない**通達**・訓令や、相手方国民の任意行為により行政目的の実現を図る**行政指導**、相手方国民の同意を得て行う行政契約、国民や住民を対象として抽象的・一般的に権利義務を決定する行政立法や**行政計画**などは、いずれも行政行為としての性質を持たない。

行政行為はその機能により、**法律行為的行政行為**（下命・禁止、許可、免除、特許、認可、代理）と、**準法律行為的行政行為**（確認、公証、通知、

通達
大臣、庁の長、各委員会の長から所管の諸機関や職員に対して、その所掌事務に関して示達される形式の1つ。法令の解釈や運用方針に関するものが多い。行政実務において極めて重要であるが、形式上、国民や裁判所を直接拘束するものではない。

行政指導
処分と異なり法的拘束力を持たないことを特徴とし、これに従わなかったとしても法的制裁を受けることのない、事実上の要請。伝統的には、規制的指導（住環境保護のための指導など）、助成的指導（確定申告の際の税務相談など）、調整的指導（業者間の生産調整など）に分類される。

行政計画
さまざまな行政活動の目標や達成期間、実現のための手段を定めたもの。活動対象として福祉計画、経済計画、土地利用計画など、期間として長期計画、中期計画、短期計画、領域として全国計画、地域計画、具体性において大綱計画、詳細計画といった分類がなされる。

法律行為的行政行為
行政行為の1つで、行政庁の意思表示（一定の法的効果の発生を欲する意思を持ってこれを外部に表示すること）によって成立するもの。行政庁による裁量が可能であり、附款を付けることもできる。

準法律行為的行政行為
行政行為の1つで、行政庁の意思表示によらずに、法律の定めによって一定の法的効果が発生するもの。行政庁の裁量の余地はなく、附款を付けることもできない。

受理）とに類別され、前者には**附款**を付すことができる。

附款
行政行為の目的をより的確に達成するべく、行政行為に付加される従たる意思表示のこと。主な附款の例として、条件、期限、負担、一部除外、取消権の留保などがある。

[2] 各種の行政行為

(1) 下命・禁止

　国民に一定の行為をすること（作為義務）を命じることを下命といい、一定のことをしないこと（不作為義務）を命じることを禁止という。下命には、租税の賦課・徴収、違法建築物の除去、要保護者に対する検診命令（生保28条）、施設改善命令（生保45条、児福46条3項、老福19条）などがあり、禁止には通行禁止（道交4条）などがある。下命・禁止に違反する行為に対しては、法律の規定により、罰則や強制措置等が適用される場合がある。

(2) 許可

　法律等によりあらかじめ設定された一般的禁止を特定の場合に解除する行為が許可であり、各種の営業許可、各種の免許、国・都道府県・市町村以外の者が営む第1種社会福祉事業の許可（社福67条2項）等がその例である。

(3) 免除

　一定の場合に作為、不作為、給付、受忍の義務を解除する行為が免除であり、児童の就学義務の免除、納税の猶予、前渡保護金品の返還免除（生保80条）等はその例である。

(4) 特許

　相手方の申請に基づき、法律上の地位や権利を設定（設権行為）ないし剥奪（剥権行為）する行為を特許といい、法文上は許可と呼ばれるものも多い。道路占有許可およびその取消処分などはその例である。

(5) 認可

　私人間や第三者の行為を補完して法律上の効果を完成させる行為が認可である。要認可行為が無認可である場合は原則として当該行為は法的に無効ではあるものの、許可と異なり処罰や強制措置の対象とはならないのが一般的である。

(6) 代理

　第三者がなすべき行為を行政庁が代わりに行った場合に、第三者が直接行ったと同様の法的効果を発生させる行為が代理である。社会福祉法人設立に際し、定款事項決定前に設立者が死亡した場合における厚生労働大臣による定款事項の決定（社福33条）などはその例である。

(7) 確認

　特定の事実または法律関係について争いや疑義がある場合、公の立場で

その存否や真否を確認する行為であり、年金権の裁定がその例である。

（8）公証

特定の事実や法律関係の存否を証明する行為が公証であり、年金証書の交付、身体障害者手帳の交付などがその例である。

（9）通知

特定または不特定多数人に対し特定の事実を知らせる行為が通知であり、納税の督促通知や施設利用料の納入通知などがその例である。

（10）受理

他人の行為を有効な行為として受領する行為が受理であり、生活保護申請の受理、有料老人ホーム設置届の受理などがその例である。

［3］行政行為の一般的効力

行政行為はその性質上、私人間における法律行為にはない一般的な効力として、公定力、不可争力、自力執行力および不可変更力などを有する。

（1）公定力・不可争力

公定力とは、「行政行為が重大かつ明白な瑕疵により当然に無効である場合を除き、権限ある行政庁により取消されるか、司法手続により違法の確認等がなされない限りは、有効な行政処分として相手方や第三者を拘束する効力」のことであり、いわゆる適法性の推定である。また、不可争力とは、行政行為の効力について、一定期間を経過すると、たとえその行政行為に（無効に至らない程度の）何らかの瑕疵がある場合であっても、最早その不当性・違法性を争うことができなくなるという効力である。たとえば、金額に誤りがある課税処分であっても、一定期間以内に是正や取消し等の手段を（名宛人の方から）講じることなく放置すれば滞納処分を受け財産を剥奪されてしまうことがあるのは、上記の効力が行政行為に備わっているがためである。いずれも、行政目的の早期実現と法律関係の早期安定（法的安定性）を図るための効力である。

（2）自力執行力

私人間においては、たとえば債権者が自らの貸金債権を実現しようとする場合、（法治国家において**自力救済**は認められないため）裁判所による判決、強制執行という手段を経なければならないのに対して、課税処分のような行政行為の場合、義務の不履行者に対して、司法手続を経ることなく、当事者たる行政庁自らが（滞納処分として差押えなどの）強制執行手続により行政目的を実現することができる。これを自力執行力という。

（3）不可変更力

権限ある行政庁がいったん下した判断については、自らそれを覆すこと

自力救済
たとえば、貸金債権者がその債権を回収するべく債務者に無断で自宅から金品を持ち出すことや、家賃を滞納する借家人を家主が自力で追い出すことなど、私人が司法手続によらずに自己の権利の実現を図ることをいう。

ができないとする効力を不可変更力といい、行政行為の自縛性ともいわれる特性である。

D. その他の行政活動

[1] 行政指導

　行政指導とは、行政機関がその任務または所掌事務の範囲内において一定の行政目的を実現するため、特定の者に一定の作為または不作為を求める指導、勧告、助言その他の行為である。行政処分と異なり、あくまでも相手方国民の任意の協力を求める事実上の要請に過ぎず、法的拘束力を持たない。したがって、行政指導に従わないからといって、法的な制裁が科されたり義務履行の確保手続がとられることはない。

[2] 行政計画・行政契約

　行政計画は、具体的な現状把握と一定期間に達成すべき行政目標を定め、行政の計画的執行に資するものである。介護保険事業計画、社会福祉計画、道路整備計画などがその例である。行政計画は、行政処分ではなく行政達成の目的ないし指針であり、司法審査の対象とはならない。

　行政契約は、行政庁が相手方国民との協議や任意の同意により契約を締結して行政目的を達成する行為である。施設の管理・運営委託契約、措置委託入所におけるサービスの委託契約などはその例である。

[3] 行政上の強制措置

(1) 行政強制

　行政強制には、国民があらかじめ命じられた義務を履行しない場合に行政が義務の履行を実現するために行う「行政上の強制執行」と、緊急の目的実現のためにあらかじめ義務を課すことなく直ちに強制力を行使する「即時強制」とがある。前者には、「行政代執行」「執行罰」「直接強制」および「行政上の強制徴収」がある。

(2) 義務違反への制裁

　行政上の義務違反に対する制裁としては、刑法総則が適用され、懲役・禁錮・拘留・罰金・科料などが科される「行政刑罰」と、軽微かつ形式的な義務違反に対して過料を科す「秩序罰」とがある。

2. 行政救済制度

　行政機関が法的根拠に基づき行う処分等が仮に違法または不当なものである場合、その対象者である国民には、その是正なり取消しを求める法的手段（＝不服申立て・行政訴訟）が保障されていなければならない。さらに損害を被った場合にはその賠償を求める手段（＝国家賠償）も必要である。また、そもそもさまざまな処分等が公正かつ透明な手続で行われるものであることを担保する制度（行政手続）も、国民が行政に信頼を寄せる上で重要である。その意味で、行政手続法はいわば事前救済的性格を有している。これに対し、違法または不当な処分が行われた後にこれを救済する制度（事後的救済）として行政不服審査法および行政事件訴訟法（これらを合わせて行政争訟二法という）および国家賠償法が存在し、合わせて行政救済三法という。これら各法制度の理解は、福祉職として利用者の権利擁護を図る上で必要不可欠である。

A. 国家賠償法

［1］ 国家賠償制度

　憲法17条は、「何人も公務員の不法行為により損害を受けたときは、法律の定めるところにより、国又は公共団体にその賠償を求めることができる」としており、その具現化法として国家賠償法（昭和22年法律125号）が制定され、国家賠償制度の一般法となっている。

［2］ 公務員の不法行為と賠償責任、求償権

　国家賠償法1条は、「国又は公共団体の公権力の行使に当たる公務員が、その職務を行うについて、故意又は過失によって違法に他人に損害を加えたときは、国又は公共団体が、これを賠償する責に任ずる（1項）。前項の場合において、公務員に故意又は重大な過失があったときは、国又は公共団体は、その公務員に対して**求償権**を有する（2項）」と定める。賠償請求の要件のうち、「公権力の行使にあたる公務員」によるものであることについて、ここにいう「公務員」には、純然たる国家公務員および地方公務員のみならず、これに準ずるもの（例：独立行政法人職員）も含まれるとされる。そして、「公権力の行使」には非権力的活動をも含むとする

求償権
他人の債務を肩代わりした者が、本来の債務者に対してその負担分の返還を請求する権利をいう。不法行為において、被害者に対して賠償を行った使用者が被用者（加害者である従業員）に返還請求する場合（民715条）や、貸金債務を返済した保証人が、主債務者に対して請求する場合（民459条・442条）などである。

横浜市立中プール訴訟
公立中学校の体育の授業
中、プールで飛び込み練
習の指導に際して、生徒
がプール水底に頭を激突
させ後遺障害等級1級と
なった事例。横浜市に1
億2,000万円の支払いを
認めた国家賠償訴訟が確
定した。

解釈（広義説）が一般的であり、たとえば公立学校における体育の授業の際のプールの飛び込み練習における教諭の指導などもこれに含まれる（**横浜市立中プール訴訟**〔最判昭62・2・6判時1232号100頁〕）。

また、「職務を行うについて」のものであることについては、公務員の行為であって客観的にみて職務の外形を整えていれば足り、加害公務員の主観的意図は問わないとされる（外形標準説）。

さらに、「故意又は過失」「損害の発生」などの要件を満たせば、国または公共団体が損害賠償義務を負うことになるが、これは一般的に代位責任と解される。なお、公務員に故意またはこれと同視し得る重大な過失がある場合、国または公共団体は当該公務員に対して求償権を行使し得る。

なお、国家賠償法1条は**過失責任主義**を採用している。

過失責任主義
損害の発生について、行
為者に故意または過失が
ある場合に限り、賠償責
任が生じるとする考え方。

公の営造物
行政主体（国、地方公共
団体等）によって、一定
の公の目的に供される施
設の綜合体。公共の用に
供される公共用営造物
（学校、鉄道、水道な
ど）と、行政主体自ら使
用する公用営造物（官公
署）に分類される。

[3] 公の営造物の設置管理の瑕疵による賠償責任

国家賠償法2条は、「道路、河川その他の**公の営造物**の設置又は管理に瑕疵があったために他人に損害を生じたときは、国又は公共団体は、これを賠償する責に任ずる（1項）。前項の場合において、他に損害の原因について責に任ずべき者があるときは、国又は公共団体は、これに対して求償権を有する（2項）」と定める。いわゆる営造物責任であり、対象は道路、河川、庁舎などの公共建築物、消防車、市立公園の遊戯物など幅広く及ぶ。ここでいう「瑕疵」とは、判例では「営造物が通常有すべき安全性を欠いていることをいい、これに基づく国及び公共団体の賠償責任については、過失の存在は必要としない」とする（高知国道56号落石事件〔最判昭45・8・20民集24巻9号1268頁〕）。

無過失責任主義
損害の発生について、故
意または過失がない場合
にも賠償責任が発生する
という考え方。近代法の
原則である過失責任主義
の修正ないし制限を図る
必要性がある局面におい
て採用される。

なお、国家賠償法2条については、**無過失責任主義**を採用し、財政的理由も免責事由にならないと解されている。

[4] その他

国家賠償法4条は、国または公共団体の賠償責任については、国家賠償法によるほか民法の規定によるとし、また同5条では、損害賠償について、民法以外の特別法に定めがある場合は、特別法が優先されると定める。損害賠償請求権の消滅時効につき民法724条によることは前者の例であり、郵便事故につき郵便法68条および73条を適用することは後者の例である。

相互保証主義（相互主義）
外国人に対し自国法上の
権利や保護を認める要件
として、自国民が当該外
国法において同様の扱い
を受けることを条件とす
るもの。国家賠償法6条
のほか、特許法25条
（外国人の特許権等の享
有）、民事訴訟法118条
（外国判決の承認）など
の個別法の規定による。

また、国家賠償法の外国人への適用については、相手国の法制が日本人への賠償請求権を認めている場合に限りこれを認めるとする、いわゆる**相互保証主義**を採用している（国賠6条）。

［5］ 損失補償制度との関係

　損失補償制度は、適法な行政作用により特定の国民に財産的損害を発生させた場合に、平等原則の観点から国や公共団体が公費をもってその損害を補償するものである。この点、国家賠償制度が違法な行政作用により特定の国民に生じた損害について賠償するものであることと対照的である。

　損失補償は、憲法 29 条 3 項に「私有財産は**正当な補償**のもとに、公共のために用いることができる」とあることから、土地収用法、自然公園法、都市計画法その他の個別法の定めがない場合であっても、同条を根拠として直接に補償を求めることができる。

B. 行政不服審査法

［1］ 制度の意義

　行政不服審査制度は、「行政庁の違法又は不当な処分その他公権力の行使に当たる行為に関し、国民が簡易迅速かつ公正な手続の下で広く行政庁に対する不服申立てをすることができるための制度を定めることにより、国民の権利利益の救済を図るとともに、行政の適正な運営を確保することを目的」（行審 1 条）として、行政不服審査法（平成 26 年法律 68 号）を根拠とする制度である。処分等の適法性だけでなく妥当性についても審理の対象とする点は特色の 1 つである。申立ての対象には行政処分のみならず、事実行為や不作為も含まれる。また、法の列挙する除外事項を除き広く一般的に不服申立てを許容する制度となっている（**一般概括主義**）。

　現行法は、旧行政不服審査法（昭和 37 年法律第 160 号）を、①公平性の向上、②使いやすさの向上、③救済手段の充実・拡大の観点から抜本的改正を行ったものであると同時に、行政事件訴訟法による正式な訴訟による救済制度と並んで行政救済制度の中核をなす制度である。両者の関係や異同については後述する。

［2］ 不服申立ての種類

　本法による不服申立の種類は、「審査請求」および「再審査請求」である（行審 2 条・6 条）。

　「審査請求」をすべき行政庁は、法律に特別の定めがある場合を除き、①処分庁等（不作為庁を含む。以下同じ）に上級行政庁がない場合は当該処分庁等、②主任の大臣が処分庁の上級行政庁である場合は当該主任の大臣、などと定められている（行審 4 条）。

　従来存在した「異議申立て」は廃止された。一方、処分庁以外の行政庁

正当な補償
憲法の保障する、私有財産を収公する場合の公費による補償。何をもって正当な補償とするかについて、完全補償説（時価や営業利益など、同等の経済価値の補償が必要だとする立場）、相当補償説（収公主体が相当であるとした経済価値を補償すれば足りるとする考え）という理解がある。

一般概括主義
すべての処分等について不服申立てを可能とする原則。これに対して、申立てできる事項を列挙し限定する原則を「列記主義」という。旧行政不服審査法よりも前の訴願法（1890〔明治 23〕年）では、列記主義を採用していた。

再調査の請求
課税処分や滞納処分に不服がある場合の税務署長に対する再調査の請求など、個別法が認めている場合のみ可能な、審査請求と異なる例外的な申立て形式。

審理員
審理手続において、原則として、審査庁が処分に関与していないなどの要件を満たす職員から指名する。審理員は、審理手続を終結した後、その結果を「審理員意見書」として取りまとめ、審査庁に提出する。

行政不服審査会
審査請求の裁決の客観性・公正性を高めるため、各府省の諮問に応じて、審理員が行った審理手続の適正性や法令解釈を含め、審査庁の判断の妥当性をチェックする機関。審査庁が都道府県知事、市町村長等の場合は、各自治体の第三者機関に諮問される。

に対して審査請求ができる場合で、法律に定めがあるときに限り、処分庁に対して「**再調査の請求**」をすることが認められている（行審5条）。

なお、行政庁の不作為に対する不服申立ても、同じく審査請求をすることができる（行審3条・4条）。

「再審査請求」は、審査請求による裁決に対して不服がある場合に行う形式であるが、個別法により再審査請求を行うことが認められている場合に限り可能である（行審6条）。この点は行政訴訟における上訴権の保障と異なっている。

[3] 不服申立ての手続

(1) 方式

不服申立ては、他の法律に口頭でできる旨の定めがある場合を除いて、書面で申し立てなければならず（行審19条）、書面による申立てが原則である。申立ては代理人によることも可能である（行審12条）。なお、現行法の特色の1つとして、審理の公正性を高めるべく、**図4-2-1**のように、処分に関与しない**審理員**による審理手続と、第三者機関（**行政不服審査会**〔行審67条以下〕）への諮問手続という、旧法にはなかった2点が導入されている。

(2) 申立期間

審査請求は、処分があったことを知った日の翌日から起算して3ヵ月以内にしなければならない。ただし、天災など、審査請求をしなかったこと

図4-2-1　不服申立て手続

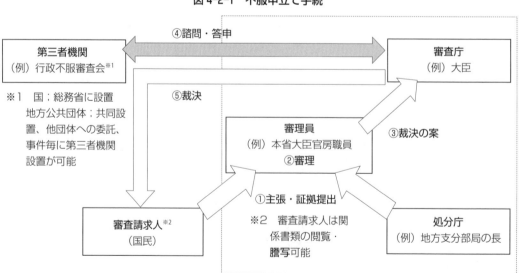

出典）総務省ウェブサイト「行政不服審査法関連三法について」p.2.

についてやむを得ない事由のあるときは、この限りでない。また、処分の
あった日の翌日から起算して1年を経過したときはすることができない
（行審18条）。

再審査請求は、審査請求についての裁決があったことを知った日の翌日
から起算して1ヵ月以内にしなければならない（行審62条）。

(3) 執行不停止の原則

不服申立ては、その処分の執行や手続の続行を停止しないことを原則と
する（行審25条）。不服申立ての濫用等により処分の法的効果の中断や行
政の執行に支障をきたす可能性を考慮した規定である。ただし、申立人の
権利利益の保護のため、審査庁もしくは処分庁は必要があると認めるとき
は、不服申立人の申立てまたは職権により処分の執行停止をすることがで
きる。

(4) 教示制度

行政庁は、行政処分を行うに際して、その処分に不服がある者が行政庁
に対し不服申立てをするのに必要な事項を示し、申立ての便宜を図ること
が義務づけられている。具体的には、①当該処分につき不服申立てをする
ことができる旨、②申立てをするべき行政庁、③申立てをすることができ
る期間を原則として書面で教示しなければならない（行審82条）。また、
誤った教示がなされた場合、その教示に従って申立てが行われたときは、
これを正当な申立てとして処理しなければならないとされている（行審
22条・55条）。

(5) 裁決

申立てに対する審査庁の裁断は、審査請求、再審査請求とも、「裁決」
という形式で下される。

また、その内容において、認容（取消し・変更）、棄却、却下に分かれ
る。認容裁決とは、不服申立てに理由があると認められるときになされる
裁断で、処分の全部または一部を取り消す裁決、申立人の不利益にならな
い限度で原処分を変更する裁決とがある（行審46条）。

棄却裁決とは、申立てに理由がないとしてこれを退ける裁断である（行
審45条2項）。しかし、不服申立てに理由がある場合でも、「これを取消
し又は撤廃することにより公の利益に著しい障害を生じる場合において、
審査請求人の受ける損害の程度、その損害の賠償又は防止の程度および方
法その他一切の事情を考慮した上、処分を取消し又は撤廃することが公共
の福祉に適合しないと認めるときは、審査庁は、裁決で当該審査請求を棄
却することができる」、これを**事情裁決**という。なお、この場合、「審査庁
は裁決で、当該処分が違法または不当であることを宣言しなければならな

事情裁決
取消訴訟における事情判決と同様の制度で、審査請求を認容すると公共の福祉に反するような場合、処分の違法・不当を宣言した上で棄却の判断を示すこと。

い」（同条3項）。

却下裁決とは、申立ての利益を有しない者による申立てや、申立て期間経過後の申立てのように、申立て要件を欠く不適法な不服申立てに対してなされる本案審理拒否（いわゆる門前払い）の裁断である（同条1項）。

裁決および決定は、関係行政庁を拘束する（行審52条）。これは、関係行政庁が裁決の趣旨に従った行動をとるよう義務づけられる、すなわち、処分庁は、従前と同一の事実関係の下において従前と同一の理由によって従前と同一の行政処分を下すことはできないということを意味する。また、裁決および決定の法的効力として、多くの行政処分と同様に公定力、不可争力、自力執行力をもつほか、不可変更力を有する。

C. 行政事件訴訟法

［1］制度の意義

行政事件訴訟制度は、行政権の行使による作為または不作為による違法性について、裁判所に訴訟を提起することにより違法性を排除し権利利益の回復等を図る手続で、行政事件訴訟法（昭和37年法律139号）により形成される制度である。

行政事件訴訟法および行政不服審査法は、ともに行政救済制度の中核をなすものであり合わせて行政争訟二法とも呼ばれるが、両者の異同は**表4-2-1**の通りである。

両者の関係については、「処分取消しの訴えは、当該処分につき法令の規定により審査請求をすることができる場合においても、直ちに提起することを妨げない」（行訴8条1項本文）として、自由選択主義を原則としている。ただし、「法律に当該処分についての審査請求に対する裁決を経

表4-2-1　行政争訟制度の比較

	行政不服審査法	行政事件訴訟法
所管機関	行政機関（処分庁・上級庁・第三者機関など）	司法機関（裁判所）
審理の対象	適法性および妥当性	適法性のみ
争訟手続	略式の争訟手続	正式の争訟手続
法的効果	行政処分としての効果（公定力、不可変更力等）審判としての効果（自縛力、既判力、拘束力等）	判決としての効果（自縛力、既判力、執行力等）
制度特性	簡易・迅速・低廉	客観性・中立性

出典）筆者作成.

た後でなければ処分の取消しの訴えを提起することができない旨の定めがあるときは、この限りでない」（同項但書）として、審査請求前置主義を例外としている。とはいえ、社会保障および社会福祉領域の関係法令においては審査請求前置主義を採用するものが多く存在する（例：生保69条、介保196条、国年110条、障害総合支援105条、児手25条など）。

なお、現行法の制定に伴う関連法改正において、国民の裁判を受ける権利を重視する観点から、従来、96法律で定められていた不服申立て前置主義につき、生活保護法など28法を除く68法律で廃止・縮小した（47法律で廃止・21法律で一部廃止）。とりわけ、**二重前置規定**（「異議申立て」＋「審査請求」または「審査請求」＋「再審査請求」）については、すべて解消されている（5法律で全廃、16法律で二重解消）。

［2］ 行政事件訴訟の種類

行政事件訴訟法では、「**抗告訴訟**」「**当事者訴訟**」「**民衆訴訟**」および「**機関訴訟**」の4類型を規定している（行訴2条）。前2者を主観訴訟、後2者を客観訴訟ともいうが、このうち最も重要な類型は、「行政庁の公権力の行使に関する不服の訴訟」（行訴3条1項）である抗告訴訟である。

抗告訴訟の種類は、従来の「処分取消訴訟」「裁決取消訴訟」「無効等確認訴訟」「不作為の違法確認訴訟」の4つに加え、2004（平成16）年改正で導入された「義務付け訴訟」および「差止め訴訟」を合わせた6種類である。

「処分取消訴訟」は、行政処分その他公権力の行使にあたる行為の取消しを求める訴訟で（行訴3条2項）、行政訴訟の典型的かつ中心的な訴訟類型であり、件数も他の類型に比べ圧倒的に多い。課税処分取消訴訟、社会福祉法人解散命令取消訴訟等はその例である。

「裁決取消訴訟」は、審査請求に対する行政庁の裁決の取消しを求める訴訟である。生活保護法や介護保険法に基づく処分に対してなされた不服申立てに対する裁決の取消しを求める訴訟はその例である（同条3項）。

「無効等確認訴訟」は、行政処分または裁決・決定の存否または効力の有無の確認を求める訴訟である。無効な行政行為には公定力や不可争力が生じないため、無効等確認訴訟においては出訴期間の制限を受けない（同条4項）。

「不作為の違法確認訴訟」は、行政庁が法令に基づく申請に対し、相当の期間内に何らかの処分または裁決をすべきであるにもかかわらず、これをしないときに、その違法性の確認を求める訴訟である（同条5項）。

「義務付け訴訟」は、行政庁が一定の処分をすべきであるにもかかわら

二重前置規定
審査請求および再審査請求を先行し、その裁決を経た後でなければ取消訴訟を提起することを認めないとする規定。従来、二重前置であった規定のうち、労災保険法は審査請求前置のみ（一重化）、住民基本台帳法は前置規定そのものを廃止した。

抗告訴訟
行政事件訴訟の類型の1つで、行政庁の公権力の行使に対する不服の訴訟。具体的には、処分取消訴訟をはじめとする6種類がある。

当事者訴訟
当事者間の法律関係を確認しまたは形成する処分・裁決に関する訴訟。たとえば、土地収用裁決の補償額に不服があるときに、起業者と所有者の間で訴訟に及ぶ場合（形式的当事者訴訟）、公務員の給与請求訴訟や地位確認の訴え（実質的当事者訴訟）とがある。

民衆訴訟
国または公共団体の機関の法規に適合しない行為の是正を求めるべく、国民が、選挙人としての資格や自己の法律上の利益に関わらない資格で提起する訴訟をいう。選挙無効訴訟（公選202〜204条）、住民訴訟（地方自治法242条の2）などがある。

機関訴訟
国または公共団体の機関相互間における権限の存否やその行使に関する紛争についての訴訟。国と地方公共団体との間等の紛争処理制度（地方自治法250条の2〜）などがその例である。

ずこれがされないとき等において、行政庁にその処分や裁決をすべき旨を命じることを求める訴訟である（同条6項）。

「差止め訴訟」は、行政庁が一定の処分または裁決をすべきでないにもかかわらずこれがされようとしている場合に、行政庁がその処分または裁決をしてはならない旨を命じることを求める訴訟である（同条7項）。

［3］取消訴訟の手続

取消訴訟において適法な訴えとして本案判決を得るための要件は、行政庁による違法な処分の存在、原告適格（訴えの利益）および被告適格の存在、管轄裁判所への提起、審査請求との関係性のクリア、出訴期間の遵守などである。

(1) 原告適格・被告適格

取消訴訟は、当該処分または裁決の取消しを求めるにつき法律上の利益を有する者に限り、提起することができる（行訴9条1項）。

また、取消訴訟における被告は、原則として国または公共団体である（行訴11条）。

(2) 管轄裁判所

取消訴訟における原則的な管轄裁判所は、被告の普通裁判籍の所在地を管轄する裁判所または処分・裁決をした行政庁の所在地を管轄する裁判所である（行訴12条1項）。これに加え、2004（平成16）年改正において、国や独立行政法人等を被告とする場合、原告の普通裁判籍の所在地を管轄する高等裁判所の所在地を管轄する地方裁判所にも提起することが認められるようになり、被告適格の拡大が図られた。たとえば「朝日訴訟」を現在の規定のもとで提起するとした場合、従来通り東京地方裁判所に提起することも可能であり、被告の普通裁判籍の所在地（＝岡山県）を管轄する広島高等裁判所の所在地を管轄する広島地方裁判所に提起することも可能となる。

(3) 出訴期間

取消訴訟は、処分または裁決があったことを知った日から6ヵ月を経過したときは提起することができない（行訴14条1項）。なお、処分または裁決の日から1年を経過したときは、提起することができない（同条2項）。

［4］執行不停止原則と内閣総理大臣の異議

処分の取消しの訴えの提起は、処分の効力、処分の執行または手続の続行を妨げない（行訴25条1項）。すなわち、取消訴訟を提起したからといって、いったん出された行政処分にストップをかけることはできないとす

る、執行不停止の原則が採られている。ただし、執行の停止が認められないと国民に回復困難となる著しい権利侵害が認められる場合には、例外的に執行停止を認めている。

しかし、執行停止の申立てがあった場合、内閣総理大臣は裁判所に対し執行停止決定の前後の如何を問わず異議を申し立てることができ、この意義があった場合、裁判所は執行停止をすることができず、またすでに執行停止の決定をしているような場合はこれ取り消さなければならない。この異議については、三権分立に違反するという見解も有力である。

［5］教示制度

行政庁は処分に際し、処分の相手方に対して①取消訴訟の被告とすべき者、②出訴期間および③審査請求前置主義の定めがある処分である場合にはその旨の3点を書面により教示しなければならない（行訴46条）。ただし、誤った教示がなされた場合についての救済的規定は存在しない。

［6］判決

取消訴訟に対する裁判所の判断は判決によって示されるが、その内容は行政不服審査法と同様、本案判決である認容（取消し・変更）および棄却、訴訟判決である却下に分かれる。

認容判決は、訴えに理由ありと認められる場合であり、処分の全部または一部を取り消す判決、申立人の不利益にならない限度で原処分を変更する判決とがある。

棄却判決は、申立てに理由がないとしてこれを退ける判決である。一方、処分または裁決が違法ではあるが、その取消しにより公の利益に著しい障害を生じる場合、原告の受ける損害の程度、その損害の賠償または防止の程度および方法その他一切の事情を考慮した上、処分を取り消すことが公共の福祉に適合しないと認めるときは、裁判所は、主文で違法であることを宣言した上で請求自体は棄却することができる。これを**事情判決**という（行訴31条）。

却下判決は、訴えの利益の瑕疵や出訴期間の徒過など訴訟要件を具備しない場合に示される本案審理拒否（いわゆる門前払い）の判決である。

取消訴訟の判決の法的効力としては、既判力、形成力、第三者効力（対世効）、拘束力などがある。行政庁の処分・裁決を取り消す判決は、当該処分庁・裁決庁への取消しを命じるものではなく、司法判断により直ちにその効力を否定する効力を有する。また、判決は、当事者たる行政庁その他の関係行政庁を拘束する（行訴33条1項）。また、申請を却下・棄却し

事情判決
取消訴訟の請求に理由があるとしても、これを認容すると著しく公益を害するような場合に、処分の違法を宣言した上で請求棄却の判断を示すこと。たとえば、都市計画に基づく土地収用の違法性が認められるとしても、これを無効とすることの重大性を考慮し原告敗訴の判決を示す場合が、これにあたる。事情判決に対しては、原告・被告ともに上訴が可能である。なお、選挙訴訟においては、事情判決を行うことは禁止されている（公選219条）。

た処分等が判決により取り消された場合、処分庁・審査庁は判決の趣旨に従い、あらためて申請に対する処分等をしなければならない（同条2項）。

D. 行政手続法

[1] 制度の意義

　行政機関の行うさまざまな行政作用、すなわち国民の申請に対して各種の許認可や給付を行い、また、法令の根拠に基づき既存の権利や地位を制限ないし剥奪する場合において、その決定に至る過程が公正でありかつ透明なものであり、行政の恣意や偏見によるものでないことへの国民的信頼が確保されることは極めて重要である。行政手続法（平成5年法律88号）は、このような観点から、処分、行政指導、届出に関する手続ならびに命令等を定める手続における国民の権利利益の保護を目的とする一般法として機能している。

[2] 申請に対する処分

　申請とは、生活保護の申請、児童手当の受給申請、施設開設許可の申請、各種免許の申請など、法令に基づき自己に何らかの利益を付与する処分を求める行為であって、行政庁が諾否の応答義務を負っているものをいう。

　申請に対する処分について、行政庁は**審査基準**を定めるものとし、またその内容はできるだけ具体的なものであり事務所等に公示しておかなければならない（行手5条）。行政庁は、申請から処分をするまでの**標準処理期間**を定めるよう努めるとともに、これを定めたときは、公示しなければならない（行手6条）。また、行政庁は、申請の到着に対しては遅滞なく審査をしなければならず（行手7条）、申請により求められた許認可等を拒否する処分をする場合には、その理由を示さなければならない（行手8条）。

[3] 不利益処分

　不利益処分とは、免許取消し、営業停止、役員解任命令など、行政庁が法令に基づき、特定の名宛人に、直接に、義務を課し、または権利を制限・剥奪する処分をいう。

　行政庁は、できる限り具体的な**処分基準**を定め、かつこれを公示するよう努めなければならない（行手12条）。不利益処分を行うに先立ち、「**聴聞**」または「**弁明の機会の付与**」という形式により、不利益処分の名宛人に対して意見陳述のための手続をとらなければならない（行手13条）。ま

た、行政庁は不利益処分と同時にその理由を示さなければならない（行手14条）。

[4] 行政指導

　行政指導は、処分と異なり、あくまでも任意の協力要請に過ぎず法的拘束力を持たない行為であるが、その濫用を抑止するべく、行政手続法ではその一般原則が定められている。

　行政指導に携わるものは、指導が所掌事務の範囲を逸脱してはならないことや、指導の内容があくまでも相手方国民の任意の協力によってのみ実現されるものであることに留意しなければならない。また、相手方が指導に従わなかったことを理由とする不利益扱いを禁止している（行手32条）。また、行政指導の方式として、相手方に対して当該行政指導の趣旨、内容、責任者を明示しなければならないほか、口頭で行われた指導について相手方から書面の交付を求められたときは、原則として交付しなければならない（行手36条）。

　なお、法令違反行為がある場合において、その是正のためにされるべき処分や行政指導がされていないと思われるときは、当該処分権限を持つ行政庁や当該行政指導をする権限を持つ行政機関に対して、処分や行政指導を求めることができる（行手36条の3）。これは、2014（平成26）年改正において新設された規定である。

[5] その他

　行政手続法は、地方公共団体が条例または規則を根拠として行う処分、行政指導、地方公共団体の機関に対してする届出、地方公共団体の機関が命令等を定める手続については、適用されない（行手3条2項）。これらの行政作用について同様の権利利益の保護を図るためには、地方公共団体における行政手続条例の制定によることとなる。

▌理解を深めるための参考文献

●高木光・常岡孝好・橋本博之・櫻井敬子『行政救済法（第2版）』弘文堂，2015.
　「行政不服審査法」「行政事件訴訟法」「国家賠償法」という救済三法と「行政手続法」を条文に即して解説しながら、行政法の基本を理解させる、入門的テキスト。
●塩野宏『行政法Ⅱ─行政救済法（第6版）』有斐閣，2019.
　「塩野行政法」Ⅰ～Ⅲの第2巻で行政救済法の領域を扱う。行政不服審査法の全文解説にも対応。基礎を学んだ後さらに掘り下げて学びたい者向けの概説書。

　行政法という法領域は、大学等で学ぶ機会があった者や、職業柄それを意識せざるを得ない環境にある者を除けば、あまり馴染みのないものかもしれない。憲法や民法と異なり、行政法という名称の法令が存在しないことや、「行政」の定義自体が困難であるように、その全体像や構造がつかみにくい学問領域であることも、その理由であろう。

　このように「つかみどころのない行政法」も、学びの対象としては、一般的に、行政組織、行政作用、行政救済といったジャンルに分類される。

　ところが、社会福祉士・精神保健福祉士（以下、PSW）国家試験における行政法の出題となると、行政救済法からの頻度が極めて高いことに気づかされる。この傾向は一貫している。旧カリキュラムより更に以前、「法学」（～2009年、10問）から3問出題されていた行政法は、毎年、1～2問が行政救済からの出題であった。これを引き継いだ「権利擁護と成年後見制度」（2010年～、7問）においては更に顕著である。第22回（PSW第11回）から第33回（同23回）国家試験において、毎年1問が一般的となった行政法の出題は、行政救済三法（国家賠償法、行政不服審査法、行政事件訴訟法）からの出題が8問を占め、他に行政手続法1問、処分の性質1問であり、その他、出題されなかった年が2回であった。国民に行政プロセスの公正確保や透明性を担保するための行政手続法も含めれば、いわば「行政法の出題は広義の行政救済がほとんど」と言っても過言ではない。

　受験生諸君には、「覚える分野が絞れて助かる」と簡単に言わずに、「なぜ、この国試では行政救済ばかり出題するのか」について是非考えて貰いたい。より良い援助者でありたいと思うあなたの目の前にいるご本人はどのような状況だろうか。納得していない（＝違法か不当と思っている）行政の扱いについて、声を上げることができにくい、あるいは、そもそも声を上げられるということ自体を知らない者に寄り添い、その権利主張をアドボケイトしたいと考えるあなたに対して、求められる武器は何であろうか。ヒントは以上である。この続きは、是非考えて欲しい。国試は単なる通過点、むしろ合格後、考え続けながら、自分も相手も元気にできる素敵な援助者を目指して貰いたい。

アドボケイト
advocate
擁護や支持、代弁などの意。

第5章 権利擁護の意義と支援制度

ソーシャルワークの実践にとって重要となる、福祉サービス利用者に対する権利擁護の意義について考察し、現行のわが国の社会福祉分野における権利擁護の具体的な支援制度の内容について概観する。サービス利用者の意思を明確にしながら、継続的な権利擁護の仕組みを活用していくことが、現代の社会福祉の仕組みの土台をなすと考えられる。

1

現代のわが国における福祉サービス利用者の権利擁護の必要性について、国連「世界人権宣言」「国際人権規約」や日本国憲法の内容をもとに考える。

2

福祉サービスの適切な利用を支援する制度について、わが国の近年の社会福祉行政の動きとともに考察する。

3

苦情解決の制度は、介護保険や障害福祉サービスの利用者が消費者として苦情を申し立てる権利を保証するものであるが、これを成年後見人の立場としても履行する必要がある。

4

虐待等により権利が侵害されている場合の権利擁護活動を支える法的根拠と、国・都道府県・市区町村・関係機関等の具体的な役割を理解する。

5

福祉サービス利用者本人の意思決定能力を正しく評価し、支援していく意思決定ガイドラインについて概観する。

1. 権利擁護の必要性

世界人権宣言
1948 年 12 月 10 日、パリで開催された第 3 回国連総会で、「あらゆる人と国が達成されなければならない共通の基準」として採択。

国際人権 A 規約
正式名称は「経済的、社会的及び文化的権利に関する国際規約」。

国際人権 B 規約
正式名称は「市民的及び政治的権利に関する国際規約」。

日本国憲法
1946（昭和 21）年 11 月 3 日に交付され、翌年の 5 月 3 日に施行された、わが国の民主的改革の基本原理を明確化し、国家形態や統治の組織・作用を規定した最高法規。

国民主権
君主制を否定し、国政の最終的な判断が国民にあるとする考え。統治権は国民にある。

基本的人権の尊重
人が人として根本的に有する権利は、侵害されることなく、権利として尊重されるべきであるという考え。

平和主義
戦争をしない、武力を持たない、交戦権を否定するという、戦争の放棄の考え方。

国民の権利及び義務
日本国憲法の 10 条から 40 条までの 31 条にわたる章の名称で、憲法上保護される国民の権利と、国民に課される義務を規定している。

公共の福祉
社会全体の共通の利益を指し、自分と他の人との人権の衝突を調整するための原理。

A. 国連「世界人権宣言」と「国際人権規約」

　1948 年 12 月、第 3 回国連総会において採択された**世界人権宣言**では、その前文で「人類社会のすべての構成員の固有の尊厳と平等で譲ることのできない権利とを承認することは、世界における自由、正義及び平和の基礎である」とし、「人権の無視及び軽侮が、人類の良心を踏みにじった野蛮行為をもたらし、言論及び信仰の自由が受けられ、恐怖及び欠乏のない世界の到来が、一般の人々の最高の願望として宣言された」ことを受けて、法の支配による人権の保護が肝要であるとしている。

　1966 年 12 月、第 21 回国連総会では、**国際人権 A 規約**と、**国際人権 B 規約**が採択されている。

　AB 両規約の 1 条では、「すべての人民は、自決の権利を有する。この権利に基づき、すべての人民は、その政治的地位を自由に決定し並びにその経済的、社会的及び文化的発展を自由に追求する」と規定している。B 規約の 17 条では、「何人も、その私生活、家族、住居若しくは通信に対して恣意的に若しくは不法に干渉され又は名誉及び信用を不法に攻撃されない」としている。

　第 2 次世界大戦の反省から、人権問題への国際協調の必要性が重要視され、その後の経済発展に伴う国際間格差の問題が顕在化するのを踏まえて、人権に関する課題は、今も国際社会全体の大きな問題である。ちなみにわが国におけるこの 2 つの規約の発効は、13 年後の 1979（昭和 54）年である。

B. 日本国憲法における福祉と権利

　1946（昭和 21）年に制定された**日本国憲法**は、第 2 次世界大戦後の福祉国家建設のため、旧憲法に代わり**国民主権**、**基本的人権の尊重**、**平和主義**を掲げた。第 3 章の 10 条から 40 条までの規定は、「**国民の権利及び義務**」として、国民の各種の権利と義務について規定している。

　その中で、12 条の自由および権利の保持責任、濫用の禁止、利用責任に関する条文とともに、13 条の個人の尊重では、「**公共の福祉**」に反しない限りという制限を設けながらも、生命、自由および幸福追求に対する国

民の権利について最大限の尊重をすることを明記している。有名な25条の国民の生存権と国の保障義務の規定は、「健康で文化的な最低限度の生活」を国民に保障するとともに、社会福祉、社会保障、公衆衛生の向上および増進に対する国の努力義務を規定している。

第2次世界大戦後の経済発展に裏打ちされて、社会福祉を増進させてきたわが国も、1973（昭和48）年の第1次石油危機（オイルショック）を契機として、経済低成長時代の財政支出抑制や、「**小さな政府**」づくりを目指した行政改革による福祉の見直しを余儀なくされる。その中で、生活水準の向上や、人口の少子・高齢化を背景とした福祉ニーズの高度化・多様化により、福祉ミックス論に代表されるような民間企業による福祉分野への参入や、福祉サービスの供給体制の見直しが絶えず検討されていく。一方、福祉サービス利用者のニーズの分析とともに、適切なサービスに結びつくような援助のあり方の検討の中からも福祉サービス利用者の権利擁護に関する議論が行われるようになる。

特に、人格的な成長が未発達な児童や、判断能力に問題のある知的障害者や精神障害者、認知症高齢者などに関する権利擁護対策の具体的検討が急がれるようになったのは、次に述べる社会福祉基礎構造改革などの流れが大きく影響している。

2. 福祉サービスの適切な利用を支援する制度

A. 規制緩和と社会福祉基礎構造改革

1995（平成7）年、政府の経済計画である「**構造改革のための経済社会計画─活力ある経済・安心できるくらし─**」の中で、「利用者が保育所を選択するしくみを導入すること」が明記され、従来の市町村による保育所入所の措置決定から、あらかじめ「保護者による保育所申込み」を受けたのち、市町村がサービスを実施することとなり、規制緩和策として市町村や社会福祉法人以外の、NPO法人、株式会社、学校法人などにも保育所設置が認められた。

1997（平成9）年、当時の厚生省社会・援護局長の私的検討会である**社会福祉事業等のあり方に関する検討会**は、これからの社会福祉の方向性として、以下の4つの改革の方向性を示唆した。

健康で文化的な最低限度の生活
日本国憲法25条1項で示された国民の権利の1つで、生存権とも呼ばれる。

小さな政府
経済政策や社会政策の規模を縮小し、市場への介入を最小限とすることにより、市場原理による自由な競争を促進させて経済成長を目指すという考え方。

構造改革のための経済社会計画
1995（平成7）年12月に閣議決定された、21世紀に向けたわが国の経済社会を展望し、長期多岐な経済運営の指針となるもの。

社会福祉事業等のあり方に関する検討会
社会福祉関連分野の12名の著名人により構成され、当時の社会福祉事業のあり方について議論を重ねた。

85

①利用者とサービス供給者との対等な関係の確立

②地域における福祉・保健・医療サービスの連携体制の整備

③多様な提供主体による福祉サービスへの参入促進

④適正な競争を通じた良質なサービスの効率的な提供

その翌年の1998（平成10）年には、中央社会福祉審議会社会福祉構造改革分科会により「**社会福祉基礎構造改革**について（中間まとめ）」がまとめられた。その中で、従来の行政機関の措置決定によるサービス利用から、サービス利用者とサービス提供者（事業者）との間の直接的なサービス利用契約に基づく福祉サービスの利用方法が提言された。

そして、2000（平成12）年、「**社会福祉の増進のための社会福祉事業法等の一部を改正する等の法律**」の施行により、従来の社会福祉事業法が「**社会福祉法**」と改められ、現行制度への礎となった。この法律により、福祉サービスの基本的理念や福祉サービスの提供の原則が規定されるとともに、福祉サービスの適切な利用について、福祉サービス利用者の権利擁護に関する規定が盛り込まれることとなった。

B. 介護保険制度と障害者福祉サービスの動向

［1］介護保険制度

1997（平成9）年に制定された**介護保険制度**により、それまでの高齢者向けの介護サービスは大きな制度の転換が図られるようになった。

2000（平成12）年4月の介護保険法施行前までは、ホームヘルパーやデイサービスセンターなどの在宅サービスの利用や特別養護老人ホームの入所には、サービスを利用する本人や家族が市町村への利用申請をし、それを受けて市町村が措置決定を行い、サービスを提供するという仕組みであった。介護保険制度では、介護保険による利用の申請は市町村が受け付けるものの、市町村が要介護認定を行った後は、利用者は居宅介護支援事業所の介護支援専門員（ケアマネジャー）に相談し、サービス利用計画（ケアプラン）を作成してもらい、それに基づき、利用者が個々のサービス事業者とサービス利用契約を結ぶ仕組みとなっている。

サービスを提供する居宅サービス事業者も、従来の市町村や社会福祉法人に加え、民間企業などでも、一定の基準を満たし都道府県知事による認可を受けた事業所であれば介護保険によるサービス提供が可能となった。

2006（平成18）年度から実施された地域密着型サービスについては、市町村ごとにサービスが整備され、市町村長も事業の許認可に関わることになっている。

社会福祉基礎構造改革
1997（平成9）年11月から中央社会福祉審議会の社会福祉構造改革分科会において検討が重ねられたもの。

社会福祉の増進のための社会福祉事業法等の一部を改正する等の法律
社会福祉事業法を社会福祉法に改称する等、8本の法律を改正した。

社会福祉法
社会福祉事業法を改称し、わが国の社会福祉に関するあらゆる事項の共通基盤概念を定めた法律。

介護保険制度
2000（平成12）年4月に開始された、介護を必要とする人に費用を給付し、適切な介護サービスを提供することを規定した制度。

2011（平成23）年の制度見直しでは、医療と介護の連絡の強化、介護人材の確保とサービスの質の向上、高齢者の住まいの整備、認知症対策の推進、保険料の上昇の緩和が行われている。

2014（平成26）年の改正では、市町村ごとの地域包括ケアシステムの構築と、予防給付の中の訪問介護・通所介護について、市町村が委託する地域支援事業への移行が示され、2017（平成29）年の改正時から本格的に運用されている。この改正時には、介護保険サービスの自己負担について、所得の高い利用者の負担を2割から3割に引き上げるとともに、介護療養病床に代わり介護医療院が創設されている。

2020（令和2）年の改正では、国および地方公共団体に対し、保険給付に係るサービスの推進にあたり、地域住民が相互に人格と個性を尊重し合いながら参加する共生社会の実現への努力義務が設けられている。

［2］障害者自立支援法から障害者総合支援法へ

2003（平成15）年度から、身体障害者や知的障害者、障害児に関する福祉サービスの利用が、「**措置制度**」から「**支援費制度**」に移行することとなった。これは、サービス提供を希望する障害者が、都道府県知事の指定した指定事業者・施設に直接サービス利用を申し込むとともに、市町村に対し支援費の支給申請を行うというものである。申請を受けた市町村は、障害の程度や生活環境、他のサービスの支給状況をもとに支給決定を行う。それに基づき、サービス利用者が事業所と利用契約を結ぶこととなった。

2005（平成17）年、**障害者自立支援法**が制定され、翌年度から施行に移された。この法律では、**身体障害者福祉法、知的障害者福祉法、児童福祉法**によって個々に規定されていた在宅サービス、施設サービスなどの障害者福祉サービスに、**精神保健福祉法**を加えた従来の4つの法律による障害者福祉サービスを統合し、介護保険制度と同様に、市町村による障害区分認定を受けて、サービスの利用契約を行う仕組みとなった。サービス提供は、居宅（在宅）サービスや施設サービスといった供給形態による分類ではなく、市町村が行う自立支援給付として、介護給付、訓練等給付、市町村地域生活支援事業という3つのサービス内容による分類が行われた。また、障害者を対象とした公費負担医療制度も新たに自立支援医療として整理統合された。

2012（平成24）年6月、「地域社会における共生の実現に向けて新たな障害保健福祉施策を講ずるための関係法律の整備に関する法律」が成立した。これを受けて、「障害者自立支援法」は、**障害者総合支援法**と名称が改められることとなった。

支援費制度
障害者のサービスに関する適切な情報提供やサービスの選択のための相談支援を実施し、利用するサービスの種類ごとの支援費を支給する制度。2003（平成15）年4月に施行され、2006（平成18）年4月に障害者自立支援法に移行した。

障害者自立支援法
2005（平成17）年に成立した、障害者サービスを一元化し、地域社会で自立した生活を目指した支援を充実させることを規定した法律。2013（平成25）年4月、障害者総合支援法に改題した。

精神保健福祉法
正式名称は「精神保健及び精神障害者福祉に関する法律」。

障害者総合支援法
正式名称は「障害者の日常生活及び社会生活を総合的に支援するための法律」。

障害者総合支援法では、基本理念として、障害者の日常生活および社会生活の支援が共生社会の実現を目指すものとして、社会参加の機会の確保および地域社会における共生、社会的障壁の除去を推進することが加えられている。

　障害者自立支援法で用いられていた「障害程度区分」については、障害の多様な特性その他の心身の状態に応じて必要とされる標準的な支援の度合いを総合的に示す「障害支援区分」に改められることになり、2014（平成26）年4月から実施されている。

　具体的な障害者に対する支援については、以下の点が盛り込まれることとなった。

①重度訪問介護の対象拡大（重度の肢体不自由者等であって常時介護を必要とする障害者として厚生労働省令で定めるもの）

②共同生活介護（ケアホーム）の共同生活援助（グループホーム）への一元化

③地域移行支援の対象拡大（地域における生活に移行するための重点的な支援を必要とする者であって厚生労働省令で定めるものを加える）

④地域生活支援事業の追加（障害者に対する理解を深めるための研修や啓発を行う事業、意思疎通支援を行う者を養成する事業）

　この法律は、一部を除き、2013（平成25）年度から施行された。

［3］障害者差別解消法の制定

障害者差別解消法
正式名称は「障害を理由とする差別の解消の推進に関する法律」。

　2013（平成25）年、**障害者差別解消法**が制定された。

　これは、国連の障害者権利条約と関連した国内法整備の一環であり、障害を理由とする差別行為の禁止、社会的障壁の除去を怠ることによる権利侵害の防止、国による啓発、知識の普及のための取組み等が規定されている。

［4］障害者による文化芸術活動の推進に関する法律の制定

　2018（平成30）年、「**障害者による文化芸術活動の推進に関する法律**」が制定された。

　これは、障害者による文化芸術活動を通じて、障害者の個性と能力の発揮および社会参加の促進を図ることを目的とし、国が基本計画を定めることとしている。地方公共団体には地域ごとの計画策定を努力義務として、文化芸術の創造の機会の拡大、作品等の発表の機会の確保、芸術上価値が高い作品の評価等の権利擁護の推進等を定めている。

3. 福祉サービスの苦情解決に関わる制度

A. 権利擁護としての苦情処理制度

本章における福祉サービスの苦情処理について踏まえておくことがある。それは本書ですでに触れられている消費者保護の視点から理解するということである。

社会福祉基礎構造改革により措置制度から契約へとサービスの提供が転換した。サービス提供者と利用者は本来対等な立場で利用契約を行う。しかしながら、要介護の高齢者や障害を持つ人はそもそもハンディがある権利弱者であり、専門知識や情報量の少なさからも対等とは言えない。判断能力に課題がある被後見人はことさらである。

以上のことから多様な権利擁護システムが用意されている。苦情処理制度も、サービス利用者に対する権利擁護システムの1つである。

成年後見制度において後見人等は被後見人の法定代理人となるわけであるから、サービス提供者に対して事ある時は代理人として苦情を申し述べる必要がある。

本節では苦情解決制度の概要を理解するとともに、臨床現場における苦情処理に関する実際も紹介しながら問題点、課題等も含め理解を深めてほしい。

社会福祉基礎構造改革
1998（平成10）年の中央社会福祉審議会答申により、措置制度を契約制度に転換し、民間活力の導入によりサービスの供給体制を整備する、といった制度そのものを構造的に改革することが進められた。

B. 苦情申立てのアプローチ

苦情処理は、それを規定する法律から2つのアプローチがあると考えられる。1つは社会福祉法に定める運営適正化委員会における**苦情解決事業**であり、2つ目が介護保険法における**苦情処理システム**である。

後見人がこれらの苦情システムを活用するにあたっては、その前提として自ずと福祉サービス、加えて医療サービスに至るまでの理解が前提となる。被後見人が利用する介護保険サービスや障害者総合支援法サービスでは、制度に基づいて提供される計画プラン・個別のサービスプランを理解し、同意をし、モニタリングを行う必要がある。その結果、内容に関して不備があったり、事故時の処理に不明瞭な点があったり、虐待や正当な理由のない身体拘束が見られた場合は苦情を申し立てる。

前提となるサービス理解
介護保険法、障害者総合支援法によるサービス内容を理解する。また、サービスの提供には必ずプランが伴う。プランには自立支援プランと自立のために提供されるサービスプランがある。

「都道府県の区域内にお
いて、福祉サービス利用
援助事業の適正な運営を
確保するとともに、福祉
サービスに関する利用者
等からの苦情を適切に解
決するため、都道府県社
会福祉協議会に、人格が
高潔であつて、社会福祉
に関する識見を有し、か
つ、社会福祉、法律又は
医療に関し学識経験を有
する者で構成される運営
適正化委員会を置くもの
とする。」

苦情の申立人
申し立てる者は当事者や
その家族だけではなく、
サービスに関わるすべて
の人が申し立てることが
できる。

［1］ 運営適正化委員会における苦情解決事業

　社会福祉法 83 条の規定により、苦情処理解決機関として都道府県社会
福祉協議会に**運営適正化委員会**が設置されている。

　運営適正化委員会の苦情解決事業は、サービス利用者からの苦情を適切
に解決するために、助言、相談、調査、もしくはあっせんまたは都道府県
知事への通知を行うことを目的としている。

　苦情解決にかかる個別案件の対象範囲は、社会福祉法 2 条に規定する社
会福祉事業において提供されるすべての福祉サービスとされている。

　具体的には、①処遇の内容、②利用契約の締結、履行または解除に関す
る事項とあり、特定の利用者以外の不特定の利用者に対してもそれが認め
られている。

　また、申立人の範囲として、①特定の利用者については、利用者自身、
その家族、代理人等とあり、②不特定の利用者については、民生委員・児
童委員、当該事業所職員等となっている。これには、ボランティア等の第
三者からの投書等も含まれる。

　苦情対応の実施方法としては、受付、検討、調査、方法の決定、あっせ
ん、結果確認となる。

　解決方法の検討としては、事前調査、申出人への助言、申出人と事業者
との話し合いなどによる解決のあっせん、都道府県知事への通知となる。

［2］ 介護保険法における苦情処理制度

介護保険法
2000（平成 12）年施行。社
会福祉基礎構造改革を受
け、本格的な高齢社会を
社会全体で支えていこう
とする理念の元にスター
トした。

**国民健康保険団体連合会
（国保連）**
国民健康保険法 83 条に
基づき、各都道府県に設
置されている。業務内容
は、診療報酬・介護報酬
の審査支払業務や、介護
保険サービスの相談・指
導・助言（苦情処理）な
どがある。

　介護保険法における福祉サービスの苦情については、全体の流れとして
は、サービス事業者、居宅介護支援事業所、市町村、**国民健康保険団体連
合会（国保連）**で対応している。

（1）サービス事業者・施設

　相談窓口を設置し、市町村や国保連の調査に協力し指導・助言を受けた
場合は改善し、改善状況を報告する。

（2）居宅介護支援事業所（いわゆるケアプラン事業所）

　自ら提供する居宅介護支援に対する苦情に対応するとともに、事業者に
対する苦情について、利用者・事業者から事情を聴き、対応策を検討し、
利用者に説明する。

（3）市町村

　公的機関の第 1 次的な窓口として、事業者に対する調査・指導・助言を
行う。

（4）国保連

　制度上の苦情処理機関として、事業者に対する調査・助言・改善指示・

指導の権限を持つ。

[3] サービス事業所による事前苦情対応

　先に挙げた苦情アプローチは制度としてのものであるが、制度利用にさきがけてそれぞれの提供機関が自主的に苦情対応を行うことも制度上の指導対象となっている。

　介護保険法のサービス事業所は利用者との契約の際に、**重要事項説明書**を渡すことになっているが、その中に苦情処理に関する事項を定めている。

　内容としては、窓口担当者、公的機関窓口となる市町村機関、都道府県機関（国民健康保険連合会）が記載されている。また苦情対応マニュアルを作成している事業所もある。

　また障害者総合支援法での提供機関の場合も、施設内受付担当者、解決責任者、第三者委員を明記し、上部の行政機関である市町村窓口、都道府県適正化委員会を紹介している。

重要事項説明書
売買契約や保険契約などの場合に、重要な事項を記載した書類。事業の代表や所在地、サービス内容など法人の基本情報も記載し契約の前段階で説明し、同意を得る。

C. 制度利用の実際

[1] 苦情行動における後見人の心理

　後見人が被後見人に対するサービス内容や虐待行為を疑ったり、身体拘束の同意を求められたり等、苦情申立てを行う際には後見人自身に心理的負担が伴うことがある。特に社会福祉専門職が第三者後見人である場合にそれが見受けられる。サービス提供機関での働く環境、従事者数等の実情を同業者として理解しているがゆえに「これくらいは仕方ないか」「職員はそれなりに頑張っている」と控えてしまう。たとえば、認知症高齢者の介護現場においては、ベッド柵やミトン（拘束手袋）はやむを得ない場合のみの使用であることとなっているが、実際は常態化しているのが現実である。

　また、苦情を申し立てた事で当該施設との契約解除にいたる不安、「他に行くところもないし」といった思いがよぎることで本来の当事者支援をためらうことがある。これは留意すべきことである。

苦情行動の心理
後見人は当事者の人権を擁護するために徹頭徹尾本人の代理人としてのみ行動する意識を持つ。

[2] 苦情の対象となる後見人活動

　福祉サービス制度において利用者の権利擁護機能として苦情処理制度があるのに対し、成年後見人に対して苦情を申し述べるというシステムは今のところ見当たらない。後見人を監督する裁判所が対象とするのはもっぱら財産管理である。年一度の定期報告に際し、財産管理状況を報告し問題

がなければ何も言われることはない。成年後見人の役割には財産管理と身上監護があるが、後見人が行う身上監護業務について、民法上では具体的には何も示されていないのである。

　しかしながら臨床現場において後見人はしばしば苦情の対象となることがある。それはサービスを提供する機関・事業所や親族等からの苦情であり、それが後見人ではなく監督機関である家庭裁判所に向けられることもある。「年に１回も面会に来ない」という声がよく聞かれる。後見人もまた見られているのである。

▌理解を深めるための参考文献
●伊賀市社会福祉協議会編『ちょっと待ったぁ、その契約―地域ぐるみで悪徳商法を撃退しよう！』全国コミュニティライフサポートセンター，2009.
　地域における住民たちと社会福祉協議会が協力して、悪徳商法から一人暮らしの高齢者を守る実践事例を紹介している。
●永田祐・堀善昭・生田一朗・松宮良典『よくわかる権利擁護と成年後見制度（改訂版）』やわらかアカデミズム・わかるシリーズ，ミネルヴァ書房，2017.
　社会福祉士からみた福祉サービス利用者の権利擁護の必要性と、成年後見制度の内容について、わかりやすく解説した書。

4. 虐待防止法の概要

A. 児童虐待防止法の概要

[1] 児童虐待防止法の定義

　児童虐待防止法は、社会の児童虐待問題への関心が高まったことを背景に 2000（平成 12）年に制定された。

　児童虐待防止法では、親権者や成年後見人、児童施設の施設長、現在児童を監視している人などの保護者が、18 歳未満の児童に対して以下の行為を行うことを虐待として定義している。

①**身体的虐待**：児童の身体に暴行を加えること。

②**性的虐待**：児童にわいせつな行為をすること、またはわいせつな行為をさせること。

③**ネグレクト**：児童の心身の発達を妨げるような著しい減食または長時間の放置など。

④**心理的虐待**：児童に対する著しい暴言または拒絶的な対応など。

児童虐待防止法
正式名称は「児童虐待の防止等に関する法律」。

[2] 都道府県・児童相談所等の役割

①都道府県知事は、出頭を求めまた必要に応じて自宅へ立ち入り調査を行うことができる。保護者がこれらを拒否する場合、裁判所の許可状（令状）を得て、**臨検・捜索（強制捜査）**を行うことができる（9 条）。なお、出頭要求や立入調査を行うには虐待の「おそれ」で足りるが、臨検・捜索には虐待の「疑い」が必要である。

②都道府県知事・児童相談所長は、必要に応じ警察署長へ援助を求めることができる（10 条）。

③児童虐待を受け保護された児童に対し、児童相談所長は必要に応じて、保護者の面会・通信を制限することができるとされている。また、必要に応じて、保護者に対し通学路等の児童の近辺を徘徊することやつきまとうことを止めるよう命令することができる（12 条）。

④親権者が必要な医療行為に同意しない場合は、児童相談所長は親権停止の申立てをするとともに、速やかに医療行為が受けられるように審判前の保全処分として親権の職務執行の停止の申立てをし（民 834 条の 2、児福 33 条の 7、家事 174 条）、**未成年後見人**または職務代行者から医療

臨検・捜索（強制捜査）
虐待されている子どもを確認・確保するために、強制的に住居等に踏み込み、子どもを捜すことができる手続。

未成年後見人
未成年者に対して、親権を行う者がいなくなってしまったときに、未成年者の法定代理人となる者。

行為の同意を得ることを検討するとしている。

　一時保護は、児童の安全確保を行うとともに、児童のアセスメントを行い、児童や家族に対する支援内容を検討して、方針を定める期間である。その期間は、こうした目的を達成するために要する必要最小限の期間とすることとされており2ヵ月を超えてはならない（児福33条3項）。ただし、必要があると認めるときは、引き続き一時保護を行うことができるが（児福33条4項）、親権者等の意に反して2ヵ月を超えた一時保護を行おうとするときは、2ヵ月を経過するごとに、家庭裁判所の承認を得る必要がある（児福33条5項）。

［3］児童虐待防止法改正の経緯

　児童虐待に関する通報件数の急増に伴い、これまで**児童相談所**や司法の権限強化等のため以下の改正が行われてきた。

　2004（平成16）年の改正では、同居人による虐待や子どもの面前で行われる配偶者間暴力も対象に追加された。2007（平成19）年の改正では、立ち入り調査や出頭要求、臨検、捜索や親権制限の申立ての権限が都道府県知事や児童相談所に付与されることとなった。さらに2016（平成28）年には関連する児童福祉法1条の目的の条文が見直され「児童の権利」という文言が明記されたことにより、子どもを保護の客体ではなく権利の主体として捉える考え方への大きな転換を示唆した。これを機に子育て世代包括支援センターの法制化、市町村における拠点整備、**要保護児童対策地域協議会**への専門職配置、児童相談所の機能強化に向けた相談員の増員やスーパーバイザーの配置等の基準化が進められた[1]。

　2017（平成29）年には、一時保護に関する司法関与が強化され、2019（令和元）年の改正では、親権者による体罰の禁止が明記された。体罰については、これまでも虐待として解釈されてきたが、保護者からの「しつけ」を理由にした虐待事件が後を絶たないことから条文に明記されるに至った。これに伴い民法822条の「**懲戒権**」については見直しに向けた議論が現在進められている。

B. DV防止法の概要

　DV防止法は、配偶者による不当な暴力を防止して被害者の人権を守り男女の平等を実現することを目的として2001（平成13）年に制定された。

［1］DV 防止法の定義

　配偶者からの暴力について DV 防止法では以下のように定義している。

①配偶者からの身体に対する暴力：身体に対する不当な攻撃であって生命または身体に危害を及ぼすもの。

②心身に有害な影響を及ぼす言動：①に準ずるものとして、離婚後等婚姻関係が取り消された後に受ける暴力等も含まれる。

　DV 防止法でいう「配偶者」は、婚姻届を出していないものの事実上婚姻関係にある場合や、離婚届を出していないものの事実上離婚と同様の事情にあるものも含んでいる。

［2］国・地方公共団体等の役割

　DV 防止法では、都道府県に配偶者暴力相談支援センターの機能を果たすことが義務づけられており、被害者への相談、カウンセリング、一時保護、自立支援のための情報提供、保護命令やシェルターの利用についての情報提供等を行うこととなっている（3条1項）。また、市町村には配偶者暴力相談支援センターの機能について努力義務を課している（3条2項）。

　配偶者に対し被害者への 6ヵ月の接近禁止、同居しているときは 2週間の住居からの退去の保護命令を発する。保護命令が出されたときは、地方裁判所は管轄の警察に通知するとしている（15条）。

　2019（令和元）年 6月の法改正により、児童虐待防止対策および配偶者からの暴力の被害者の保護対策の強化を図るため、児童虐待と密接な関連があるとされる DV の被害者の適切な保護が行われるよう、相互に連携・協力すべき関係機関として児童相談所が法文上明確化された。また、その保護の適用対象として被害者の同伴家族が含まれることも明確になった（9条1項）。

　内閣府では、DV について以下の専用相談窓口等を開設している[2]。

- 配偶者からの暴力の被害者に役立つ情報サイト
- DV 相談ナビ ＃8008

［3］デート DV について

　デート DV とは、結婚していない恋人関係にあるカップルの間で行われる DV を言う。男性から女性に対するものに限らず女性から男性に対する DV も近年問題となっている。

　デート DV は以下の 5つに分類されている。

①身体的暴力：身体にダメージを与える行為。

②精神的暴力：精神的にダメージを与える行為。

③性的暴力：性的行為の強要または避妊への非協力的な行為。

④経済的暴力：極度な金銭依存または経済活動の阻害行為。

⑤社会的暴力：著しい束縛等プライベートを侵害する行為。

　恋人関係にある男女について、**ジェンダー・ステレオタイプ**がより強まる傾向にあることが指摘されている。

ジェンダー・ステレオタイプ
男女それぞれの性別に対し、社会が持つ先入観や価値観。

［4］ ストーカー規制法について

　DV防止法と関連の強い法律として**ストーカー規制法**がある。

ストーカー規制法
正式名称は「ストーカー行為等の規制等に関する法律」。

　ストーカー規制法は、「つきまとい等」行為をして、その相手等に不安を覚えさせる事等に対し、相手方に対する援助の措置等を定めることにより個人の身体、自由および名誉に対する危害の発生を防止することを目的として2000（平成12）年に施行された[2]。

　本法律でいう「つきまとい等」とは、「特定の者に対する恋愛感情その他の好意の感情又はそれが満たされなかったことに対する怨念の感情を充足する」ためにする行為であり、その相手方は「当該特定の者又はその配偶者、直系若しくは同居の親族その他当該特定の者と社会生活において密接な関係を有する者である」と定義している（2条）[2]。

C. 高齢者虐待防止法の概要

［1］ 高齢者虐待防止法の定義

　高齢者虐待防止法は、高齢者虐待における国と地方公共団体、国民の責務、被虐待高齢者の保護措置、養護者への相談・助言等の支援措置を定め施策の推進と権利擁護を目的として2006（平成18）年4月1日に施行された。本法律で言う「高齢者」とは、65歳以上の者のことで「養護者」とは家族など高齢者を現に養護している者と定義している。また、養介護施設や養介護事業等の従事者による虐待も規定しており、高齢者虐待を、①身体的虐待、②ネグレクト、③心理的虐待、④性的虐待、⑤経済的虐待の5つに定義している。

高齢者虐待防止法
正式名称は「高齢者虐待の防止、高齢者の養護者に対する支援等に関する法律」。

高齢者に対する経済的虐待への対応事例
➡ p.212
第9章1節参照。

［2］ 高齢者虐待防止法における市町村の役割

　高齢者虐待を受けた高齢者の迅速かつ適切な保護および適切な養護者に対する支援について、市町村（「特別区」を含む）が第一義的に責任を持ち、以下のような役割を担うことを規定している。

　①高齢者や養護者に対する相談、指導、助言（6条）、②通報を受けた場合、速やかな高齢者の安全確認、通報等に係る事実確認、高齢者虐待対

C. 意思決定支援の基本的原則

意思決定支援の基本的原則としては、以下の3点が規定されている。

①本人への支援は、自己決定の尊重に基づき行うこと。

②職員等の価値観においては不合理と思われる決定でも、他者への権利を侵害しないのであれば、その選択を尊重する姿勢が求められる。

③本人の自己決定や意思確認がどうしても困難な場合は、本人をよく知る

図5-5-2 日常生活・社会生活等における意思決定支援のプロセス（具体的なプロセス）

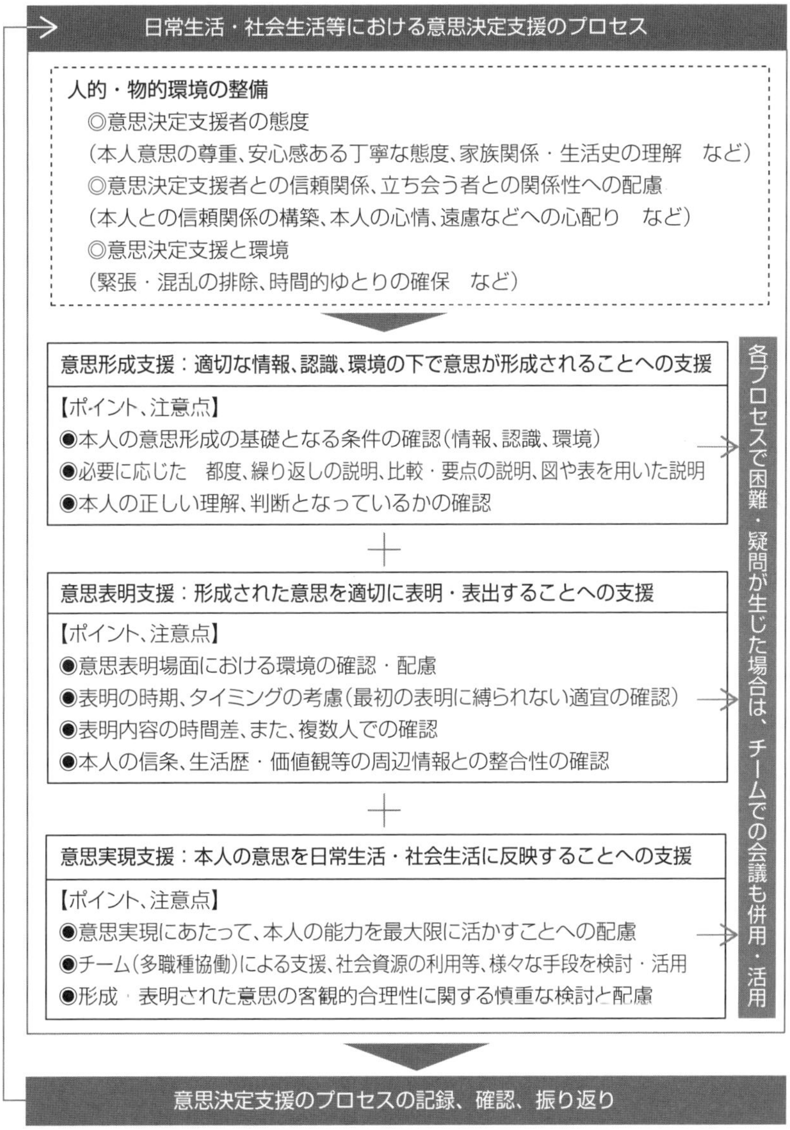

日常生活・社会生活等における意思決定支援のプロセス

人的・物的環境の整備
◎意思決定支援者の態度
（本人意思の尊重、安心感ある丁寧な態度、家族関係・生活史の理解　など）
◎意思決定支援者との信頼関係、立ち会う者との関係性への配慮
（本人との信頼関係の構築、本人の心情、遠慮などへの心配り　など）
◎意思決定支援と環境
（緊張・混乱の排除、時間的ゆとりの確保　など）

意思形成支援：適切な情報、認識、環境の下で意思が形成されることへの支援
【ポイント、注意点】
●本人の意思形成の基礎となる条件の確認（情報、認識、環境）
●必要に応じた　都度、繰り返しの説明、比較・要点の説明、図や表を用いた説明
●本人の正しい理解、判断となっているかの確認

＋

意思表明支援：形成された意思を適切に表明・表出することへの支援
【ポイント、注意点】
●意思表明場面における環境の確認・配慮
●表明の時期、タイミングの考慮（最初の表明に縛られない適宜の確認）
●表明内容の時間差、また、複数人での確認
●本人の信条、生活歴・価値観等の周辺情報との整合性の確認

＋

意思実現支援：本人の意思を日常生活・社会生活に反映することへの支援
【ポイント、注意点】
●意思実現にあたって、本人の能力を最大限に活かすことへの配慮
●チーム（多職種協働）による支援、社会資源の利用等、様々な手段を検討・活用
●形成・表明された意思の客観的合理性に関する慎重な検討と配慮

各プロセスで困難・疑問が生じた場合は、チームでの会議も併用・活用

意思決定支援のプロセスの記録、確認、振り返り

出典）厚生労働省ウェブサイト「認知症の人の日常生活・社会生活における意思決定支援ガイドライン」p.12.

関係者が集まり、本人の行動に関する記録やこれまでの生活史、人間関係等のさまざまな情報を把握し、根拠を明確にしながら、本人の意思および選好を推定する。

本人の意思の推定が困難な場合には、関係者が協議し、本人にとっての最善の利益を判断することになる。これが本人の意思決定の最後の手段となる。その場合の検討については、以下の点を留意しなければならない。

①本人のメリット・デメリットの検討

②相反する選択肢の両立

③自由の制限の最小化

これらの原則を基本的な考え方として、意思決定支援のプロセスが考えられている（図5-5-2）。

第6章 福祉サービスにおける権利擁護活動と法的課題

正しい情報や十分な説明が提供された上で、医療行為やさまざまなサービスの利用についての意思決定ができること、患者・利用者やその家族のプライバシーや自己決定が尊重されること、自分の大切な個人情報などが不当に曝されたり違法な扱われ方をしていないこと…。これらは、さまざまな福祉サービスの利用だけでなく日々の生活全般において、そして、患者・利用者の立場、援助者の立場の双方にとって、大変重要なテーマである。

本章では、こうしたそれぞれの重要なニーズについて、基本概念や制度、根拠となる法制について理解を深め、その重要性を当事者意識をもって学んでもらいたい。

1

インフォームド・コンセントの理解や根拠法、判例について学び、医療行為の受容やサービス利用における、その重要性や優先順位について考察する。

2

プライバシー権利の概念や重要判例の理解を深めるとともに、個人情報保護法の内容や個人情報の定義・取扱いのルールなどについて学ぶ。

3

守秘義務（秘密保持義務）について、さまざまな法令の内容について知ると同時に、必要な場合にその義務が外される場合があることおよびその要件について学ぶ。

1. インフォームド・コンセント

A. 法的概念としてのインフォームド・コンセント

自己決定権
right to self-determina-
tion

医療法
昭和 23 年法律第 205 号。
全 9 章 94 条からなり、医
療に関する選択の支援や
安全の確保、医療施設、
医療提供体制の確保、医
療法人などについて定め
る。インフォームド・コ
ンセントについては、総
則中で定義している。

精神保健福祉法
正式名称は「精神保健及
び精神障害者福祉に関す
る法律」（昭和 25 年法律
第 123 号）。

安楽死
人為的な手段で死期を早
めることであり、延命治
療を施さない尊厳死とは
異なる。積極的安楽死、
消極的安楽死などと分類
されるが、わが国では法
的に認められておらず、
自殺ほう助罪または殺人
罪が成立する可能性があ
る。世界では、オランダ、
スイス、ベルギー、スペ
インなどで一定要件のも
と合法化されている。

臓器移植
臓器を、ドナー（提供
者）からレシピエント
（被提供者）に移植する
こと。両者の関係におい
て、自家移植と他家移
植、ドナーの状態におい
て生体移植と死体移植
（脳死／心停止）などに
分類される。対象臓器
は、心臓、肺、肝臓、腎
臓、角膜など多岐にわた
る。わが国では、1997
（平成 9）年に臓器移植
法が施行され、厳格な要
件の下で、脳死体からの
移植が法的に可能となっ
ている。

インフォームド・コンセントは、患者の**自己決定権**を尊重するべく、医師は患者に対して十分な説明をするべきであるという医療倫理として、今日広く知られ、最もシンプルには「説明と同意」などと訳される。

2007（平成 19）年の**医療法**改正で導入された 1 条の 4 第 2 項「医師、歯科医師、薬剤師、看護師その他の医療の担い手は、医療を提供するに当たり、適切な説明を行い、医療を受ける者の理解を得るよう努めなければならない」は、インフォームド・コンセントを成文化したものとの理解が一般的であるが、ここには「患者の同意」は含まれていない。その意味では、精神保健福祉法 41 条について示された、「良質かつ適切な精神障害者に対する医療の提供を確保するための指針」（2014〔平成 26〕年 3 月 7 日、厚生労働省告示第 65 号〔いわゆる良質指針〕）において、「インフォームド・コンセント（医師等が医療を提供するに当たり適切な説明を行い、患者が理解し同意することをいう）」としている点が、より適切である。

なお、いわゆる「新しい人権」の 1 つとされる自己決定権は、憲法 13 条の幸福追求権を解釈上の根拠として主に主張される権利概念であり、公権力から個人的な事柄について干渉を受けることなく自由に決定できる権利とされる。その具体的内容は、①服装・髪形などの個人のライフスタイルから、②婚姻・妊娠・中絶など（リプロダクティブ・ライツ）、③延命拒否・**安楽死**や尊厳死・**臓器移植**など命の処分に関わる事柄まで、幅広い事柄に及ぶ。

B. インフォームド・コンセントに関する判例

医療現場において普及、浸透しつつあったインフォームド・コンセントの重要性を論じ、さらにその展開を加速させたとされる代表的な判例は、「**エホバの証人輸血拒否訴訟**」（最判平 12・2・29 民集 54 巻 2 号 582 頁）である。

末期癌の患者だったエホバの証人の信者が、信仰上の理由から輸血を強く拒否しており、医療チームがこれを知りながら手術中の状況に即して輸血を行ったことについて、最高裁は次のように判示した。「医師らが、…

医療水準に従った相当な手術をしようとすることは、人の生命及び健康を管理すべき業務に従事する者として当然のことであるということができる。しかし、患者が、輸血を受けることは自己の宗教上の信念に反するとして、輸血を伴う医療行為を拒否するとの明確な意思を有している場合、このような意思決定をする権利は、人格権の一内容として尊重されなければならない。…医師らは、手術の際に輸血以外には救命手段がない事態が生ずる可能性を否定し難いと判断した場合には、…輸血するとの方針を採っていることを説明して、…本件手術を受けるか否かをT自身の意思決定にゆだねるべきであったと解するのが相当である。…右説明を怠ったことにより、（患者）が輸血を伴う可能性のあった本件手術を受けるか否かについて意思決定をする権利を奪ったものといわざるを得ず、この点において同人の人格権を侵害したものとして、…被った精神的苦痛を慰謝すべき責任を負うものというべきである」。

　最高裁が、患者の拒否する輸血を実施したことではなく（むしろ輸血については妥当性を示唆している）、輸血を伴う可能性のある手術を拒否するか否かの選択権を患者から奪ったことが不法行為を構成するとした点は興味深い。福祉の領域では常に重要視される自己決定権であるが、これに絶対優位を与えていない判断については、各自でいろいろ考えてみて欲しい。

　なお、この判決は、「人格権」侵害という構成で判示しており、「自己決定権」としての権利概念は、未だ判例では承認されていない。

2. プライバシー・個人情報保護

　人の人格や人生の重要な一部をなし、内面的な事柄や私的な事柄でもある秘密やプライバシー、それらに関する情報をどのように取り扱うかについては、福祉の領域でも重要な問題である。これらの価値については、明示的に権利と称した人権規定は存在せず、いわゆる「新しい人権」とされるべき権利ないしその主張である。本節では、個別に「プライバシー権」「個人情報保護」について考察する。

A. プライバシー権

プライバシー権は、憲法13条の幸福追求権を解釈上の根拠とすると同時に、判例理論においても承認され確立している権利概念である。プライバシー権に関する判例は、最高裁判決を含め近年の事例に至るまで多数存在するが、リーディングケースといえるものは、「**宴のあと事件**」（東京地判昭39・9・28下民集15巻9号2317頁）である。同判決は次のように判示した。「…いわゆるプライバシー権は私生活をみだりに公開されないという法的保障ないし権利として理解されるから、その侵害に対しては侵害行為の差し止めや精神的苦痛に因る損害賠償請求権が認められるべきものであり、民法709条はこのような侵害行為もなお不法行為として評価されるべきことを規定しているものと解釈するのが正当である」。

本判決が、50年以上前の、しかも一審判決でありながら、プライバシー権に関するリーディングケースと理解されている所以は、司法判断としてプライバシー権を初めて認定した事例だからであろう。なお、裁判自体は、控訴審係属中に一審原告が高齢により死去し、遺族と被告との間に和解が成立したことを受け双方が訴えを取り下げたため、本判決が世に残ることとなった。

また、プライバシーという権利概念自体が耳新しいものであった状況を反映してか、プライバシー権は消極的・受動的な権利と捉えられていたが、今日のプライバシー権は、自己情報コントロール権ないし情報プライバシー権といった積極的権利の側面をも有している。

プライバシー権に関する近年の最高裁判決としては、「**石に泳ぐ魚事件**」（最判平14・9・24集民207号243頁）も重要である。作家柳美里の出版した同名小説において、作中人物のモデルとされた一般人女性が、本人の承諾を得ないまま、障害の残る容貌や家族の処分歴などを詳細に記述されたことに対して、プライバシー権侵害を理由とする損害賠償および出版差止めを請求したものである。これに対し柳および新潮社は、表現の自由の優位を強く主張し全面的に争ったが、一・二審、最高裁判決すべて敗訴し、出版差止め命令を含む判決が確定した。最高裁判決の要旨は以下の通りである。

「…公共の利益に係わらない被上告人のプライバシーにわたる事項を表現内容に含む本件小説の公表により公的立場にない被上告人の名誉、プライバシー、名誉感情が侵害されたものであって、本件小説の出版等により被上告人に重大で回復困難な損害を被らせるおそれがあるというべきである。したがって、人格権としての名誉権等に基づく被上告人の各請求を認

宴のあと事件
三島由紀夫の小説『宴のあと』の作中人物と同定される実在の政治家が、プライバシー権の侵害による損害賠償を求めた事件。
➡ p.22
第2章3節 A.[3] 参照。

石に泳ぐ魚事件
プライバシー権に基づく差止請求が最高裁で初めて認められた事例である。また、出版、出版物への掲載、映画化、上演、戯曲化、放送など一切の公表を禁じる判決であった。なお、同判決の1ヵ月後に、内容を修正した同一タイトルの作品が出版されている。

定した判断に違法はなく、この判断が憲法 21 条 1 項に違反するものでないことは…明らかである」。

　40 年近い"時差"を踏まえ両判例を考察すると、「宴のあと事件」では、プライバシー権侵害による損害賠償を認めつつも、同権利と表現の自由との優劣についての判断を回避したのに対し、「石に泳ぐ魚事件」では、（本件においては）プライバシー権が表現の自由に優位することを判じた点が興味深い。なお、プライバシー権侵害を訴えた当事者が、「宴のあと事件」では著名な政治家、「石に泳ぐ魚事件」では無名な一市民であったが、この差異がプライバシー権の保障の程度に影響されるのか否かについては、あえて答えを提示しないので、各自でさまざまな観点から考えて欲しい。

　近年、情報媒体の多様化が進むなか、インターネット上の自己の犯罪歴に関する情報について、その削除を検索事業者に対して求めた訴訟が、「**インターネット検索結果削除請求訴訟**」（最判平 29・1・31 民集 71 巻 1 号 63 頁）である（一審では原告の請求を認容したが、二審では認められなかった）。最高裁は、「…検索事業者が、ある者に関する条件による検索の求めに応じ、その者のプライバシーに属する事実を含む記事等が掲載されたウェブサイトの URL 等情報を検索結果の一部として提供する行為が違法となるか否かは、当該事実の性質及び内容、当該 URL 等情報が提供されることによってその者のプライバシーに属する事実が伝達される範囲とその者が被る具体的被害の程度、その者の社会的地位や影響力、上記記事等の目的や意義、上記記事等が掲載された時の社会的状況とその後の変化、上記記事等において当該事実を記載する必要性など、当該事実を公表されない法的利益と当該 URL 等情報を検索結果として提供する理由に関する諸事情を比較衡量して判断すべきもので、その結果、当該事実を公表されない法的利益が優越することが明らかな場合には、検索事業者に対し、当該 URL 等情報を検索結果から削除することを求めることができるものと解するのが相当である」としたうえで、「…本件事実は、他人にみだりに知られたくない抗告人のプライバシーに属する事実であるものではあるが、…今なお公共の利害に関する事項であるといえ…本件事実を公表されない法的利益が優越することが明らかであるとはいえない」として、原告の請求を棄却した。なお、この判決において、（一審判決では認められた）「**忘れられる権利**」については言及されなかった。

B. 個人情報保護

　高度情報通信社会の進展に伴い、個人情報の利用が著しく拡大している

忘れられる権利
right to be forgotten
ウェブサイト上などに個人情報が永久的に存在し続ける状況について、適切な時間の経過や手続により、その消去や削除を求めることができるべきであるという権利主張。わが国における法的議論は未成熟である。

ことにかんがみ、個人情報の適正な取扱いに関し、個人情報を取り扱う民間事業者の遵守すべき義務等を定める**個人情報保護法**が、2003（平成15）年成立、2005（平成17）年に施行され、2020（令和2）年の改正まで数次の改正を経て今日に至っている。主な内容については次の通りである。

［1］ 個人情報

「個人情報」とは、生存する個人に関する情報であって、次のいずれかに該当するものをいう。

①当該情報に含まれる氏名、生年月日その他の記述等（文書、図画もしくは電磁的記録に記載され、もしくは記録され、または音声、動作その他の方法を用いて表された一切の事項〔個人識別符号を除く〕をいう。以下同じ）により特定の個人を識別することができるもの（他の情報と容易に照合することができ、それにより特定の個人を識別することができることとなるものを含む）

②**個人識別符号**が含まれるもの

［2］ 事業者が守るべきルール

事業者は、個人情報を取得した場合は、あらかじめ利用目的を公表している場合を除き、その利用目的を本人に通知、または公表しなければならない。**要配慮個人情報**を取得するときは、本人の同意が必要である。

次に、個人情報を第三者に提供する場合、例外（①法令に基づく場合、②人の生命、身体または財産の保護のため〔かつ本人の同意を得ることが困難〕、③公衆衛生・児童の健全な育成のため〔かつ本人の同意を得ることが困難〕、④国や地方公共団体等への協力）を除き、原則として本人の同意が必要である。そして、この場合、受領者の氏名等を記録し、一定期間保存するほか、第三者から個人データを受け取るときは、提供者の氏名等、取得経緯を確認し、受領年月日、確認した事項等を記録し、一定期間保存しなければならない。

また、開示請求への対応として、本人からの請求に応じて、個人情報を開示、訂正、利用停止等を講じるほか、次の①～⑤については、ウェブサイトに公表するなど本人の知り得る状態に置かなければならない。①事業者の名称、②利用目的、③請求手続の方法、④苦情の申出先、⑤認定個人情報保護団体に加入している場合、当該団体の名称および苦情申出先。そして、個人情報の取扱いに関する苦情を受けたときは、適切かつ迅速に対処することが義務づけられる。

なお、国は事業者に対して、必要に応じて報告を求め立入検査を行うこ

とができ、また、実態に応じて、指導・助言、勧告・命令を行うことができる。国からの命令に違反した場合は6ヵ月以下の懲役または30万円以下の罰金、虚偽の報告等をした場合は30万円以下の罰金、従業員等が不正な利益を図る目的で個人情報データベース等を提供、または盗用した場合（個人情報データベース等不正提供罪）は1年以下の懲役または50万円以下の罰金が科される。

[3] 適用除外

個人情報取扱事業者のうち、次に掲げる者が、それぞれ定められた目的で、個人情報等を取り扱う場合は、法の適用除外とされている。
①放送機関、新聞社、通信社その他の報道機関：報道の用に供する目的
②著述を業として行う者：著述の用に供する目的
③大学その他の学術研究を目的とする機関もしくは団体またはそれらに属する者：学術研究の用に供する目的
④宗教団体：宗教活動の用に供する目的
⑤政治団体：政治活動の用に供する目的

[4] その他

個人情報取扱事業者に対する監督権限を各分野の主務大臣から委員会に一元化するべく、個人情報保護委員会を内閣府に設置した。また、取り扱う個人情報の数が5,000以下である事業者を規制の対象外とする制度を廃止し、原則として、個人情報を取り扱うすべての事業者を同法の適用対象とした。

3. 権利擁護活動と社会の安全

A. 守秘義務

社会福祉士および精神保健福祉士のみならず、医療、保健、福祉の領域に携わる者には、例外なく、守秘義務（秘密保持義務）が課されている。

社会福祉士法46条が「社会福祉士又は介護福祉士は、正当な理由がなく、その業務に関して知り得た人の秘密を漏らしてはならない。社会福祉士又は介護福祉士でなくなった後においても、同様とする」と定め、これ

に違反した場合の罰則を「1年以下の懲役又は30万円以下の罰金（ただし**親告罪**）」と定めている（同法50条）のはその例である。同様の規定は、精神保健福祉士法40条、44条にも定められている。

また、刑法134条には、「医師、薬剤師、医薬品販売業者、助産師、弁護士、弁護人、公証人又はこれらの職にあった者が、正当な理由がないのに、その業務上取り扱ったことについて知り得た人の秘密を漏らしたときは、6月以下の懲役又は10万円以下の罰金に処する」とされ、**保助看法**42条の2には、「保健師、看護師又は准看護師は、正当な理由がなく、その業務上知り得た人の秘密を漏らしてはならない。保健師、看護師又は准看護師でなくなった後においても、同様とする」、同法44条の3には、「第42条の2の規定に違反して、業務上知り得た人の秘密を漏らした者は、6月以下の懲役又は10万円以下の罰金に処する」と定められている。

守秘義務は、その職にある時だけでなく、一生涯守らなければならないことが重要であり、専門職として十分認識しておく必要がある。

B. 通報、通告義務

前述のように守秘義務が多くの職種に対して課されている一方、社会福祉に関連するさまざまな領域の法令には、特定の場合に通報や通告を義務づける規定がある。

たとえば、**児童虐待防止法**6条1項では、「児童虐待を受けたと思われる児童を発見した者は、速やかに、これを市町村、都道府県の設置する福祉事務所若しくは児童相談所又は児童委員を介して市町村、都道府県の設置する福祉事務所若しくは児童相談所に通告しなければならない」と定められているが、ほぼ同様の規定は、**高齢者虐待防止法**7条1項および**障害者虐待防止法**7条1項にも規定されている。言うまでもなく、これらの通報、通告義務は、専門職や一定の職種に限定されたものではなく、「発見した者」すなわち全ての国民に対して課されている義務であることに留意する必要がある。同様に、**児童福祉法**25条1項は、「要保護児童を発見した者」に対して「福祉事務所もしくは児童相談所」への通報、通告義務を課している。

一方、児童虐待防止法6条3項では、「刑法（明治40年法律第45号）の秘密漏示罪の規定その他の守秘義務に関する法律の規定は、第1項の規定による通告をする義務の遵守を妨げるものと解釈してはならない」とも定めている。高齢者虐待防止法7条2項、障害者虐待防止法7条2項および児童福祉法25条2項についても同様の規定が置かれている。

これらの規定からも、法の定める要件を満たす限りにおいては、通報、通告義務は、守秘義務によって妨げられることはなく、むしろこれに優位することは明らかである。また、児童福祉法25条の3では、（児童福祉に関する関係機関・団体、職務従事者で構成される）**要保護児童対策地域協議会**について、「…必要があると認めるときは、関係機関等に対し、資料又は情報の提供、意見の開陳その他必要な協力を求めることができる」と定めており、守秘義務を課されている機関職員等も義務違反を問われることなく、情報を共有できることとされている。

福祉職として対人援助に携わる者は、常にこの点に留意し、利用者や患者など、対象者について積極的な権利擁護の視点で行動することが求められている。

要保護児童対策地域協議会
虐待を受けた子どもを始めとする要保護児童等について、情報交換や支援を行うために協議する機関。2004（平成16）年児童福祉法改正において、法的に位置づけられた。

▌理解を深めるための参考文献

● 福崎博孝・増崎英明『裁判例から学ぶインフォームド・コンセント─患者と医療をつなぐために』民事法研究会，2015.
多数の判例やガイドラインを用い、インフォームド・コンセントの基礎知識から、臨床現場における対応や説明内容について具体的・実践的に解説。医療従事者や関連職種、法律家にとっての必読書。裁判所とはどのような裁判所であるのかを歴史的な視点から学ぶことができる。

● 渡邉雅之『令和2年改正個人情報保護法Q&A 増補版─ガイドライン対応実務と規程例』第一法規，2021.
個人情報保護法の基本内容および令和2年改正法の要点を、ガイドラインやQ&A方式を用いてわかりやすく解説している。

　災害時などの有事における個人情報の取扱い

2021（令和3）年7月3日、静岡県熱海市で大規模な土石流が起き、多数の被害が発生した。県および市は、災害発生から2日後の5日夜、被災地域の住民基本台帳を基に安否不明者64人の氏名を公表した。これが奏功し、本人、家族や知人などから多くの情報が寄せられ40人以上の所在が確認されたほか、情報提供により名簿に登載されていなかった不明者も新たに判明した。加えて、DV等支援措置の対象者の有無を確認の上で公表したとのこと。これもまた、迅速性と両立させなければならない重要な問題である。不明者の絞り込みにより、捜索ポイントの特定や救助人員の効率的投入が可能となり、「災害発生から72時間以内」とよく言われるような時間との戦いのなか、より迅速かつ効果的な捜索・救助活動が可能となる。

大規模災害時における個人情報の取扱いは、常々議論の対象となる。報道によれば、今回の氏名公表について、一部批判もあったようであるし、県および市の中にも公表の是非について両方の意見があったようである。また、過去には、（2015〔平成27〕年の関東・東北豪雨や2018〔平成30〕年の西日本豪雨の際など）災害時に安否不明者の氏名公表を見送る判断をした自治体もあり、対応は一律でない。

そもそもこの問題は、個人情報保護法23条1項や災害対策基本法49条の11第3項などの存在によって、法的にはクリアしている。本人の同意を得ない個人情報の扱いについて慎重であるべきことは言うまでもないが、それが人命尊重や救助活動の円滑・効率を妨げる本末転倒なものになってはならないというのが筆者の考えである。すでに2021年6月、全国知事会は、災害時の氏名公表の公益性を認める指針を出したものの、対応は各自治体の判断に委ねていた。今回の静岡県および熱海市の対応を評価するかのように、国は同年9月16日、内閣府・消防庁の連名で地方公共団体宛てに、災害時における安否不明者の氏名等の公表について留意事項を周知し、都道府県と市町村等が連携して平時から検討しておくよう通知を発出している。この動きは、今後、より加速していくものと思われる。

個人情報保護法23条1項

「個人情報取扱事業者は、次に掲げる場合を除くほか、あらかじめ本人の同意を得ないで、個人データを第三者に提供してはならない。
一　法令に基づく場合
二　人の生命、身体又は財産の保護のために必要がある場合であって、本人の同意を得ることが困難であるとき。
三　公衆衛生の向上又は児童の健全な育成の推進のために特に必要がある場合であって、本人の同意を得ることが困難であるとき。
四　国の機関若しくは地方公共団体又はその委託を受けた者が法令の定める事務を遂行することに対して協力する必要がある場合であって、本人の同意を得ることにより当該事務の遂行に支障を及ぼすおそれがあるとき。」

災害対策基本法49条の11第3項

「市町村長は、災害が発生し、又は発生するおそれがある場合において、避難行動要支援者の生命又は身体を災害から保護するために特に必要があると認めるときは、避難支援等の実施に必要な限度で、避難支援等関係者その他の者に対し、名簿情報を提供することができる。この場合においては、名簿情報を提供することについて本人の同意を得ることを要しない。」

第7章 権利擁護に関わる組織、団体、専門職

成年後見制度等の権利擁護を適切に行うには、社会福祉士および精神保健福祉士を含む多種・多様な専門職・組織・団体が連携・協働することが求められる。本章では、そうした連携・協働の実現に向け、それぞれの専門職・組織・団体の概要と権利擁護への取組みについて学ぶ。

1

社会福祉士および精神保健福祉士に関して、少子高齢化等の社会環境の変化が、ソーシャルワーカーとして期待される役割に及ぼす影響について考える。

2

成年後見制度の根幹をなす国家機関である家庭裁判所とそれを支える組織である法務局に関して、国家機関における位置づけや権利擁護における役割について学ぶ。

3

地域社会での生活を支える行政機関である市町村およびその長である市町村長、また、地域福祉を中心的に担う民間組織である社会福祉協議会に関して、それぞれの役割について学ぶ。

4

地域の関係機関が連携し、協働する、権利擁護支援のためのネットワークが機能する上で、市区町村に設立される中核機関が果たすべき役割について理解を深める。

5

成年後見制度を支える、法律専門職である弁護士および司法書士、また、それぞれの所属団体、さらに第三者後見人として期待される市民後見人について理解を深める。

6

児童相談所、学校、医師、警察等に関して、権利擁護という視点から、それぞれが行っている活動について学ぶ。

1. ソーシャルワーカーとしての社会福祉士および精神保健福祉士の役割

A. 社会福祉士および精神保健福祉士の現状

NPO 法人日本ソーシャルワーカー協会
正式名称は「特定非営利活動法人日本ソーシャルワーカー協会」。児童から障害者、高齢者、低所得、地域福祉、行政、研究者まで、幅広い関係者で構成された社会福祉の総合的な専門職組織。1960（昭和 35）年発足、2005（平成 17）年に NPO 法人化。

介護福祉士
社会福祉士とともに、1987 年に国家資格化された。介護の知識と技能を駆使して、介護ニーズに対応する対人サービスの専門職。社会福祉士、精神保健福祉士と合わせて「三福祉士」とも呼ばれる。なお、制度施行から現在（2021〔令和 3〕年 5 月末現在）に至るまで、社会福祉士は約 26 万人、介護福祉士は約 182 万人、精神保健福祉士は約 9 万人が資格登録を行っている。

経済的虐待への地域包括支援センター介入事例
➡ p.212
第 9 章 1 節参照。

　ソーシャルワーカーとは、**NPO 法人日本ソーシャルワーカー協会**によれば「人権と社会正義の原理に則り、サービス利用者本位の質の高い福祉サービスの開発と提供に努め、社会福祉の推進とサービス利用者の自己実現をめざす専門職」[1] とされる。社会福祉士はそうした専門職の 1 つとして、1987（昭和 62）年に成立した**社会福祉士及び介護福祉士法**に基づき国家資格化された。同様に、精神障害を有する利用者の権利擁護活動に取り組むソーシャルワーカーである精神保健福祉士は、1997（平成 9）年成立の精神保健福祉士法により国家資格化された。

　ソーシャルワーカーの特徴は、上記の定義において、質の高い福祉サービスの開発への取組みが求められているように、サービス利用者個人のみならず、サービスを受けられる社会環境も視野に入れて活動するという点にある。社会福祉士および精神保健福祉士は、そうした環境整備に、他の専門職や福祉分野をはじめとする各施設や機関と連携して取り組んできた。

　たとえば、社会福祉士の専門職団体である公益社団法人日本社会福祉士会は、成年後見制度の導入に向け、民法改正が議論されていた時期から、日本弁護士連合会や日本司法書士連合会との協力のもとで、相談援助の専門職である社会福祉士がどのように成年後見制度に関わることができるかについて検討を重ねてきた。そして、2000（平成 12）年の成年後見制度開始以前より、日本社会福祉士会会員を対象とした成年後見人養成研修を行い、修了者を後見人候補者名簿に登録して、各地域所轄の家庭裁判所に提出している。また、1999（平成 11）年に「権利擁護センター（成年後見センター）ぱあとなあ」を各都道府県支部に組織し、家庭裁判所からの依頼に基づく後見人候補者の紹介や、会員、社会福祉事業の従事者、地域住民等を対象とした「成年後見活用講座」等を開催している。加えて、家庭裁判所その他の関係機関・団体との連絡・調整はもとより、地域の弁護士会と協力し、「高齢者虐待対応専門職チーム」を組織し、市町村役所・役場の虐待対応部署や地域包括支援センターからの虐待事例への対応も行っている。一方、精神保健福祉士の専門職団体である公益社団法人日本精神保健福祉士協会は、意思決定の困難な精神障害者の地域生活支援の一環

として、認定成年後見人ネットワーク「クローバー」を組織して、家庭裁判所からの後見人の受任要請や、社会的入院の解消に関する取組みや就労支援等を行っている。

さらに、人口構造の変化（少子高齢化・人口減少）、家族構造の変化を含む社会環境の変化に伴い、社会福祉士および精神保健福祉士が働きかける対象や課題は、高齢者、障害児・者支援、子ども・子育て支援、生活困窮者支援といった分野から、さらに教育や司法など、さまざまな分野に広がってきている。

B. ソーシャルワーカーを取り巻く社会環境の変化

個人は自己の生命・身体・財産に関する権利・利益を自ら守るというのが近代的な私法の基本原則である。しかし、権利・利益の擁護に関する能力の面で劣る、あるいは不十分な人に対しては、その家族に加え、国家によっても支援が講じられる必要がある。憲法で保障される社会権や成年後見制度などは、まさにそうした制度として構築されてきたものである。

しかし近年、少子高齢化が進展する中で、家族の世界が大きく変容してきている。高齢者夫婦のみの世帯や高齢者単身世帯が増加し、個人を支えるセーフティネットとしての家族の機能が弱まり、それを補うものとして、政府や地方自治体、社会福祉士、精神保健福祉士等の専門職、地域社会の比重が高まっている。さらに、家族の変容に合わせて、人びとの意識も変化してきており、福祉サービスへのニーズも多様化、複雑化している。たとえば、厚生労働省のウェブサイトでは「教育分野では、いじめ、不登校、児童虐待、性同一性障害等のいわゆる『**性的マイノリティ**』など、児童生徒が抱える問題への対応が必要となっていることから、社会福祉等の専門的な知識・技術を用いて児童生徒の置かれた様々な環境に働きかけて支援を行うといった教育相談体制の整備が進められており、学校においてソーシャルワークを担う**スクールソーシャルワーカー**の重要性が高まっている」[2]と記載している。

C. ソーシャルワーカーに期待される役割

社会福祉士および精神保健福祉士には、こうした多様化、複雑化した課題を受け止め、人びとがさまざまな生活課題を抱えながらも住み慣れた地域で自分らしく暮らしていける「**地域共生社会**」の実現への貢献が求められる。そのために、両専門職には、下記で述べる多機関と連携・協働して、

性的マイノリティ
レズビアン（Lesbian：女性の同性愛者）やゲイ（Gay：男性の同性愛者）、バイセクシャル（Bisexual：両性愛者）、トランスジェンダー（Transgender：体と心に違和感がある人）といった性的少数者を表す言葉。上記の言葉の頭文字を取った「LGBT」という表現も一般的に使われる。

スクールソーシャルワーカー
1980年代後半から各地域で取組みが行われていたが、2008（平成20）年に文部科学省が「スクールソーシャルワーカー活用事業」として事業化したことで全国的に認知されるようになった。しかし、総務省が2020（令和2）年に公表した「学校における専門スタッフ等の活用に関する調査」の結果では、スクールソーシャルワーカーやスクールカウンセラーについて、専門的職務に対する学校現場での理解や学校等との連携が不足しており、十分に活用されていない実態が指摘されている。

地域共生社会
2016（平成28）年6月に閣議決定された「ニッポン一億総活躍プラン」において、「子供・高齢者・障害者など全ての人々が地域、暮らし、生きがいを共に創り、高め合うことができる『地域共生社会』を実現する」ことが掲げられた。

包括的な相談体制を構築する、コーディネーターとしての役割が期待されている。たとえば、司法分野では、地域社会において生きづらさを抱えた犯罪の加害者と被害者の双方において、行政による犯罪被害者の相談窓口、保護観察所、矯正施設等と連携した社会福祉士および精神福祉士による支援の必要性が指摘されている。

2. 家庭裁判所、法務局の役割

A. 概要

[1] 家庭裁判所

家庭裁判所は、家事事件手続法および人事訴訟法で定める家庭関係の事件、また少年法で定める少年（20歳未満の者）の保護事件を扱う裁判所である。下級裁判所のなかでは、地方裁判所と同格であり、両者の所在地や管轄区域は共通している。ともに本庁は全国に50ヵ所、支部は203ヵ所設けられている。ただし、家庭裁判所には、市民に身近な裁判所として、利用者の利便性向上のため、出張所が全国77ヵ所に設けられている。

[2] 法務局

法務局は、法務省の地方組織の1つである。国民の財産や身分関係を保護する、登記、戸籍、国籍、供託、公証の民事行政事務に加え、国の利害に関係のある訴訟活動を行う訟務事務、国民の基本的人権を守る人権擁護事務を行う（法務省設置法18条・4条21〜23号・26〜31号）。

B. 組織

[1] 家庭裁判所

家庭裁判所には、地方裁判所と同様、裁判官に加え、事件の進行管理を行う裁判所書記官、裁判所を運営する上で必要な庶務、会計などを担当する裁判所事務官などが所属する。また、家庭裁判所に特有の職員として、家庭裁判所調査官が配置されている。さらに、民間から選任される非常勤の職員として、裁判官とともに家事調停にあたる家事調停委員、裁判官の行う審理に立ち会い意見を述べる参与員がいる。2004（平成16）年からは、

家庭裁判所
「家庭に光を、少年に愛を」という標語を掲げて、第2次世界大戦後の1949（昭和24）年に誕生した。

家事事件手続法
平成23年法律52号。従来の「家事審判法」(1947〔昭和22〕年制定）に代わり、家事審判および家事調停に関する手続等を定める法律として、2013（平成25）年1月1日に施行された。非訟事件手続法の現代化のための改正と合わせて、当事者の手続保障を図るために制度を拡充するなど、家事事件の手続が国民にとって利用しやすく、現代社会に適合した内容に改正された。

本庁
各都道府県の県庁所在地に、その都市の名前を冠したものが置かれている。さらに、北海道には、函館、旭川、釧路の各市にそれぞれの名前のついたものが置かれており、合計50ヵ所になる。

出張所
本庁または支部から裁判官が出張して、家庭関係の事件だけを取り扱う。

法務局
法務局、地方法務局、その支局および出張所は登記事務をつかさどることから、総称して「登記所」とも呼ばれる。統廃合が進み、その数は年々減少している。

5年以上の職務経験を有する弁護士から最高裁判所が任命する家事調停官が非常勤裁判官として勤務している。

[2] 法務局

　全国を8ブロックの地域に分け、各ブロックを受けもつ機関として法務局（全国8ヵ所）がある。この法務局の下に、都道府県を単位とする地域を受けもつ地方法務局が全国42ヵ所に置かれている。さらにその出先機関として支局と出張所がある。これらの機関を統轄する中央機関として、法務省に民事局、大臣官房訟務部門および人権擁護局がある。

　法務局、地方法務局および支局では業務全般を、出張所では主に登記の事務を行っている。

C. 役割

[1] 家庭裁判所

　家庭裁判所が扱う事件は①家事事件、②人事訴訟事件、③少年事件の3つに大きく分類される（裁判所法31条の3第1項）。それぞれに含まれる主な事件の内容は以下の通りである。

（1）家事事件（家事39条・244条）

　別表第一事件：①成年後見・保佐・補助の開始、②後見人・後見監督人の選任・解任、③親権の喪失・停止、④遺言書の検認など。

　別表第二事件：①婚姻費用の分担、②子の監護に関する処分（養育費・面会交流など）、③親権者の指定・変更、④遺産の分割など。

（2）人事訴訟事件（人訴2条）

　①離婚、②子どもの認知、③親子関係不存在確認、④養子の離縁など。

（3）少年事件（少年法3条）

　罪を犯した少年（犯罪少年）、14歳未満で刑罰法令に触れる行為をした少年（触法少年）、将来罪を犯す虞のある少年（虞犯少年）をめぐる事件。

　家事事件のうち、別表第一事件は一般に当事者が対立して争う性質の事件ではない。家庭裁判所は、事件の処理を必要としている人の後ろ盾となって見守っていくことが求められる。そこで、これらの事件は審判手続のみで扱われ、調停手続の対象とはならない。他方、別表第二事件は当事者間に争いのある事件であることから、第一次的には当事者間の話し合いによる自主的な解決が期待される。したがって、原則としてまず**調停手続**が行われ、その結果、話し合いがつかず調停が成立しなかった場合に限り、家事審判官（＝裁判官）審判手続に移行する（これを「**調停前置主義**」と

調停手続
家事審判官（＝裁判官）と民間の良識のある人から選ばれた調停委員2名以上から構成される調停委員会が、当事者双方の事情や意見を聴くなどして進められる手続。当事者間で合意が成立すると、合意事項を書面にして終了する。

調停前置主義
原則として訴訟を提起する前には（家事）調停を行わなければならないとする制度・考え方。

いう）。また、審判が申し立てられても、裁判官が話し合いによって解決を図るほうがよいと判断した場合には、調停による解決を試みることもできる。

　人事訴訟事件においても、調停手続が先行される。それは夫婦や親子の関係についての争いは、基本的に話し合いにより解決するのが適当であると考えられているからである。しかし、調停によって解決ができない場合には、家庭裁判所に人事訴訟を提起することができる。

　少年事件については、事件の対象となったすべての少年が、警察や検察から家庭裁判所に送られるのが原則である（これを「**全件送致主義**」という）。そして、家庭裁判所は、まず少年に対して調査を行い、その結果をもとに非公開の少年審判手続が開始される。

　以上の手続を権利擁護という視点からみたとき、家庭裁判所調査官の役割が特に注目される。家庭裁判所が扱う事件では、当事者は感情的になって理性的な対応ができなかったり、認知症や障害あるいは年少ゆえに自己の決定を表明できなかったりする場合が多い。そこで家庭裁判所調査官は、心理学、社会学、教育学、社会福祉学などの人間関係諸科学の専門的知識を活用して、当事者の支援（①当事者への面接調査〔カウンセリング、アドバイスの提供なども含む〕、②審判・調停に出席して意見の陳述、③関係諸機関との連絡調整など）[3]ともいうべき業務を行う。

［2］法務局

　社会福祉に関連する権利擁護に焦点を合わせると、法務局が行う関連事務としては成年後見登記、公証事務および人権擁護事務がある。

（1）成年後見登記

　後見開始の審判がされたときや、任意後見契約の公正証書が作成されたときなどに、家庭裁判所または公証人の嘱託によって登記される。全国の成年後見登記事務は**東京法務局後見登録課**が取り扱う。後見制度を利用していることを公示することで、成年後見人などの信頼性が高まり、本人を代理して行う契約などもスムーズに進めることができる。

（2）公証事務

　公証人は法務局または地方法務局に所属し、法務大臣が指定する所属法務局の管轄区域内に公証役場を設置して任意後見契約の公正証書作成等の事務を行う。公証人の監督は法務大臣が行うが、法務局長、地方法務局長にこれを行わせることができる（公証人法74条2項）。

（3）人権擁護事務

　国民の基本的人権を擁護するため、人権侵犯事件の調査・処理、人権相談、人権尊重思想の啓発活動、法律扶助などに関する事務を行う。法務局

全件送致主義
少年事件では、司法警察員（刑事訴訟法上、犯罪捜査にあたる警察官を司法警察職員と呼び、そのうち司法巡査以外をこのように呼ぶ）または検察官は、捜査の結果、犯罪の嫌疑または審判に付すべき事由があると判断する場合には、事件をすべて家庭裁判所に送らなければならないとする制度・考え方（少年法41条・42条）。

東京法務局後見登録課
登記事項の証明書の交付は郵送で行うこともできる。また、窓口での交付は東京法務局以外の各法務局・地方法務局戸籍課でも行っている。

に人権擁護部、地方法務局に人権擁護課が置かれている他、法務局・地方法務局の支局でも人権擁護の事務を取り扱っている。また、全国の市区町村に、法務大臣から委嘱された民間のボランティアである**人権擁護委員**がいる。ただし、その活動は当事者の自己決定を代弁する実践よりも、調査活動や啓発活動に重点が置かれている[4]。

3. 市町村の役割

A. 概要

　市町村は、地方自治法上、都道府県とともに「普通地方公共団体」（地方自治法1条の3第2項）に分類される。都道府県が「市町村を包括する広域の地方公共団体」とされるのに対し、市町村（特別区を含む）は「基礎的な地方公共団体」とされる（地方自治法2条3項・281条の2第2項）。地方自治法上、市町村の間では法的な扱いに大きな違いはない。ただし、「政令で指定する人口50万人以上の市」（地方自治法252条の19第1項「**指定都市**の権能」）については、事務配分や行政区制度に関する特例がある。

　また、国との関係では、「住民に身近な行政はできる限り地方公共団体にゆだねることを基本とする」（地方自治法1条の2第2項）と規定されている。これにより、行政上の課題については、まず、最も住民に身近な市町村が取り組み、そこで解決できないものについては都道府県が、さらに都道府県でも解決できない場合に初めて国がサポートすることになる（これを「**補完性の原理**」という）。

B. 組織

　市町村には、議決機関として市町村議会が、執行機関として市区町村長、各種行政委員会などが置かれる。

　また、福祉行政の専門機関として、**福祉事務所**や各種相談所が設置されている。福祉事務所は都道府県、市（特別区を含む）は設置が義務づけられており、町村は任意に設置することができる（社福14条）。業務として、福祉六法（生活保護法、児童福祉法、母子及び父子並びに寡婦福祉法、老

人権擁護委員
法務大臣が委嘱した民間人。任期3年（再任可）。2021（令和3）年5月現在、約1万4,000名の委員（うち女性委員約5,900名）が全国の各市町村（東京都においては特別区）に配置されている。

指定都市
地方自治法では「指定都市」という名称が用いられるが、「政令指定都市」「政令市」「指定市」ともいわれる。道府県と同等の行財政能力などを有することが求められ、現在、おおむね人口70万人以上の20の都市が政令による指定を受けている。

補完性の原理
地方自治法上、こうした考えが示されたのは2000（平成12）年の改正による。他方、社会福祉行政の領域では、国の費用負担率の低下と連動して、すでに1980年代から同様の流れが始まっていた。それを社会福祉行政の領域で明確にしたのが、2000年に社会福祉事業法を改正・改称して成立した社会福祉法である。

福祉事務所
設置状況（2020〔令和2〕年4月1日現在）都道府県206、市（特別区を含む）999、町村45、計1,250。社会福祉法15条で所長のほか、指導監督を行う所員（社会福祉主事）、訪問・面接・調査・生活指導などを行う現業員（社会福祉主事）、事務を行う所員が配置。

人福祉法、身体障害者福祉法および知的障害者福祉法）に定められている援護、育成または更生の措置に関する事務を行っている。

C. 役割

地方分権化が進み、**権限と責任が拡大した市町村**には、権利擁護事業にも積極的な取組みが求められる。具体的な事業としては、①苦情対応、②成年後見制度における市町村長申立て、③老人福祉法上の措置の実施、④障害者虐待防止法上の通報・届出の窓口（市町村障害者虐待防止センター）などが挙げられる。

苦情対応(5) については、福祉サービスの利用者と事業者との間での解決が図られることが期待されている。ただし、市町村には法律により利用者からの苦情に関して事業者に対する調査・指導・助言を行う権限が付与されている（介保23条、厚生労働省令「指定居宅サービス等の事業の人員、設備及び運営に関する基準」36条）。福祉サービスの場合、紛争が生じても事業者の変更が困難などの理由から苦情を申し出にくい場合も多い。利用者が苦情を申し出やすい環境を整える上でも市町村の取組みは重要である。

成年後見関係事件における**市町村長申立て**については、申立件数は年々着実に伸びているものの、市町村による対応には**地域格差**がみられる。成年後見制度に対する自治体の関心の低さや体制整備の遅れがその原因とされる。都道府県による市町村担当者の啓発、取組みの支援、市民後見人の養成等を行う仕組みづくりなどが急がれる(6)。

また、市町村は老人福祉法上、やむを得ない事由により介護保険のサービスを利用することが著しく困難である場合には措置を行うことができる（老福10条の4）。この実施については、契約になじまない認知症高齢者や虐待を受けている高齢者への対応に効果を発揮すると考えられる(7)。

4. 社会福祉協議会の役割

A. 概要

社会福祉協議会（社協）は、「地域福祉の推進を図ることを目的」とし

権限と責任が拡大した市町村
1993（平成5）年4月に老人および身体障害者福祉分野で、2003（平成15）年4月に知的障害者福祉分野で、施設入所措置事務などが都道府県から市町村へ移譲された。それにより、都道府県福祉事務所では、生活保護法、児童福祉法、母子及び父子並びに寡婦福祉法を所管することとなった。

障害者虐待防止法
正式名称は「障害者虐待の防止、障害者の養護者に対する支援等に関する法律」。

市町村長申立て
2016（平成28）年から2020（令和2）年の市町村長申立て件数の推移は以下の通り（括弧内は申立人関係別件数の総数に占める割合）。
6,466件（18.8％）→ 7,037件（19.8%）→ 7,705件（21.3%）→ 7,837件（22.0%）→ 8,822件（23.9%）
出典）家庭裁判所事務総局家庭局「成年後見制度の概況」各年版.

市町村長申立てを利用した保佐事例
➡ p.214
第9章2節参照。

地域格差
2020（令和2）年の家庭裁判所管内別にみた市区町村長による申立件数の割合では、福島管内が48.6％と最も高いのに対し、神戸管内が13.8%と最も低くなっており、ばらつきが大きい。
出典）家庭裁判所事務総局家庭局「成年後見関係事件の概況―令和2年1月～12月」.

た、営利を目的としない民間組織である。1951（昭和26）年に制定された社会福祉事業法に基づき、設置された。現在は、社会福祉事業法から2000（平成12）年に改正された社会福祉法の第10章「地域福祉の推進」に規定が置かれている（社福109〜111条）。

　社会福祉協議会は、それぞれの都道府県、市区町村で、地域住民のほか、民生委員・児童委員、社会福祉施設・社会福祉法人等の社会福祉関係者、保健・医療・教育など関係機関の参加・協力のもと、地域住民が住み慣れたまちで安心して生活することのできる「福祉のまちづくり」の実現を目指したさまざまな活動を行っている。たとえば、各種の福祉サービスや相談活動、ボランティアや市民活動の支援、共同募金運動への協力など、全国的な取組みから地域の特性に応じた活動まで、さまざまな場面で地域の福祉増進に取り組んでいる[8]。

B. 組織

　全国すべての市区町村、都道府県・指定都市に設置されており（なお、法律には規定されていないが、郡という単位で社協が組織される場合もある。たとえば、群馬県の吾妻郡社会福祉協議会）、それぞれが公共性と自主性を有した民間組織であると同時に災害時などには全国的なネットワークの強みを活かした活動を展開している[9]。

[1] 市町村社会福祉協議会および地区社会福祉協議会

　市町村社会福祉協議会は、1または同一都道府県内の2以上の市町村の区域内において、以下「C. 役割」に掲げる事業を行うことにより地域福祉の推進を図ることを目的とする団体である。その区域内における社会福祉を目的とする事業を経営する者および社会福祉に関する活動を行う者（ボランティア・市民活動団体、民生委員・児童委員、当事者団体等）が参加し、かつ、指定都市の場合はその区域内における地区社会福祉協議会の過半数および社会福祉事業または更生保護事業を経営する者の過半数が、指定都市以外の市および町村の場合はその区域内における社会福祉事業または更生保護事業を経営する者の過半数が参加する（社福109条1項）。

　地区社会福祉協議会は、1または2以上の区の区域内において、市町村社会福祉協議会と同様の事業を行うことにより地域福祉の推進を図ることを目的とする団体である。その区域内における社会福祉を目的とする事業を経営する者および社会福祉に関する活動を行う者が参加し、かつ、その区域内において社会福祉事業または更生保護事業を経営する者の過半数が

参加するものとする（社福109条2項）。

　区域内の事業者の過半数を要件としているのは、同じ区域内に2ヵ所以上設立されることを防ぐためであり、さまざまな市区町村内で意見や参加を推進するための公共的な役割を持った唯一の組織構成となっている⁽⁹⁾。

［2］　都道府県社会福祉協議会

　都道府県の区域内において以下「C. 役割」に掲げる事業を行うことにより、地域福祉の推進を図ることを目的とする団体である。その区域内における市町村社会福祉協議会の過半数および社会福祉事業または更生保護事業を経営する者の過半数が参加するものとする（社福110条1項）。

［3］　全国社会福祉協議会

　都道府県社会福祉協議会相互の連絡および事業の調整を行うため、全国を単位として、設立される（社福111条1項）。現在、「全国社会福祉協議会」として、東京に設置されている。

C. 役割

［1］　市町村社会福祉協議会および地区社会福祉協議会

　市町村社会福祉協議会および地区社会福祉協議会は、以下の事業を行う（社福109条1項1～4号）。
①社会福祉を目的とする事業の企画および実施
②社会福祉に関する活動への住民の参加のための援助
③社会福祉を目的とする事業に関する調査、普及、宣伝、連絡、調整および助成
④上記事業のほか、社会福祉を目的とする事業の健全な発達を図るために必要な事業

　また、市町村社会福祉協議会のうち、指定都市の区域を単位とするものは、上記①～④の事業のほか、その区域内における地区社会福祉協議会の相互の連絡および事業の調整の事業を行う（社福109条3項）。

　なお、市町村社会福祉協議会および地区社会福祉協議会は、広域的に事業を実施することにより効果的な運営が見込まれる場合には、その区域を越えて上記①～④の事業を実施することができる（社福109条4項）。

［2］　都道府県社会福祉協議会

　都道府県社会福祉協議会は、以下の事業を行う（社福110条1項1～4号）。

①市町村社会福祉協議会および地区社会福祉協議会が行う事業であって各市町村を通ずる広域的な見地から行うことが適切なもの

②社会福祉を目的とする事業に従事する者の養成および研修

③社会福祉を目的とする事業の経営に関する指導および助言

④市町村社会福祉協議会の相互の連絡および事業の調整

　1999（平成11）年、厚生労働省は成年後見制度に合わせて「地域福祉権利擁護事業」（2007〔平成19〕年度より「日常生活自立支援事業」と改称）を補助事業としてスタートした。事業の実施主体は都道府県および指定都市社会福祉協議会であるが、実際には、これらから委託を受けた市町村社会福祉協議会などが事業を行っている。この事業は、2000（平成12）年に社会福祉法上の第二種社会福祉事業として位置づけられた（社福2条3項12号・80条以下）。

　また、福祉サービスに関する苦情の相談を受け付け、中立の立場から助言、あっせんなどを行うことによって問題の解決を図るために、都道府県社会福祉協議会には「運営適正化委員会」を設置するものとされている（社福83条）。その他、福祉サービスの質の向上を図ることを通じてサービス利用者の安心と満足を実現するため、福祉サービスの第三者評価事業、また、経済的な支援を必要とする人びとに対する生活や就業等に必要な資金（生活福祉資金）の貸付事業なども行っている。

　さらに、地域福祉の推進の担い手として、社会福祉協議会には第三者後見人（**法人後見**）としての役割が期待されている。2018（平成30）年に策定された「成年後見制度利用促進における社協の取組みと地域における権利擁護体制の構築に向けた基本的な方策」（全国社会福祉協議会地域福祉推進委員会）において、社会福祉協議会による法人後見の特性として、次のようにまとめられている[10]。①長期間の後見業務を継続して遂行できる、②法人による組織的な事務管理体制により安全性・信頼性を高めることができる、③訪問による頻繁な見守りが必要な事例、相談や訴えが多い事例、家族全体の見守りが必要な事例等についても組織による対応で支援を継続することができる。そして、これらの特性を活かし、社会福祉協議会は、個人の後見人等では、生活を支えることが難しい場合の後見ニーズにも応えていく役割があるとされる。

　なお、社会福祉協議会が法人後見に取り組むにあたっては、**利益相反**に留意することが必要とされる。たとえば、被後見人が社会福祉協議会の介護保険サービス等を利用している場合、他にサービス事務所がない、あるいは被後見人等にとってサービス事業所の変更が大きな負担になるなど、当該社協のサービス利用を継続する必要がある場合は、家庭裁判所に対し、

法人後見
2017（平成29）年に閣議決定された「成年後見利用促進計画」では、法人後見の担い手の候補として、「社会福祉協議会や、市民後見人研修修了者・親の会等を母体とするNPO法人等」が挙げられている。全国社会福祉協議会地域福祉部が2019（令和元）年に実施した実態調査の結果では、「法人後見を受任している社協」は490社協（25.9％）、「現在の受任はないが過去実績がある社協」が30社協（1.6％）、「実績はないが受任体制がある社協」が67社協（3.5％）であった。

利益相反
当事者間の利害が競合、相反する状態にあること。そうした状態を故意に作り出すことは法律で禁じられることがある。たとえば、親権を行う父または母とその子との利益が相反する行為については、親権を行う者は、その子のために特別代理人を選任することを家庭裁判所に請求しなければならない（民826条）。この規定は、後見人についても準用される（民860条）。

後見監督人等の申立てを行い、後見監督人等が社協のサービス利用契約の代理人となるようにしなければならない(10)。

[3] 全国社会福祉協議会

　全国の福祉関係者や福祉施設等事業者の連絡・調整や、社会福祉のさまざまな制度改善に向けた取組み、また社会福祉に関する図書・雑誌の刊行、福祉に関わる人材の養成・研修といった事業を通じて社会福祉の増進に努めている。そのほか、アジア各国の社会福祉への支援など福祉分野の国際交流にも努めている。

　全国社会福祉協議会、都道府県・指定都市社協には、市区町村社協の生活支援活動の基盤整備に向けて、国や自治体との協議や働きかけを行うという役割も求められる。

5. 権利擁護支援の地域連携ネットワークの中核機関

A. 概要

成年後見制度利用促進法
正式名称は「成年後見制度の利用の促進に関する法律」。

　2016（平成28）年5月に施行された「**成年後見制度利用促進法**」（以下、促進法）において、市町村は「成年後見制度利用促進計画」（2017〔平成29〕年3月24日閣議決定。以下、国基本計画）を勘案して、当該市町村の区域における成年後見制度の利用の促進に関する施策についての基本的な計画を定めるよう努めるとともに、中核となる機関の設立等に係る支援その他の必要な措置を講ずるよう努めることとされている（促進法14条）。

　中核機関を設置・運営することで、地域の関係機関が連携し、協働する「地域連携ネットワーク」が動きはじめ、その地域内の権利擁護・成年後見制度に関する取組みを支援することが意図されている。

　なお、国基本計画では、都道府県の責務についても以下のように述べられている。「地域連携ネットワークや中核機関の業務については、専門的・広域的な対応が必要な内容も多く含まれていることから、都道府県は、各都道府県の実情に応じ、促進法第5条の規定にのっとり、自主的かつ主体的に、広域的に対応することが必要な地域における地域連携ネットワーク・中核機関の整備の支援及び人材養成や**専門職団体**との連携確保等広域的な対応が必要となる業務等につき、市町村と協議を行い、必要な支援を

専門職団体
たとえば、弁護士会、司法書士会、社会福祉士会等。

行うものとする」。

B. 組織

[1] 設置の区域

　国基本計画では、中核機関の設置の区域は住民に身近な地域である市町村の単位を基本としている。

　ただし、地域の実情に応じ、都道府県の支援も受け、複数の市町村にまたがる区域で設置するなどの柔軟な実施体制が検討されるべきだとされている。

[2] 設置の主体

　中核機関が行う権利擁護に関する支援の事業が、市町村の福祉部局が有する個人情報を基に行われることや、行政や地域の幅広い関係者を巻き込んでの連携を調整する必要などから、国基本計画では、市町村が設置することが望ましいとされている。

　またその際には、たとえば、地域連携ネットワークの中核の役割を担うことが適当と考えられる機関に委託すること（複数の市町村にまたがる区域で中核機関が設置される場合には、当該複数市町村による共同委託）や、すでに「成年後見支援センター」等を設置している地域においてはそうした枠組みを活用すること等を含め、地域の実情に応じた形で柔軟に設置できるよう検討されるべきとされる。

[3] 運営の主体

　国基本計画では、地域の実情に応じた適切な運営が可能となるよう、市町村による直営または市町村からの委託などにより行うとされている。

　市町村が委託する場合等の中核機関の運営主体については、業務の中立性・公正性の確保に留意しつつ、専門的業務に継続的に対応する能力を有する法人（たとえば、社会福祉協議会、NPO法人、公益法人等）を市町村が適切に選定する。

　また、市町村の判断により、地域における取組実績等を踏まえ、1つの機関ではなく、複数の機関に役割を分担して委託等を行うこともある。

　上記を踏まえ、設置・運営主体としては次の組合せが想定されている。

　①単独・直営、②単独・社協等への委託、③広域・社協等への委託、④広域・NPO等の新たな組織新設。なお、委託の場合であっても、市町村が設置主体として責任をもって取り組むことが求められる。

C. 役割

国基本計画によれば、地域連携ネットワークは、本人を後見人とともに支える「チーム」と、地域における「協議会」等という2つの基本的仕組みを有するものとされ、こうした地域連携ネットワークを整備し適切に協議会等を運営していくためには、「中核機関」が必要であるとされている（国基本計画, pp.3-4 参照）。

中核機関設置に関する「手引き」では、上記「チーム」「中核機関」「協議会」の関係について以下のように整理されている。

［1］ チーム

本人に身近な親族、福祉・医療・地域等の関係者と後見人がチームとなって日常的に本人を見守り、本人の意思や状況を継続的に把握し必要な対応を行う仕組みである。基本的には、日常生活圏域（場合によっては自治体圏域）で完結する場合が多い。

［2］ 中核機関

国基本計画で提示されている中核機関のさまざまな役割は、次の3点に集約・整理される。

①地域の権利擁護支援・成年後見制度利用促進機能の強化に向けて、全体構想の設計と、その実現に向けた進捗管理・コーディネート等を行う「司令塔機能」

②地域における「協議会」を運営する「事務局機能」

③地域において「3つの検討・専門的判断」を担保する「進行管理機能」

中核機関が進行管理する「3つの検討・専門的判断」とは、次の通りである。

①権利擁護支援の方針についての検討・専門的判断

②本人にふさわしい成年後見制度の利用に向けた検討・専門的判断

③モニタリング・バックアップの検討・専門的判断

これらを通じ、中核機関は、個別のチーム（本人や後見人と、両者の活動等を身近で支援する関係者）に対する専門職等によるバックアップ（困難ケースのケース会議等を含む）を担保する。これらの検討・専門的判断は、主に日常生活圏域〜自治体圏域で行われることが想定されるが、専門性の高い問題等については、更に広域での検討・判断が必要な場合もあると想定される。

［3］協議会

協議会は、成年後見等開始の前後を問わず、「チーム」に対し法律・福祉の専門職団体や関係機関が必要な支援を行えるよう、各地域において、専門職団体や関係機関が連携体制を強化し、各専門職団体や各関係機関が自発的に協力する体制づくりを進める合議体である。

「地域連携ネットワーク」の機能・役割が適切に発揮・発展できるよう、専門職団体など地域の関係者が連携し、地域課題の検討・調整・解決に向け継続的に協議する場になる。中核機関がその事務局を務める。中核機関や地域連携ネットワークの活動をサポートするとともに、それらの活動のチェック機能も担う。主に自治体圏域〜広域圏域で設立運営されることが想定される。

6. 弁護士、司法書士の役割

A. 概要

［1］弁護士

弁護士は、「**法曹**」といわれる法律専門職の1つであり、弁護士法1条において、基本的人権を擁護し、社会正義を実現することを使命とするとともに、その使命に基づき、誠実にその職務を行い、社会秩序の維持および法律制度の改善に努める存在と規定されている。

弁護士は弁護士会と全国組織である日本弁護士連合会（日弁連）の双方に加入することが義務づけられている（強制加入制度）。弁護士会は、地方裁判所の管轄区域ごと置かれるが（弁護士法32条）、東京には歴史的経緯により3会（東京弁護士会、第一東京弁護士会、第二東京弁護士会）あることから、全国で52会存在する。

弁護士の資格を得るには、**法科大学院**を修了し、司法試験に合格後、1年間の研修（司法修習）を受けた後、司法研修所で行われる試験に合格することが必要である。その上で、弁護士として業務を行うためには、弁護士会および日弁連に登録し、その**会員**とならなければならない。

［2］司法書士

司法書士は、司法書士法の規定に従い、その資格を得、業務を行う法律

法曹
裁判官、検察官、弁護士の3つの法律専門職の総称。「法曹三者」と言われることもある。

法科大学院
法曹に必要な学識および能力を培うことを目的とする専門職大学院。アメリカのロー・スクールをモデルとした制度であることから、「ロースクール」とも言われる。法学未修者コース（3年）と法学既修者コース（2年）がある。修了すると、司法試験の受験資格と「法務博士（専門職）」の専門職学位が与えられる。なお、法科大学院を修了せずに、予備試験に合格することで司法試験を受験することもできる。

日弁連の会員
日弁連の会員は、個々の弁護士に加え、弁護士法人、全国52の弁護士会であるが（弁護士法47条）、その他に「準会員」「沖縄特別会員」「外国法事務弁護士」「外国法事務弁護士法人」によって構成されている。2021（令和3）年4月1日現在、弁護士会員は4万3,230名（うち女性8,349名）。

専門職である。司法書士法1条では、登記、供託、訴訟その他の法律事務の専門家として、国民の権利を擁護し、それを通じて、自由かつ公正な社会の形成に寄与することを使命とすると規定されている。

司法書士もまた、司法書士会と全国組織である日本司法書士会連合会（日司連）の双方に加入することが義務づけられている（**強制加入制度**）。司法書士会は法務局または地方法務局の管轄区域ごと設置されるとされ（司法書士法52条1項）、全国で50会存在する。

司法書士の資格を得るには、司法書士試験に合格することが必要である。その上で、司法書士として業務を行うには、司法書士会および日司連に登録し、その会員とならなければならない（**強制加入制度**）。なお、司法書士試験を受けなくとも、裁判所事務官・裁判所書記官・法務事務官・検察事務官の場合は10年以上、簡易裁判所判事・副検事の場合は5年以上の実務経験があり、法務大臣が認めた者も、司法書士会および日司連に登録し、**会員**となることで、司法書士となることができる。

B. 組織

[1] 日本弁護士連合会

すべての弁護士がその会員となっている日弁連は、戦後に選定された弁護士法に基づいて1949（昭和24）年に設立された法人である。弁護士の他、全国52の弁護士会、弁護士法人、外国法事務弁護士等がその会員となっている。

日弁連の目的について、弁護士法は「弁護士及び弁護士法人の使命及び職務にかんがみ、その品位を保持し、弁護士及び弁護士法人の事務の改善進歩を図るため、弁護士、弁護士法人及び弁護士会の指導、連絡及び監督に関する事務を行うこと」と規定している（弁護士法45条2項）。日弁連は、この目的を達成するため、弁護士等の登録審査、弁護士等に対する懲戒処分など弁護士等の身分に関する業務、また、弁護士、弁護士法人、外国法事務弁護士、弁護士会等が遵守すべき会則の制定などを行っている（**弁護士自治**）。

日弁連では、弁護士の使命である基本的人権の擁護と社会正義の実現のため、さまざまな委員会を設け、会として活動している。権利擁護と成年後見制度との関連では、「**日弁連高齢者・障害者権利支援センター**」を設置している。活動の概要は以下の通りである[(11)]。

高齢者の権利に関する施策部会（第1部会）、障害者の権利に関する施策部会（第2部会）、成年後見制度・意思決定支援部会（第3部会）、福祉

分野の法的サービス展開部会（第4部会）、ひまわりあんしん事業推進部会（第5部会）を設置して活動している。特に、ひまわりあんしん事業推進部会では、全国の弁護士会に設置されている高齢者・障害者支援を目的とする組織（**支援センター**）の各地での具体的な取組みを一層充実・活性化させることを目的として、弁護士会が対応すべき標準的な事業を「ひまわりあんしん事業」として策定し、実施の要請と支援を行い、各弁護士会の活動の充実に取り組んでいる。また、各地の弁護士会に設置されている支援センターの活性化を図るとともに弁護士会と行政、社会福祉協議会、各福祉専門職・機関、当事者組織などとの連携・ネットワークの構築を目的として、定期的に各地で「**高齢者・障がい者権利擁護の集い**」を開催している。

［2］日本司法書士会連合会

弁護士同様、すべての司法書士の登録が義務づけられている（司法書士法8条1項）、全国組織の日司連への登録は、事務所を設けようとする地の司法書士会を経由して、登録申請書を提出することで行うものとされている（司法書士法9条1項）。

日司連の目的について、司法書士法は「司法書士会の会員の品位を保持し、その業務の改善進歩を図るため、司法書士会及びその会員の指導及び連絡に関する事務を行い、並びに司法書士の登録に関する事務を行うこと」（司法書士法62条）と規定している。弁護士会同様、司法書士会には、個々の司法書士が法律や会則に違反するおそれがある場合には、その司法書士に対して必要な措置をとるよう指導できる注意勧告権がある（司法書士法61条）。これは職務上、司法書士が自らを律することを目的とするもので、自主懲戒権に準ずるものとされる。

また、日司連は、成年後見関連法が施行される前年の1999（平成11）年12月に、**成年後見センター・リーガルサポート**を設立している。正会員は組織の目的に賛同した司法書士および司法書士法人である。全国に50の支部が置かれ、それぞれの地域の特性に応じた活動を行っている。

センターは具体的に、以下のような活動を行っている[12]。

① 人材の育成と供給（所定の研修を受けた会員の後見人候補者名簿への登載）

② 受任した会員からの定期的な後見事務遂行に関する報告の徴集

③ 任意後見人の受任に関する指導監督

④ リーガルサポートによる法人後見受任

⑤ 制度の研究と事例・情報収集（業務委員会、業務研修委員会の設置）

支援センター
たとえば、大阪弁護士会では、高齢者・障害者総合支援センター「ひまわり」が、財産管理・成年後見、消費者被害、遺言、精神科病院の退院・処遇改善について、電話相談に加え、弁護士会館での来館相談、さらに、来館が難しい場合にはセンターの弁護士が自宅・病院・老人ホーム等に出張しての相談も行っている。なお、来館相談、出張相談については、法テラス（日本司法支援センター）の資力基準に該当する場合は、相談料が無料になる。

高齢者・障がい者権利擁護の集い
日弁連が2001（平成13）年に奈良県で開催した第44回人権擁護大会でのシンポジウム「契約型福祉社会と権利擁護のあり方を考える」を契機として開催されるようになった。第1回は「福祉と司法の連携・ネットワークの確立を」をテーマに、大阪で2003（平成15）年に開催された。

成年後見センター・リーガルサポート
設立時は社団法人として設立された。公益法人制度の改革後、2011（平成23）年に公益社団法人としての認定を受けている。

⑥制度の普及への取組み（全国一斉無料成年後見制度相談の実施、講師などの派遣やシンポジウムの開催、成年後見人養成講座の開設による市民後見人の育成、**公益信託成年後見助成基金**の設置による低所得者への利用促進）など

C. 役割

2016（平成28）年5月に施行された促進法を受け、翌年に閣議決定された国基本計画において、弁護士、司法書士を含む法律関係団体には以下のような役割が期待されている。

①法的観点からの後見等ニーズの精査や成年後見制度の利用の必要性、類型該当性等を見極める場面での助言や指導、ケース会議等への参加

②弁護士および司法書士等の後見人候補者名簿を整備し、多額の金銭等財産の授受や**遺産分割協議**等の高度な法律的対応が必要となる案件等について、適切な後見人および成年後見監督人等の候補者を推薦

③親族後見人、市民後見人等の選任後において、知識不足や理解不足から生じる不正事案発生等を未然に防止するため、支援機能の一環として、後見人に対する指導や助言、必要に応じて成年後見監督人等として関与

［1］ 弁護士

上記の国基本計画で述べられた期待②にみられるように、弁護士には成年後見人等や成年後見監督人等としての役割が期待されているが、弁護士の選任が適当な事案としては、親族間に紛争がある事案や親族による虐待がある事案が考えられる[13]。親族間に、財産管理のあり方について意見の相違がある場合には、親族を成年後見人等に選任することは、親族間で新たな紛争を生じさせる可能性にもつながる。また、虐待を加えている親族を成年後見人等に選任することはもちろんありえないが、虐待を加えていない親族を成年後見人等に選任することも、やはり親族間に新たな紛争をもたらすおそれがある。いずれにおいても、親族間に紛争が生じれば成年被後見人等の生活の平穏が害されることになり不適切である。

弁護士の役割については、社会で発生するあらゆる事件や紛争に対して、法律の専門家として適切な予防方法や対処方法、解決策をアドバイスする「**社会生活上の医師**」であることだと言われることがある。権利擁護や成年後見制度との関わりにおいても、成年後見人等あるいは成年後見監督人等として、法律上の紛争の可能性が高い事案において、その役割を果たすことが求められる。

［2］司法書士

　上記の国基本計画では、特に弁護士と区別することなく、司法書士についても、成年後見人等や成年後見監督人等としての役割が期待されている。そもそも司法書士の業務について、司法書士法施行規則 31 条 2 号は「当事者その他関係人の依頼又は官公署の委嘱により、後見人、保佐人、補助人、監督委員その他これらに類する地位に就き、他人の法律行為について、代理、同意若しくは取消しを行う業務又はこれらの業務を行う者を監督する業務」と規定しており、成年後見業務は以前より司法書士の業務の 1 つとして位置づけられている。また、2003（平成 15）年の司法書士法改正により、法務大臣の認定を受けた司法書士は、簡易裁判所において取り扱うことができる民事事件（訴訟の目的となる物の価額が 140 万円を超えない請求事件）等について、代理業務を行うことができるようになり（簡裁訴訟代理等関係業務）、その職域は拡大しており、弁護士と重複している。

　その上で、日司連は、「司法書士は、地域の市民が頼れる『身近なくらしの中の法律家』として活躍の場を広げ、**司法アクセス**充実の一翼を担っています。法律の『掛かり付け医』のように地域への密着を目指しています」[14] と述べており、成年後見業務においては、弁護士と比べ紛争性のない事案について、その役割を果たすことが求められる。

7. 市民後見人の役割

A. 概要

　認知症高齢者が急増する中、成年後見人等の担い手の確保は重要な課題となっている。これまでその担い手となってきた、親族や専門職だけではカバーしきれない状況が生じており、そこで期待されているのが「市民後見人」である。「市民後見人」について、法律上の定義は存在しない。厚生労働省のウェブサイト[15] では、「弁護士や司法書士などの資格はもたないものの社会貢献への意欲や倫理観が高い一般市民の中から、成年後見に関する一定の知識・態度を身に付けた良質の**第三者後見人**等の候補者」と説明されている。

司法アクセス
何か紛争が起きたときに、法による解決に必要な情報やサービスの提供（たとえば、弁護士や司法書士への相談や依頼）が受けられること。日本では弁護士全体の約半数が東京におり、それ以外も大阪や名古屋といった大都市に偏在する。それに対し、司法書士は都市部に偏在することなく、ほとんどの市や町に存在するとされる。

第三者後見人
成年後見人等（成年後見人、保佐人および補助人）に選任された者のうち、親族以外の第三者が初めて親族を上回ったのが 2012（平成 24）年である。2020（令和 2）年では、親族以外で成年後見人等に選任された者は、全体の約 80.3％となっている。内訳では、司法書士（なお、司法書士および弁護士については、各法人を含む）が最も多く、1 万 1,184 件である。市民後見人については、非親族の成年後見人等に占める割合は、1.1 ％（311 件）であるが、過去 10 年間でその数は約 3.4 倍に増加している。

B. 組織

後見人には特に資格等は必要とされていない。そこで、上記のような知識・態度を身に付けた人材の養成については、以下のような組織的取組みがなされている。

［1］ 高齢社会 NGO 連携協議会[12]

国際連合が提唱した1999年の「国際高齢者年」に合わせて、国内における高齢者関連の NGO などが結集し、その前年に「高齢者年 NGO 連絡協議会」が組織された。国際高齢者年の終了に伴い、その活動は、2000（平成12）年に「高齢社会 NGO 連携協議会」へ引き継がれ、日本の高齢社会への対応対策を推進する NGO 団体の連携を図り、国内外の活動拠点としての役割を務めることとなった。この協議会には、財団法人、社団法人、特定非営利活動法人（NPO 法人）が加入しており、地域の実情に応じた独自の研修プログラムで市民後見人の養成を行っている。

［2］ 国の取組み[16]

2011（平成23）年度に、厚生労働省の予算事業として「市民後見推進事業」が創設された。これは、市町村において市民後見人を確保できる体制を整備・強化し、地域における市民後見人の活動を推進する事業であって、全国的な波及効果が見込まれる取組みを支援するものであった（2014〔平成26〕年度まで実施）。

また、2011年6月に老人福祉法が改正され、市町村の努力義務として、市町村長による後見等の審判請求が円滑に実施されよう、後見等にかかる体制の整備を行うことが規定されるとともに、都道府県の努力義務として、市町村の後見等にかかる体制の整備の実施に関し助言その他の援助を行うことが規定された（老福32条の2）。

認知症施策に関しては、2012（平成24）年9月に策定された**オレンジプラン**（認知症施策推進5か年計画）を改め、2015（平成27）年1月には**新オレンジプラン**（認知症施策推進総合戦略）が策定された。同プランでは、認知症の人を含む高齢者にやさしい地域づくりを推進する観点から、市民後見について、「市民後見人養成のための研修の実施、市民後見人の活動を安定的に実施するための組織体制の構築、市民後見人の適正な活動のための支援等を通じて、市民後見人の活動を推進するための体制整備を行う」ことを掲げている。

また、障害者に対する施策としては、知的障害者福祉法と精神保健福祉

精神保健福祉法
正式名称は「精神保健及び精神障害者福祉に関する法律」。

法が改正され、市町村が、後見等の業務を適正に行うことができる人材の活用を図るための体制整備について、必要な措置を講ずるよう努めなければならない旨の努力規定を設けられた。

そうしたなか、成年後見制度の利用を促進するという観点から、促進法が制定・施行されるとともに、同法に基づく国基本計画が閣議決定された。市民後見人の育成等についても、促進法や国基本計画の中に位置づけられた。

促進法では、施策の基本方針として、「地域において成年後見人等となる人材を確保するため、成年後見人等又はその候補者に対する研修の機会の確保並びに必要な情報の提供、相談の実施及び助言（中略）その他の成年後見人等又はその候補者に対する支援の充実のために必要な措置を講ずること」等を規定している（促進法11条8号等）。

国基本計画では、地域連携ネットワークおよび中核機関が担うべき具体的機能として、受任者調整（マッチング）等の支援の中で「市民後見人候補者等の支援」を位置づけるとともに、市町村・都道府県と地域連携ネットワークが連携しながら取り組むことにより、市民後見人の育成・活用がより進むことが考えられると述べられている。

また、「後見人支援機能」の中で、親族後見人や市民後見人等の日常的な相談に応じること、成年後見人による事務が本人の意思を尊重しその身上に配慮して行われるよう成年後見人を支援すること等を記載している。

さらに、国基本計画では、都道府県の役割の中で、市民後見人の育成を含む後見等の担い手の確保については都道府県が積極的な支援を行うことが期待されている。

[3] 地域における取組み

市民後見人の養成や支援等については、それぞれの地域において、その実情に合わせてさまざまな取組みが行われている。たとえば、東京の多摩南部成年後見センターは、調布市・日野市・狛江市・多摩市・稲城市の5市から委託を受け、市民後見人養成講座の開催、センターを通じた市民後見人の受任者調整（マッチング）、受任後の支援・監督を、広域で行っている。

また、市民後見人の選任や活動の場の確保に関しても、さまざまな取組みが行われている。市民後見人の選任形態として、①市民後見人のみが選任される事例、②市民後見人と専門職後見人などの複数の者が選任される事例、③市民後見人が選任され、社会福祉協議会等が後見監督人として選任される事例、④社会福祉協議会や特定非営利活動法人（NPO法人）等が法人として成年後見人に選任され、そのスタッフとして市民後見人養成

講座の修了者が選任される事例等がみられる[17]。

C. 役割

[1] 市民後見人の特徴

　市民後見人養成講座を実施している団体である「**地域後見推進プロジェクト**」のウェブサイトでは、「市民後見人の特徴」として、次のように述べられている[17]。「（前略）市民後見人は、本人と同じ地域で生活している市民であることから、地域の社会資源についてよく把握しており、また本人と同じ生活者として市民目線で職務を行うことにより、きめ細やかな身上保護を行えるという点で強みがあると言えます。また市民後見人は、ビジネスとして後見事務を行うのではないため、生活保護受給者など、後見報酬をほとんど期待できない案件についても対応可能となります。ただし市民後見人は、専門的な知識（特に法律的な知識）が十分でないことが多いゆえ、個人単独で後見事務を行うのではなく、後見実施機関（成年後見センターなど）、社協、専門職などと連携してそのサポートを受けたり、またそれらに監督人になってもらったり、あるいは市民後見法人等のメンバーとして活動するなど、専門性を高め、不正を防ぐ体制をつくる必要があるといえます」。

[2] 市民後見人の活動の場

　日本社会福祉士会が2015（平成27）年度に実施したアンケート調査とヒアリング調査の結果に基づく報告書では、市民後見人の活動の場として、次のように述べられている[18]。「（前略）権利擁護の視点からの地域での見守り、ニーズの発見や専門支援機関へのつなぎにはじまり、社会福祉協議会の日常生活自立支援事業の生活支援員や他の援助を必要とする人々に対する支援事業への参画、法人後見の支援員、後見人の受任等、多岐にわたる。市民後見人の活動の場は、出発において多様であり、さらに経験を積むことによってステップアップしていくものとしてとらえることができる。したがって、市民後見人を不足する専門職の肩代わりとしてではなく、地域の権利擁護人材として育成していく視点が重要である」。

8. 各種相談機関等

A. 児童相談所

　児童相談所は、都道府県・政令指定都市・中核市に設置され、18歳未満の児童に関するあらゆる相談の他、必要な調査・診断・判定に対応し、虐待が疑われる児童の一時保護や児童福祉施設への入所措置等を行う。

　近年の児童虐待の増加を受けて、児童虐待の発生予防や児童虐待発生時の迅速・的確な対応、被虐待児童への自立支援等の対策が強化され、配属職員の増員等が図られている。

B. 身体障害者更生相談所・知的障害者更生相談所・老人福祉センター等

　身体障害者更生相談所や知的障害者更生相談所は、都道府県単位で設置されており、身体障害者と知的障害者それぞれに関する各種相談に対応し、医学的、心理的、職能的な専門的判定を行っている。障害者に関連する虐待が疑われる相談も寄せられるため、市町村への情報提供や、各関連機関等の連絡調整等を実施している。

　高齢者分野では、相談員を配置している老人福祉センター等での対応も考えられる。

C. 保健所・精神保健福祉センター

　地域の保健所でも、相談を担当する保健師その他の職員が、高齢者の健康状態や外傷等により虐待を疑う場合があり、市町村や関係機関等との連携による虐待への対応が行われる。精神障害者の相談対応を行う都道府県等の精神保健福祉センターにおいても、虐待が疑われる相談事例について、速やかな関係機関との連絡調整による対応が求められる。

D. 各種学校、社会福祉施設、居宅サービス事業所等

　幼稚園、小学校、中学校等の学校や、保育所等は、通学・通園する子どもの虐待を発見しやすい立場である。児童相談所における一時保護の後に、

乳児院や児童養護施設における児童の保護が行われる。障害者や高齢者等の入所施設や居宅サービス事業所においても同様で、市町村による特別養護老人ホームへの措置入所や障害者入所施設への緊急保護等、虐待への対応が行われる。

E. 医師・歯科医師

医師・歯科医師の役割は、まず患者の診察・治療にあたることであるが、必然的に虐待が疑われる患者も受診することがあり得る。たとえば、小児科に受診した子どもに原因不明のやけどやあざがあり親の主張と医師の所見が異なる場合、児童虐待が疑われるため、医師の判断で市町村等への通報が行われる。

また、地域の医師会等は、前述の「高齢者虐待対応専門職チーム」のような社会福祉士や弁護士等との連携を保ちながら、患者の権利擁護に関わる実践を行っている。

F. 警察

警察は、個人の生命・身体・財産の保護、公共の安全秩序の維持を目的とした行政機関である。虐待等の対応については、児童虐待の場合、市町村や児童相談所との情報共有を図るとともに、協議を行って対応方針が検討されている。児童虐待防止法10条の規定でも、児童相談所長による警察署長に対する援助要請等が規定されており、児童相談所による立ち入り調査等の実施における警察官の臨席等の協力が行われる。障害者や高齢者、家庭内暴力（DV）等の場合も同様の対応が行われる。

児童虐待防止法
正式名称は「児童虐待の防止等に関する法律」。

注)

ネット検索によるデータの取得日は，いずれも 2021 年 4 月 1 日.
(1) 日本ソーシャルワーカー協会ウェブサイト「ソーシャルワーカーとは」.
(2) 厚生労働省ウェブサイト「ソーシャルワーク専門職である社会福祉士に求められる役割等について」p.3.
(3) 村尾泰弘「家庭裁判所調査官」村尾泰弘・廣井亮一編『よくわかる司法福祉』ミネルヴァ書房，2004, pp.10–11.
(4) 平田厚「人権擁護制度」古川孝順編『生活支援の社会福祉学』有斐閣，2007, p.62.
(5) 古川孝順「苦情対応」仲村優一・一番ヶ瀬康子・右田紀久恵監修『エンサイクロペディア社会福祉学』中央法規出版，2007, p.800.
(6) 日本成年後見法学会ウェブサイト「市町村における権利擁護機能のあり方に関する研究会　平成 18 年度報告書」pp.13–15.

(7) 日本成年後見法学会ウェブサイト「市町村における権利擁護機能のあり方に関する研究会　平成17年度報告書」pp.15-16.

(8) 全国社会福祉協議会ウェブサイト「社会福祉協議会のあらまし」.

(9) 神奈川県社会福祉協議ウェブサイト「社協とは・その1」『かながわの社協からの提案 2014- 住民が抱える生活課題の解決に向けて』.

(10) 全国社会福祉協議会地域福祉推進委員会『成年後見制度利用促進における社協の取り組みと地域における権利擁護体制の構築に向けた基本的な方策』2018, p.12.

(11) 日本弁護士連合会ウェブサイト「日弁連高齢者・障害者権利支援センター」.

(12) 福田幸夫・森長秀編『権利擁護と成年後見制度（第4版）』弘文堂, 2018, p.203, p.206.

(13) 矢野和雄「利用促進に向けた弁護士の役割」実践成年後見編集部編『実践成年後見』81号, 民事法研究会, 2019, pp.15-16.

(14) 日本司法書士会連合会ウェブサイト「司法過疎の解消—『身近なくらしのなかの法律家』」.

(15) 厚生労働省ウェブサイト「市民後見人について」.

(16) 竹野佑喜「利用促進の観点からみた市民後見人の位置づけと育成の実情」実践成年後見編集部編『実践成年後見』86号, 民事法研究会, 2020, pp. 33-35, p.38.

(17) 地域後見推進プロジェクトウェブサイト「市民後見人の特徴」.

(18) 日本社会福祉士会ウェブサイト「権利擁護人材育成・活用のための都道府県の役割と事業化に関する調査研究　報告書」p.79.

■ 理解を深めるための参考文献

● 清永聡『家庭裁判所物語』日本評論社, 2018.

　家庭裁判所はその設立の当初から、社会の中で弱い立場の人びとを支援するという一貫した理想があるとされる。黎明期の家庭裁判所を知る人びとの証言を通じて、家庭裁判所とはどのような裁判所であるのかを歴史的な視点から学ぶことができる。

法令検索
たとえば、本書に登場する法律や個々の条文を読みたいときなどは、総務省行政管理局が管理・運営しているウェブサイト「e-Gov法令検索」を活用してほしい。

一人暮らし高齢者への消費者被害対応事例
➡ p.220
第9章5節参照。

コラム　高齢者と消費者

「○○基本法」という名前の法律は、重要な政策分野において国の基本的な方針を示す、いわばその分野の「憲法」ともいえる。法令検索をすると、現在、施行されている「基本法」という名称をもつ法律は52件存在する（2021〔令和3〕年4月1日現在）。その多くは、今世紀に入ってから制定されており、そうした状況は「基本法ブーム」と呼ばれることもある。そこからは、時代や社会の変化を捉え、法律や政策に反映させようとする立法者の意図が感じられる。高齢者政策の分野では、「高齢社会対策基本法」が、1995（平成7）年に制定された。その前年、高齢者数は約1,760万人となり、高齢化率は14%を超え、日本は高齢社会を迎えている。同法では、高齢社会対策として「国民が生涯にわたって社会を構成する重要な一員として尊重され、地域社会が自立と連帯の精神に立脚して形成される社会」の構築を基本理念の1つとして掲げている。そこには、地域社会に支えられながら、社会のメンバーとして、自立して生きていく高齢者のあり方が示されているといえる。

また、消費者政策の分野では、1968（昭和43）年に制定された「消費者保護基本法」が全面改正され、2004（平成16）年に「消費者基本法」が成立している。高度経済成長がもたらした大量生産、大量販売、大量消費の社会のなかで発生した消費者問題を背景に、「消費者保護基本法」は制定された。この改正の背景には、規制改革の推進、高度情報化や国際化など消費者を取り巻く環境の変化が存在する。そして、「保護」の2文字がとれた現在の基本法において、消費者の位置づけが大きく転換した。従来「保護される者」として受動的に捉えられてきた消費者が、そこでは権利の担い手として能動的に捉えられることになった。では、もはや消費者に援助の手をさしのべる必要はないのか。もちろん、そうではない。消費者基本法2条は消費者政策の基本理念として「消費者の権利を尊重する」とともに「消費者の自立を支援する」ことを定める。これはまさに、対策高齢社会基本法の基本理念にも示されている、社会福祉における権利擁護と共通する人間の捉え方である。しかし、両者が共通するのは当然ともいえる。われわれは誰もが消費者であり、やがては高齢者になるからである。そう考えるならば、権利擁護とは何か特別のことではなく、われわれのもっと身近なところに存在することがわかるのではないだろうか。

第8章 成年後見制度の概要

　ある程度の年齢に達すると、人は自らの老後を憂い、不安に駆られることがある。一般に、年齢を重ねるごとにこの思いは強くなる。そんな時、誰かの力を借りて、将来設計をすることができたら、どんなにか気持ちが安らぐことだろう。任意後見契約という法律の中に、どう自己決定権尊重の理念が息づいているか、向学のみなさんとともに見て行きたい。

1

　成年後見制度は、現代のソーシャルワークの実践において、判断能力が低下した方に対する意思決定支援、生活支援、財産管理等に対する重要かつ有効な権利擁護手段である。そこで本章では、まずはその意義（真価）を理解してほしい。

2

　成年後見制度には、法定後見制度と任意後見制度の2種類がある。本章では、制度の概要だけでなく、手続の方法や権利擁護の担い手である成年後見人、保佐人、補助人、任意後見人等の権限の範囲や限界や義務等について学ぶ。

3

　成年後見制度（任意後見含む）は、2000（平成12）年に施行された。制度発足当時、自己決定権の尊重という観点から、任意後見制度は大きな期待を集めた。20年を経過した今、本制度は大きな伸びしろを残しながら推移している。

4

　成年後見制度の利用促進を図るために制定された成年後見制度利用促進事業の内容や日常生活自立支援事業について概観する。また、近年の成年後見制度の動向についても統計資料をもとに解説する。

1. 成年後見制度の全体像

A. 成年後見制度の意義

　成年後見制度とは、精神上の障害により判断能力が不十分であるため契約等の**法律行為**(1) における意思決定が困難な者（たとえば、認知症高齢者、知的障害者、精神障害者等の本人）について、後見人等の保護者がその判断能力を補い、本人の意思を尊重しながら、それによってその判断能力の不十分な者の生命、身体、自由、財産等の権利を擁護する制度である。

　なお、この制度は、「精神上の障害」を前提とした制度であるから、これを伴わない身体上の障害だけを有する人は対象とならない。

B. 制度創設の経緯

　本人が日常の必要な預貯金の管理・解約、医療・福祉サービスを含むさまざまな契約や手続、相続手続、不動産の処分、生活環境の整備などをする必要があっても、本人の判断能力がほとんどなければ、そのような行為はできないし（**意思能力**と成年後見制度の関係(2)）、本人だけで行うと、本人にとって不利益な結果を招くおそれもある。

　そこで従来、これらに対応する制度にあたるものとして、**禁治産制度**および**準禁治産制度**があったが、その公示方法が戸籍であったこと、制度の呼称からイメージが悪かったこと、本人の意思の尊重が十分ではなかったことなどから、あまり利用されなかった。

　そこで、わが国が直面する超高齢社会への対応（認知症高齢者）および知的障害者・精神障害者等の福祉の充実の観点から、①**自己決定の尊重**、②残存能力の活用、③**ノーマライゼーション**の理念などの現代的な課題と従来の本人保護の理念との調和を旨として、柔軟かつ弾力的な利用しやすい制度へと抜本的な改正が行われた。

　こうして新たに誕生したのが成年後見制度であり、2000（平成12）年4月1日から施行された。従来の禁治産・準禁治産制度と異なる点は、「任意後見制度の新設」「後見・保佐の他に補助類型の新設」「**後見人等の複数人選任**が可能」「**法人後見**が可能」「配偶者後見人・配偶者保佐人の制度の廃止」「**市町村長**に申立権を付与(3)」「**公示方法**が、戸籍記載から東京法務

局の『**後見登記等ファイル**』[(4)] への記録に変更」（後見登記等に関する法律）などである。

C. 介護保険制度との関係

また、2000（平成12）年4月に導入された介護保険制度は本人とサービス提供事業者との契約を前提としており、成年後見制度は、まさに契約当事者である利用者本人の契約締結能力を補完するものとして介護保険制度には不可欠な制度である。

D. 成年後見制度の種類

成年後見制度には、法定後見制度と任意後見制度とがあり、「成年後見制度」という呼称は、その総称である。

[1] 法定後見制度

法定後見制度は、申立権者による家庭裁判所に対する申立てに基づいて、本人の保護者を家庭裁判所が選任する制度であり、本人の判断能力の程度により「後見」「保佐」「補助」の3類型に区分される。そして、「後見」「保佐」「補助」ごとに、保護者の権限（代理権、取消権、同意権）の有無・範囲や本人が行い得る行為の範囲が異なっているので、これをしっかりと理解しておくことが必要である。

なお、「後見」という場合、成年後見制度とは異なる未成年者保護のための後見人（**未成年後見人**）制度（民840条）も存在するので、これと区別するために「成年後見（人）」という言葉も用いられる。

[2] 任意後見制度

任意後見制度は、委任者（本人）が受任者（保護者）に対し、精神上の障害により事理弁識能力が不十分な場合における自己の生活・療養看護および財産の管理に関する事務の全部または一部をあらかじめ委託し、その委託に係る事務について受任者に代理権を付与し、任意後見監督人が選任されたときからその効力を生ずるという制度である（任意後見契約に関する法律）。

公示方法
一定の事柄を周知させるべく公衆が知ることのできる状態に置くための方法をいう。高齢者の中には、「戸籍」に記載されると勘違いをしている人もいるので、その誤解を払拭することが大切である。

後見登記等ファイル
この登記は東京法務局のコンピュータシステムに記録登録され管理されるものである。

法定後見制度
「民法」「家事事件手続法」で定められている制度である。任意後見制度も実は法律で定められた制度なので、ここでいう「法定」後見制度というのは、「家庭裁判所が選任する」という意味合いで用いられていると覚えるとよい。

未成年後見人
親の死亡などより親権を行う者がいなくなった場合などに、未成年者について、親の代わりに法定代理人となり、監護養育、財産管理などの法律行為や事務を行う保護者のこと。

任意後見制度
法定後見制度との違いは、本人の保護者を本人自らが選任でき、その選任を、本人（委任者）と保護者（受任者）を契約当事者とする公正証書による任意後見契約という特殊な契約によって行う点、および法定後見制度と異なり、保護者には本人の意思に基づく代理権（任意代理権）しか付与されず、取消権が与えられていないという点である。

E. 法定後見制度の3類型の比較

法定後見制度は、本人の判断能力の程度により「後見」「保佐」「補助」の3類型に区分される。法定後見3類型の比較は、**表8-1-1**の通りである。

表8-1-1　後見・保佐・補助の比較表

		法定後見制度		
		後見	保佐	補助
対象者	現行法定義	精神上の障害により事理弁識能力を欠く常況にある者(民7)	精神上の障害により事理弁識能力が著しく不十分な者(民11)	精神上の障害により事理弁識能力が不十分な者（民15①)
開始の手続	審判の申立権者	①本人、配偶者、4親等内の親族、検察官、他の類型の法定後見人、法定後見監督人（民7・11・15） ②任意後見受任者、任意後見人、任意後見監督人（任意後見10②） ③市町村長（精神51の11の2、老福32、知障28。ただし、「その福祉を図るため特に必要があると認めるとき」）		
	審判の要件	本人の精神鑑定必要（家事119条1項） 本人の同意は不要	本人の精神鑑定必要（家事133条） 本人の同意は不要	本人の精神鑑定不要（家事138条） 本人の同意が必要（民15②)
本人	本人の呼称	成年被後見人（民8)	被保佐人（民12)	被補助人（民16)
保護機関	保護者	成年後見人（民8)	保佐人（民12)	補助人（民16)
	監督人	成年後見監督人（民849の2)	保佐監督人（民876の3)	補助監督人（民876の8)
	欠格事由	（民847・852・876の3②・876の8②） ①未成年者 ②家庭裁判所で免ぜられた法定代理人、保佐人、補助人 ③破産者 ④被後見人に対して訴訟をし、またはした者、ならびに、その配偶者および直系血族 ⑤行方の知れない者		
代理権	付与の対象	財産に関するすべての法律行為の代理権（民859①)	申立ての範囲内で家庭裁判所が定める特定の法律行為の代理権（民876の4①)	申立ての範囲内で家庭裁判所が定める特定の法律行為の代理権（民876の9①)
	付与の手続	後見開始の審判（民838） 本人の同意は不要	保佐開始の審判（民876） ＋代理権付与の審判（民876の4①) ＋(本人以外の申立ての場合は)本人の同意必要（民876の4②)	補助開始の審判（民876の6） ＋代理権付与の審判（民876の9①) ＋(本人以外の申立ての場合は)本人の同意必要（民876の9②)
同意権取消権	付与の対象	・同意権はない。 ・日常生活に関する以外の行為について取消権・追認権を有する（民9・120①・122)	民法13条1項各号所定の行為で日常生活に関する以外の行為につき同意権あり（民13①) 民法13条1項以外の行為のうち日常生活に関する以外の行為で、家庭裁判所により同意権付与の審判があった行為につき同意権あり（民13②・9) 同意が必要な行為で同意なくなされた行為もしくは同意に代わる許可なくなされた行為につき、取消権、追認権あり（民13④・120①・122)	民法13条1項所定行為の一部で申立ての範囲で家庭裁判所が同意権付与の審判をした行為につき同意権あり（民17①) 同意が必要な行為で同意なくなされた行為もしくは同意に代わる許可なくなされた行為につき、取消権、追認権あり（民17④・120①・122)
	付与の手続	取消権について、後見開始の審判（民838)	保佐開始の審判(民876)	保佐開始の審判＋同意権付与の審判(追加付与の審判)(民13②)	補助開始の審判＋同意権付与の審判（民17①）＋(本人以外の請求によるとき)本人の同意必要（民17②)

後見人等の義務	善管注意義務（民644）、報告義務（民645）、受取物等引渡義務（民646）、損害賠償義務（民415・647）、応急処分義務（民654）
	身上配慮義務、本人の意思尊重義務（民858・876の5①・876の10①）
終了事由	（1）絶対的終了事由 ①本人の死亡（失踪宣告（民31）を含む） ②後見開始の審判等の取消し a 事理弁識能力を欠く常況等の消滅による取消し（民10・14・18） b 任意後見監督人選任により任意後見が開始して後見開始の審判等が取り消されたとき（任意後見4②） （2）相対的終了事由 ①後見人等の死亡 ②後見人等の辞任の許可（民844・876の2②・876の7②） ③後見人等が解任されたとき（民846・876の2②・876の7②） ④後見人等に欠格事由が発生したとき（後に明らかになった場合を含む）（民847・876の2②・876の7②）

2. 後見の概要

A. 成年後見の対象、申立権者、権限等の概要

[1] 成年後見の対象となる本人（成年被後見人）(民7条)

　後見の対象者は、精神上の障害（認知症・知的障害・精神障害等）により事理を弁識する能力（判断能力）を欠く常況にある者である（民7条）。

　後見は、まさにこのような人びとを保護する法定後見類型である。

　精神上の障害とは、身体上の障害を除くすべての精神的な障害を意味し、認知症、知的障害、精神障害、自閉症スペクトラム障害、高次脳機能障害などを含む広い概念である。「常況にある」とは、一時的に判断能力を回復することはあっても、通常は判断能力を欠く状態のことである。

　対象者の具体例としては、通常は日常の買い物も自分ではできず、あるいはごく日常的な事柄（家族の名前、自分の居場所など）がわからなくなっている人、遷延性意識障害の状態（いわゆる植物状態）の人などである。

[2] 後見開始の審判の申立権者、本人の同意の要否、鑑定の要否

　申立権者は、本人、配偶者、4親等内の親族(5)、未成年後見人、未成年後見監督人、保佐人、保佐監督人、補助人、補助監督人、任意後見受任者、任意後見人、任意後見監督人、市町村長、検察官であり、これらの者が、本人の住所地を管轄する家庭裁判所に**後見開始の審判**を請求する。そして、申立てに理由があると認められるときは、当該家庭裁判所により「後見開

成年後見
本章では民法と同様、「成年後見」を「後見」と表記している場合もある。

成年被後見人
成年後見開始の審判の対象となっている本人のことである。

事理弁識能力
自己の行為の利害得失（利益・不利益）を理解し得る能力であり、知的能力、日常的な事柄を理解する能力、社会適応能力を含んだ判断能力のことである。「意思能力」とほぼ同義。

本人の申立権
本人にも当然申立権はあるが、本人に申立意思と意思能力(2)がある状態であることが前提である。

後見開始の審判
「審判」とは家庭裁判所の終局的な判断（裁判）のことである。なお、後見開始後は、その事案に関するその他すべての審判は、後見開始の審判をした家庭裁判所が一元的に行う（家事117条。保佐、補助も同様。同128条・136条）。

鑑定

裁判官（審判官）が専門的な事柄について適切に判断できるよう、医師等の特別の学識経験を有する者から、その専門的知識またはその専門的知識を具体的事実に適用して得た判断を報告させる手続のことである。後見・保佐の申立てに際しては、迅速な鑑定を可能とすべく、あらかじめ本人の主治医やその他資格を有すると考えられる医師に鑑定を引き受けてもらうよう依頼し、その承諾を得た上で、その旨家庭裁判所に伝えることが望ましい（これをしなくても家庭裁判所が鑑定人を決めてはくれるが）。また、家庭裁判所が公表している「成年後見制度における鑑定書作成の手引」を医師に活用してもらうとよい。

代理権

他人に代わって特定の法律行為を行う権限を言い、当該代理人の法律行為の効果が本人に帰属するというものである。わかりやすく言えば、本人（成年被後見人）の代理人として、本人に代わって施設入所契約や必要な品物の売買等の法律行為を行う権限のことである。代理権は、本人の活動範囲を維持拡大する機能を有する。代理権には、①法定後見制度など法律の規定に基づいて付与される**法定代理権**と②たとえば口頭や委任状等によって、人がその自由意思に基づいて他者に与える**任意代理権**とがある。

始の審判」が出され、本人に成年後見人が付される（選任される。民7条）。

　なお、本人の要保護性が優先されるため、申立てに関して**本人の同意**は不要である。しかし、成年後見人が付されると本人の行為能力が大幅に制限されることになるため、慎重を期すべく、本人の判断能力の判定に際しては明らかにその必要がないと認められる場合を除き、医師等の専門家による「**鑑定**」が必要とされている（家事119条1項）。

　また、成年後見開始の**審判の申立て**および成年後見人が欠けた場合の成年後見人選任の申立ては、審判がなされる前であっても、家庭裁判所の許可がなければ、取り下げることができない（家事121条、家規78条）。この取下げの制限は、保佐人（家事133条、家規85条）、補助人（家事142条、家規86条）も同様である。

[3] 成年後見人の権限（1）―包括的な代理権と財産管理権

（1）成年後見人の法定の権限―包括的な代理権と財産管理権

　後見人は、被後見人（本人）の財産を管理し、かつ、その財産に関する法律行為について被後見人を代表するとされている（民859条1項）。つまり、法定の権限として、①本人（成年被後見人）の財産に関する法律行為全般についての包括的な代理権と②本人の財産を管理する権限（包括的な**財産管理権**）が付与されている。

　これは、後見に付される本人は判断能力を欠く常況にあるため、一般に単独では自己の財産に関する法律行為を適切に行うことができず、また管理も適切にはなし得ないという状態を直視して、本人の保護のためにこれらに対処したものである。

（2）成年後見人の代理権の特徴

　後見人の場合、その代理権が本人の生活全般に及ぶ「包括的」なものであること、特別な付与の手続（代理権付与の審判）や本人の同意が必要とされていない「当然に付与される」代理権であることが最大の特徴である。このため、後見人のこの代理権には、日用品の購入その他日常生活に関する行為の代理権も当然含まれており、また法律行為に関連する登記・供託の申請、要介護認定の申請等の公法上の行為やさらには後見事務に関して生ずる紛争についての訴訟行為にも及ぶ広範なものと理解されている。

　ただし、婚姻、離婚、認知、養子縁組、遺言等の身分行為など、本人の一身専属的な事項の代理権はない。

　後見人はこれら広範な代理権を駆使して本人にとって必要なさまざまな行為を行い、本人の活動範囲を維持拡大し、権利擁護を図っていくのである。

(3) 成年後見人の代理権の制限

以上のような広範な代理権ではあるが、以下のように一定の制限がある。

①居住用不動産処分の許可（民859条の3）

居住の用に供する建物またはその敷地（居住用不動産）の売買、賃貸、賃貸借の解除または抵当権の設定その他これらに準ずる処分をするには、家庭裁判所の許可が必要である。これは、本人の住み慣れた居住環境などの変化がその心身および生活に与える影響が大きいため、後見人の判断だけに委ねるのではなく、家庭裁判所が関与することが適当であるとの趣旨である。それゆえ、これに違反して後見人が家庭裁判所の許可なく処分した場合は、その行為は無効であり法律効果を生じない。

②利益相反（りえきそうはん）の場合の特別代理人の選任（民860条）

成年被後見人と後見人がいずれも相続人である場合における遺産分割協議や成年後見人が成年被後見人の財産を買い取るなど、成年被後見人と後見人の利益が相反する場合には、後見人は代理権を行使することができないとされている。利益相反状況がある場合は、後見人の適切な代理権行使が期待できないからである。この場合は、家庭裁判所に**特別代理人**を選任してもらい、特別代理人がその利益相反事項について代理権を行使する（民860条本文・826条）。もっとも、後見監督人がすでに選任されているときは、この者が代理権を行使すべきことになるので、特別代理人の選任は不要である（民860条但書・851条4号）[6]。

[4] 成年後見人の権限（2）―取消権

(1) 成年後見人の法定の権限―取消権

後見の場合、本人（成年被後見人）は判断能力を欠く常況にあるので、本人が自ら法律行為を行う場合には、自己に不利益な行為を誤って行ってしまうおそれが高い。

そこで、本人が自ら行った法律行為は、原則として、本人または後見人が事後的に取り消すことができるとされている（民9条本文・120条1項）。これは本人が行為時に意思能力を有していたか否かにかかわらない。

後見開始の審判によって、成年被後見人および後見人は当然に取消権を与えられ、後見開始後の被後見人の法律行為を取り消すことができる。また後見人は、事後的に追認して有効な法律行為とすることもできる（**追認権**。民122条・124条）。なお、本人が取消権を行使した場合は、もはや後見人によってもそれを覆すこと（取消しの撤回等）はできず、当該法律行為は確定的に無効となる。

後見人は、本人の日常の行動を注意深く見守り、本人が法律行為をした

居住用不動産
問題は、家庭裁判所の許可を要する「居住用不動産」とは何かであるが、それは生活の本拠として現に居住の用に供しているまたは居住の用に供する予定のある不動産（土地・建物）のことである。それゆえ、借家住まいの本人が施設に入所したのでその借家を解約するような場合も家庭裁判所の許可が必要となってくる。

特別代理人
本来の代理人が代理権を行使することができない（代理人の破産など）、不適切な場合（利益相反行為など）、不存在な場合に、法律に基づく裁判所の申立てに基づき選任され、本来の代理人が行う職務を行う特別な代理人のこと。

取消権
本人が行った法律行為を取り消すことができる権限をいい、取り消された法律行為は初めから無効であったとみなされる（民121条本文。保佐、補助も共通。なお、取り消されるまでは有効）。取消権は、本人の判断ミスを是正し、原状に戻すことで本人を救済する手段としての機能を有する。保佐と補助の場合は、さらに保佐人と補助人の同意権の実効性を担保する機能を果たす。

追認権
追認とは、事後的に同意することである。

ことを知ったときは、本人の意思を尊重しつつ、当該法律行為の内容を吟味して本人にとっての必要性や有利・不利を見極め、不利な場合は適時適切に取消権を行使して、当該法律行為の効力を阻止すべきことになる。

(2) 取消権の行使方法

取消権の行使は、取消しの対象となる法律行為を明示し、法律行為の相手方に対して、それを取り消すとの意思表示を行うことによってなす（民123条）。意思表示は口頭でもできるが、後日の紛争防止のため、書面によってなすのが通常である[7]。

(3) 取消権の行使の効果

取消権を行使した場合は、取り消された法律行為は、初めから無効であった（なかったもの）とみなされる（遡及的無効、民121条本文）。たとえば他者から高金利でお金を借り受けたような場合でも、取消権が行使されれば、当該借金契約は当初からなかったものとみなされ、本人は受領した借受金を返還せねばならないが、他方、高額な利息などを支払う必要もなくなる。

そして、特筆すべき点は、返還の範囲については、本人がその行為によって現に利益を受けている限度（現存利益）において返還の義務を負うに過ぎないとされている点である（民121条但書。保佐人、補助人も共通）。

これは、法定後見制度を利用している本人（「制限行為能力者」という）の取消権の実効性を高めて本人を保護できる点で重要である。

それゆえ、上記の例で言えば、本人が借受金をすでに費消してしまっている場合には、その対価としての購入物等が現に残存していない限り、現存利益はないとして、一切借受金を返還する必要はないことになる[8]。

(4) 取消権の対象から除外されている行為

日用品の購入その他日常生活に関する行為

一般的には、食料品・衣料品の買物、電気ガス代、水道料などの支払い、それらの経費の支払いに必要な範囲の預貯金の引き出しなどが想定されるが、その具体的な範囲は、各人の職業、資産、収入、生活状況、当該行為の目的などの事情の他、当該行為の種類、性質、取引額などの客観的な事情を総合的に考慮して判断される。

しかし、**日用品の購入その他日常生活に関する行為**は、取り消すことはできないとされている（民9条但書。保佐、補助も同様）。

これは、当該行為に対する本人の自己決定を尊重し残存能力を発揮させるとともに、当該行為の相手方の取引の安全に配慮したものである。

(5) 取消権の期間の制限

本人および後見人の取消権は、後見人が当該法律行為を認識するなど追認することができる時から5年間行使しないときは時効消滅する。また、行為の時から20年経過したときも消滅する（民126条。保佐・補助も共通）。後見人等はこの期間の制限に注意しておく必要がある。

B. 成年後見人の職務（義務）

［1］ 成年後見人の基本的職務

大きくは以下の3つに分けられる。

①成年被後見人（本人）の財産を管理し、かつその財産に関する法律行為について本人を代表（代理）すること（財産管理、民859条）。

②本人の生活、療養看護に関する事務を行うこと（身上の保護、民858条）。

③成年後見人として行った職務の内容を家庭裁判所に報告すること。

①②については、成年後見人に付与された代理権・取消権（追認権）を適時適切に行使して、職務を遂行することになる。そのためには、後見人は利用し得るさまざまな制度や連携機関、必要な法令等に関する情報を習得していく努力が必要である（なお、後見人が行うべき職務事項は「後見事務」と呼ばれる）。

［2］ 財産管理義務

後見人は、被後見人の財産を管理し、かつ、その財産に関する法律行為について被後見人を代表する（民859条）。

財産管理とは、本人が持っている財産を適正に管理・使用・処分することであり、高い厳格性が求められる。具体的には、以下のような内容である。

（1） 財産の調査および目録の作成

成年後見人に選任されると、遅滞なく本人の財産や収入等の調査に着手し、1ヵ月以内にその調査を終わり、かつ、その結果を書面（財産目録）として作成し、家庭裁判所に提出しなければならない。ただし、この期間は家庭裁判所において伸長することができる（民853条1項）。なお、調査にあたっては**郵便物等の管理・確認**も重要である。

そして、後見人は、財産の目録の作成を終わるまでは、急迫の必要がある行為のみをする権限を有するとされている（民854条）。

（2） 支出金額の予定（財産管理計画）

後見人は、その就職の初めにおいて、本人の生活や療養、財産管理等に必要な費用を計算するなどして、本人の生活、教育または療養看護および財産の管理のために毎年支出すべき金額を予定しなければならない（民861条1項）。

なお、後見人が後見の事務を行うために必要な費用は、本人の財産の中から支弁する（民861条2項）。

（3） 被後見人に対する債権の申出

後見人が、被後見人に対し債権を有することを知ってこれを申し出ない

郵便物等の管理・確認
本人の郵便物等の中には、株式の配当通知やカードの利用明細や金融機関からの請求書など財産に関する重要な書類が含まれていることがある。そこで、家庭裁判所が必要があると認めるときは本人宛の郵便物などを成年後見人に配達すべき旨を信書の送達事業者に対して嘱託することができるものとし、成年後見人は郵便物などを開封できるものとされている（民860条の2・860条の3、円滑化法）。

ときは、その債権を失う（民855条）。

（4）財産の適正な管理

本人の財産を適正に管理する。たとえば、①印鑑や預貯金通帳の管理・保管、②不動産の維持・管理、③保険金や年金などの受領、④医療・介護サービス等の締結、⑤さまざまな必要経費や債務の支出、⑥生活資金捻出のための財産の処分や公的扶助の申請など広範囲に及ぶ。

（5）財産の管理状況等を記録しておき、定期的に家庭裁判所に報告する。

［3］ 身上監護（身上の保護）義務

身上監護（身上の保護）とは、成年被後見人（本人）の生活・治療・療養・介護などに関する法律行為の代理を行って、その支援を行うことである。たとえば、本人の住居の確保および生活・介護環境の整備、施設等への入退所の手続や契約、治療や入院の手続などが該当する。さらに必要な場合には、生活保護の申請をしたり、介護保険における要介護度の認定に対する異議申立てを行ったりするなどの、公法上の行為の代理も後見人の職務である。ただし、婚姻、離婚、認知、養子縁組、遺言等の身分行為など、一身専属的な事項は代理になじまず職務の内容とならない。また**医療行為の同意権**[9]はない。

後見人の職務は、本人の生活全般にわたる法律行為を行うことであり、本人を引き取っての同居や介護労働などの事実行為を含むものではない（ただし、してはならないという趣旨ではない）。これらの事実行為については、親族や病院・施設などに委ねても構わないが、本人が適切な治療や介護を受けているかどうかについては適時確認しておく必要がある。

また、後見人は当然に**責任無能力者の法定監督義務者**（民714条1項）に該当するものではない。従来、被後見人が責任無能力状態で第三者に損害を与えた場合は、後見人はその損害を賠償する責任を負うと考えられてきた。しかし、認知症高齢者が駅構内の線路に立ち入り電車と衝突した、いわゆるJR東海事件最高裁判決（最判平28・3・1民集70巻3号681頁）では「成年後見人であることだけでは直ちに法定の監督義務者に該当するということはできない」とされた。

［4］ 家庭裁判所への報告義務と後見監督

後見監督とは、成年後見人等の職務が適切に行われているかどうかを、家庭裁判所が適時に調査し、確認することをいう（民853条・863条）。それに対応する形で、後見人は本人の財産管理および身上監護の状況について報告書や資料等を提出し、場合によっては説明のために家庭裁判所に

医療行為の同意権
医師が行う具体的な治療行為（医的侵襲行為）に対して医師がそれを行うことについて同意する権限のこと。

責任無能力者の法定監督義務者
精神上の障害により自己の行為の責任を弁識する能力を欠く状態（責任無能力者）にある間に他人に損害を加えた者は、その賠償の責任を負わない（民713条）。しかし、責任無能力者がその責任を負わない場合において、その責任無能力者を監督する法定の義務を負う者は、その責任無能力者が第三者に加えた損害を賠償する責任を負うとされている（民714条1項）。

赴く場合もある。後見監督の具体的な時期・方法については、それぞれケースによって異なるが、書面照会や面接調査が実施される。

定期的な報告としては、①就任1ヵ月以内に行われる報告、②以後、原則1年の間隔で行われる後見事務報告、③終了時に行われる後見事務終了（相続財産引継）報告などがある。

管理財産が高額である場合や後見人の実際の職務内容に問題が見受けられるような場合には、家庭裁判所による後見監督とは別に、後見人の職務状況を監督する成年後見監督人が付けられることもある。この場合は、後見人は成年後見監督人に対し、後見事務の内容を報告しなければならない。

そして、成年後見人が故意に監督に応じなかったり、財産管理等が適切にされていなかったりするような場合には、家庭裁判所が後見人を解任することがある。

C. 成年後見類型に利用される後見制度支援信託

[1] 後見制度支援信託の創設

2012（平成24）年2月から、法定後見の成年後見類型に、信託契約を利用した「**後見制度支援信託**」が導入され、順次運用が開始された[10]。なお、この仕組みは、未成年後見事件もその対象とされる。

[2] 制度の概要

後見制度支援信託とは、後見制度（未成年後見を含む）の被後見人（本人）の財産管理について支援するもので、日常的な支払いをするのに必要十分な金銭を預貯金等として後見人が管理し、通常使用しない金銭を信託銀行等に信託する仕組みのことである。

後見制度支援信託の対象となる財産は金銭のみであり、不動産や株式は対象とならない。本制度の利用に際しては、財産や本制度の利用の適否を調査・検討するために、いったんは**専門職後見人**（弁護士・司法書士等）が選任されるが、制度利用に適していると家庭裁判所が判断した場合は、専門職後見人において、預貯金等が換価され、これらを信託財産として、専門職後見人が信託銀行等との間で元本保証の信託契約を締結し、親族後見人へ引き継いでいく。そして、親族後見人が信託財産を払い戻したり、追加したり、信託契約を解約したりするには、あらかじめ家庭裁判所に「指示書」を発行してもらい（家事81条1項、旧家事審判規則84条）、これに基づいて行わなければならない。

この制度は、法定後見の後見類型（保佐、補助は除く）にのみ利用され、

後見制度支援信託
信託とは、委託者（ここでは被後見人本人）が自己の財産を他者（受託者・ここでは信託銀行等）に移転させ、受託者が、一定の目的に従って、受益者（ここでは被後見人本人）のために、引き渡された財産（＝信託財産）を管理・運用する仕組みのこと（信託法2条）。

本人にある程度の現金や預貯金などの金融資産があり⁽¹¹⁾、親族後見人の選任が予定されているなど、本制度の利用に適した事案に利用される⁽¹²⁾。これにより、本人の財産管理を安全・確実なものにでき、また、**親族後見人の負担も軽減されることが期待されているのである。**

［3］後見制度支援信託を利用する場合の手続の流れ

　後見制度支援信託を利用する場合の手続の流れは**図 8-2-1** の通りである（最高裁判所のリーフレットより）。

　なお、後見制度支援信託を利用する場合も、家庭裁判所は、事案に応じて必要な後見監督を行う。

図 8-2-1　後見制度支援信託を利用する場合の手続の流れ

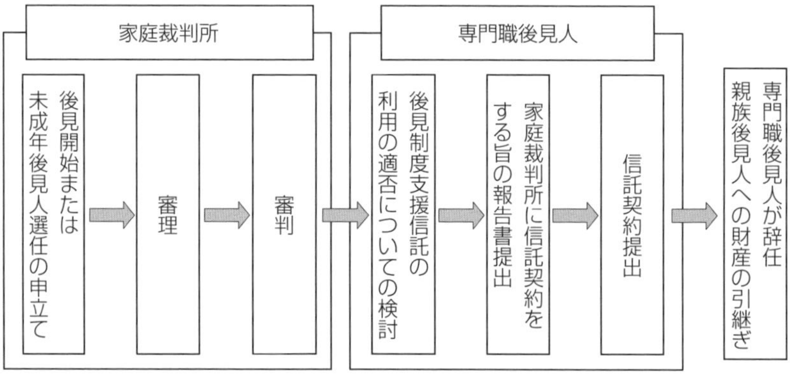

出典）家庭裁判所「後見制度において利用する信託の概要」最高裁判所，2011，p.3.

認知症高齢者の保佐事例
➡ p.214
第 9 章 2 節参照。

3. 保佐の概要

A. 保佐の対象、申立権者、権限等の概要

［1］保佐の対象となる本人（被保佐人）（民 7 条）

　保佐の対象者は、精神上の障害（認知症・知的障害・精神障害等）により事理を弁識する能力が著しく不十分な者である（民 11 条）。ただし、後見相当の者は除く。具体例としては、日常の買い物程度は自分でできるが、重要な財産行為は自分では適切に行うことができず、他人の援助を受ける必要がある人などである。

[2] 保佐開始の審判の申立権者、本人の同意の要否、鑑定の要否

申立権者は、本人、配偶者、4親等内の親族、未成年後見人、未成年後見監督人、後見人、後見監督人、補助人、補助監督人、任意後見受任者、任意後見人、任意後見監督人、市町村長、検察官であり、これらの者が、本人の住所地を管轄する家庭裁判所に保佐開始の審判を請求する。そして申立てに理由があると認められるときは、当該家庭裁判所により「**保佐開始の審判**」が出され、本人に保佐人が付される（選任される、民12条）。

なお、成年後見と同様、審判に関して本人の同意は不要であり、本人の判断能力の判定に際しても、原則として医師等の専門家による「鑑定」が必要である（家事133条）。

また、保佐開始の審判の申立て、保佐人が欠けた場合の選任の申立ては、審判がなされる前であっても、家庭裁判所の許可がなければ取り下げることはできない（家事133条）。

[3] 保佐人の権限──同意権と取消権

(1) 保佐人の法定の権限──同意権・取消権

被保佐人が民法13条1項各号所定の行為をするには、その保佐人の同意を得なければならない（民13条1項本文）。

これは、民法13条1項所定の各行為は重要な財産行為であり、本人が単独で適切に法律行為を行うには困難を伴うと考えられる類型であることから、保佐人に相談させて有利不利等を確認してもらうべく、保佐人に同意権を与えたものである。

それゆえ、本人が保佐人の同意を得ることなく民法13条1項所定の各行為を行った場合は、その効果は未確定な状態となり、その間は、本人および保佐人のいずれからも取り消すことができるものとされる（取消権。民13条4項）。

逆に、取り消すことなく保佐人が同意をすれば、その行為は確定的に本人に帰属することとなる。

保佐人の同意は、被保佐人の行為の前後、同時を問わない（補助人も同様）。事後の同意は、「**追認（追認権）**」と呼称されることがある（民122条・124条）。

なお、保佐人の同意を得なければならない行為について、保佐人が被保佐人の利益を害するおそれがないにもかかわらず同意をしないときは、家庭裁判所は、被保佐人の請求により、保佐人の同意に代わる許可を与えることができる（民13条3項）。

同意権
同意を要する本人の行為を了承し、法律行為の効果を確定的に本人に帰属させ得る権限のことである。

(2) 保佐人の同意を要する民法 13 条 1 項所定の行為

　そこで重要となるのは、保佐人が同意をし、または取り消し得る行為の範囲である。それは民法 13 条 1 項各号が規定する以下の各行為である。それゆえ保佐人はこれらをしっかりと理解しておく必要がある。

①元本を領収し、または、これを利用すること（1号）

　　具体例：利息・家賃・地代等の法定果実を生む財産を受領すること（預貯金の払戻しや弁済の受領など）、金銭の貸付、不動産の賃貸（⑨参照）。

②借財または保証をすること（2号）

　　具体例：借金をしたり、保証人になったりすること。

③不動産その他重要な財産に関する権利の得喪を目的とする行為をすること（3号）

　　具体例：重要な財産の売買、担保設定、賃貸借、無償貸与、契約の解除。相当の対価を伴う雇用契約、委任契約、福祉サービス利用契約、保険契約などもこれにあたる。

④訴訟行為をすること（4号）

⑤贈与、和解または仲裁合意をすること（5号）

⑥相続の承認もしくは放棄または遺産の分割をすること（6号）

⑦贈与の申込みを拒絶し、遺贈を放棄し、負担付きの贈与の申込みを承諾し、または負担付遺贈を承認すること（7号）

⑧新築、改装、増築または大修繕をすること（8号）

⑨建物については 3 年、山林については 10 年、その他の土地については 5 年、動産については 6 ヵ月を超える期間の賃貸借をすること（9号、民 602 条参照）

⑩前各号に掲げる行為を制限行為能力者（未成年者、成年被後見人、被保佐人および被補助人）の法定代理人としてすること

(3) 保佐人の同意権・取消権の対象から除外されている行為

　以上のように、保佐人は同意権・取消権を行使して援助を行い、被保佐人の財産行為を適正なものに導いていくが、被保佐人の日用品の購入その他日常生活に関する行為については、保佐人の同意権は及ばない。それゆえ、これらについては、保佐人はもちろん本人も取り消すことはできないとされている（民 13 条 1 項但書。後見人、補助人も同様）。

　その趣旨や内容は成年後見人と同じである（本章 2 節 A.〔4〕(4) 参照）。

(4) 保佐人の取消権の行使の方法、効果、期間の制限

　保佐人の取消権の行使の方法、効果、期間の制限については、成年後見人と同じである（本章 2 節 A.〔4〕(2)(3)(5) 参照）。

(5) 保佐人の同意権・取消権の対象行為の拡張

前述の通り、保佐開始の審判と同時に当然に付与される保佐人の同意権・取消権の対象行為は民法13条1項各号所定の行為であるが、被保佐人の判断能力の状況や行為状況によっては、これだけでは保護に欠ける場合もある。その場合は、保佐開始の審判の請求権者または保佐人、保佐監督人の請求に基づく家庭裁判所の審判があれば、その他の行為についても、同意および取消しの対象とすることができる（ただし、前述（3）の日用品の購入その他日常生活に関する行為は除く。民13条1項本文但書）。

(6) 保佐人の同意権・取消権の対象となっていない法律行為

保佐人の同意権・取消権の対象となっていない法律行為については、被保佐人は単独で自由に確定的に法律行為をなし得る。

[4] 特別な申立てと審判によって与えられる保佐人の代理権

(1) 保佐人の代理権の特色

後見開始の審判とは異なり、保佐開始の審判は、それだけでは保佐人に代理権は付与されない（補助も同様）。これは、被保佐人は行為能力が一定程度残存しているので、必要であれば自ら行為を行い得るからである。

とは言っても実際には被保佐人の多くは、判断能力や身体機能の著しい低下によって自己の財産管理を始め日常必要となる各種の法律行為を自ら行うことが困難であることが少なくない。

そこで、特定の法律行為について保佐人に代理権を付与してそれらを保佐人に行わせる必要がある場合は、保佐開始の審判に加えて、「**代理権付与の審判の申立て**」を行い、特別に代理権付与の審判を得なければならない（民876条の4第1項）。ただし、自己決定の尊重の観点から、代理権付与の審判をするには被保佐人の同意が必要とされる点に注意を要する（同条2項）。

(2) 保佐人の代理権の範囲

代理権付与の対象は、申立ての範囲内で家庭裁判所が必要かつ相当と認めて定める「**特定の法律行為**」（民13条1項各号の行為に限られない）であり、個々の事案ごとに異なる。たとえば、後記**図8-5-2**「**代理行為目録**」記載の事項のようにさまざまである。

ただし、保佐人が代理人として居住用不動産の処分をするには、後見人と同様、家庭裁判所の許可が必要であり（民859条の3・876条の5第2項）、これに違反して許可なく処分した場合は無効である。

また、新たな申立てによって代理権の追加・取消しまたは範囲の変更も可能である。

代理行為目録
図8-5-2は申立時の代理行為目録の書式であるが、審理の結果、裁判所によって付与された代理権の内容も、審判書や後見等登記ファイルに代理行為目録として記載され・登録される（補助人の代理権も同様）。したがって取引の相手方はこれによって保佐人が当該取引の代理権を有しているか否かを確認できる。

(3) 保佐人の財産管理権

保佐人は、個別の審判により付与された代理権の範囲に応じて、その代理権に関連する財産管理権を有することになる。この点は、包括的な代理権を当然に有する後見人の財産管理権（民859条1項）と少し異なる点である。

B. 保佐人の職務（義務）

保佐人は、上記A.で述べた権限、すなわち同意権（取消権）の対象行為（民13条1項各号その他）および審判によって代理権が付与された特定の法律行為の範囲内において、前記の成年後見人と同様の財産管理および身上監護を行い、それらについて家庭裁判所に報告をし、その後見監督に服することになる。

軽度認知症高齢者の補助事例
➡ p.216
第9章3節参照。

4. 補助の概要

A. 補助の対象、申立権者、権限等の概要

［1］ 補助の対象となる本人（被補助人）

補助の対象者は、精神上の障害（認知症・知的障害・精神障害等）により事理を弁識する能力が不十分な者である（民15条）。ただし、後見または保佐相当の者は除く。具体例としては、重要な財産行為について自分で適切にやれるか不安がある人などである。事理弁識能力が「不十分」であれば利用できるので、かなり広範囲の者をカバーできる類型である。

［2］ 補助開始の審判の申立権者、本人の同意の要否、鑑定の要否

申立権者は、本人、配偶者、4親等内の親族、未成年後見人、未成年後見監督人、後見人、後見監督人、保佐人、保佐監督人、任意後見受任者、任意後見人、任意後見監督人、市町村長、検察官であり、これらの者が、本人の住所地を管轄する家庭裁判所に補助開始の審判を請求する。そして申立てに理由があると認められるときは、当該家庭裁判所により「**補助開始の審判**」が出され、本人に補助人が付される（選任される、民16条）。

なお、後見や保佐とは異なり、補助開始の審判の申立てを行うためには、

自己決定の尊重の観点から本人の同意が必要である（民15条2項）。

　他方、後見や保佐とは異なり、本人の判断能力の判定に際しては医師等の専門家による「鑑定」は不要であるが、医師その他適当な者の意見を聴く必要はある（家事138条）。

　なお、補助開始の審判は、次項［3］の「同意権付与の審判」または次々項［4］の「代理権付与の審判」とともにしなければならないとされている（民15条3項）。

　また補助開始の審判の申立ておよび選任の申立ての取下げに家庭裁判所の許可が必要なことは、後見・保佐と同様である（家事142条・121条）。

［3］特別な申立てと審判によって与えられる補助人の同意権・取消権

（1）補助人の同意権の特色

　保佐と異なり補助の場合は、補助開始の審判だけでは補助人に同意権・取消権は付与されず、同意権付与の審判の申立てに基づき、家庭裁判所より**同意権付与の審判**を得なければならない（民17条1項）。そして同意権付与の審判をするには、被補助人の同意が必要とされている（民17条2項）。

　そして、同意権付与の対象行為は、申立ての範囲内で家庭裁判所が必要かつ相当と認めて定める「特定の法律行為」とされ、しかも民法13条1項に規定する行為（保佐人の同意を要する行為）の一部に限るとされている（民17条1項但書）。これは、被保佐人より高い判断能力を有する被補助人について、「保佐」以上の行為能力の制限を加えることは適当でないとの趣旨からである。なお、この制限内であれば、後日、必要に応じて同意権の対象行為を拡張することも可能である。

　つまり、補助人の同意権は必要に応じたピンポイント型同意権（取消権）と言い得る。たとえば、判断能力が低下したため何度も訪問販売で消費者被害にあった方であれば、「訪問販売に関する取引」だけを対象に同意権を付与して、これを取り消し得ることとして権利擁護を図るという具合である。

　申立ての際には、後記**図8-5-3**のような「**同意行為目録**」に記載して申請する。

　当該被補助人の事情や特性に応じて、しかも鑑定が不要であるため安い手数料で防御策を講じ得るのが、この補助類型の優れたところである。

　なお、補助人の同意は、被補助人の行為の前後、同時を問わない。

（2）補助人・被補助人の取消権

　このようにして付与された同意権の対象行為（特定の法律行為）につい

同意行為目録
図8-5-3は申立時の同意行為目録の書式であるが、審理の結果、裁判所によって付与された同意権の内容も、審判書や後見等登記ファイルに同意行為目録として記載され・登録される。したがって取引の相手方はこれによって補助人が当該取引の同意権を有しているか否かを確認できる。

て、被補助人が補助人の同意を得ずに行為を行ったときは、補助人または被補助人はこれを取り消し得る（民 120 条 1 項・17 条 4 項）。

保佐の場合もそうであったが、同意権と取消権の範囲は一致する。

(3) 補助人の同意権・取消権の対象から除外されている行為

後見や保佐と同様、被補助人の日用品の購入その他日常生活に関する行為については、補助人の同意権は及ばない。それゆえ、補助人はもちろん被補助人も取り消すことはできない。その趣旨や内容は成年後見人と同じである（本章 2 節 A. [4]（4）参照）。

(4) 補助人の取消権の行使の方法、効果、期間の制限

補助人の取消権の行使の方法、効果、期間の制限については、成年後見人と同じである（本章 2 節 A. [4]（2）（3）（5）参照）。

(5) 補助人の同意権・取消権の対象となっていない法律行為

補助人の同意権・取消権は保佐人のそれよりも狭い範囲のピンポイント型に留まっており、それ以外の広範な行為については、被補助人は単独で自由に確定的に法律行為をなし得ることになる。これは、被補助人は判断能力が単に不十分であるに過ぎず、大幅な行為能力が残存していることが前提となっているからである。

[4] 特別な申立てと審判によって与えられる補助人の代理権

(1) 補助人の代理権の特色

保佐と同様、補助開始の審判は、それだけでは補助人に代理権を付与するものではない。そこで、特定の法律行為について補助人に代理権を付与してそれらを補助人に行わせる必要がある場合は、補助開始の審判に加えて、「代理権付与の審判の申立て」を行い、特別に代理権付与の審判を得なければならない（民 876 条の 9）。そして、自己決定の尊重の観点から、代理権付与の審判をするには被補助人の同意が必要とされる（同条 2 項）。

(2) 補助人の代理権の範囲

代理行為目録
➡ p.153 本章 3 節 A.
[4] 側注参照。

代理権付与の対象は、申立ての範囲内で家庭裁判所が必要かつ相当と認めて定める「特定の法律行為」（ただし、補助人の同意権と異なり民 13 条 1 項各号の行為の範囲内という制限は受けない）であり、個々の事案ごとに異なる（後記図 8-5-2「代理行為目録」参照）。保佐人のところで述べたのと同様、当該被補助人の財産管理や身上監護にとって必要な特定の法律行為を付与してもらえばよい。なお、後日、代理権の追加・取消しまたは範囲の変更も可能である。

(3) 補助人の財産管理権

補助人は、個別の審判により付与された代理権の範囲に応じて、それに

関連する財産管理権を有することになる。

B. 補助人の職務（義務）

補助人は、上記 A. で述べた権限、すなわち特別の審判によって同意権または代理権が付与された特定の法律行為の範囲内において、前記の成年後見人と同様の財産管理および身上監護を行い、それらについて家庭裁判所に報告をし、その後見監督に服することになる。

5.法定後見（後見・保佐・補助）の共通事項

A. 成年後見人・保佐人・補助人の、本人意思の尊重義務・身上配慮義務・善管注意義務

成年後見人、保佐人、補助人（以下、成年後見人等）はその事務を行うにあたって、本人の意思を尊重しかつその心身の状態および生活の状況に配慮しなければならない（**本人意思の尊重義務、身上配慮義務**。民858条・876条の5第1項・876条の10第1項）。

また委任者の注意義務の規定が準用されるので（民869条）、成年後見人等は善良なる管理者の注意義務（民644条）を負う。

それゆえ、成年後見人等は、本人の意向に十分配慮し本人をよく見守る活動が必要となり、本人の利益に最大限かなうように職務を行わなければならない。

このため、成年後見人等がこれらの義務に違反し、故意または過失によって本人に損害を与えた場合には、その損害を賠償しなければならず（民415条・416条）、さらに悪質な場合には、業務上横領罪（刑253条）などの刑事責任を問われることがある。

B. 成年被後見人、被保佐人、被補助人の行為能力

［1］行為能力の意義

行為能力とは、自己の法律行為の効果を確定的に自己に帰属させ得る能力をいう（単独で有効な法律行為をなし得る資格といってもよい）。

善良なる管理者の注意義務
「善管注意義務」と略称される。「自己の財産に対するのと同一の注意」（民659条・940条）という概念に対置されるもので、要するに自分の物や事柄に対するのと同じ程度の気遣いでは足りず、他人の物や事柄として、個々のケースに応じて社会通念上客観的に要求される十分な注意をすることを求めるものである。

[2] 制限行為能力者

　法律上、上記の行為能力に制限が設けられている者を、**制限行為能力者**という。民法は、制限行為能力者として、①未成年者、②成年被後見人、③被保佐人、④被補助人の4類型を定めている。そして、これらの者が単独で行った一定の法律行為は取り消し得るものとし、その一方で、制限行為能力者には、特定の保護者を付してその権利擁護を図ることとしている。

C. 成年被後見人、被保佐人、被補助人の身分行為

　上記の行為能力と婚姻や養子縁組等の身分行為は必ずしも一致しない。成年被後見人も事理弁識能力を一時回復しているときは医師2人以上の立会いがあれば遺言をできるし（民973条）、婚姻、離婚、養子縁組等も成年後見人等の同意なくして単独で有効になし得る（成年後見人等の取消しの対象とはならない）。ただし、当該身分行為の意味を理解し得る能力（身分行為能力）は、最低限必要である。

D. 成年被後見人、被保佐人、被補助人が制限される資格等（資格制限）

　被補助人には特に資格制限はない。しかし、被後見人や被保佐人については、類型的に高度な経済的判断が要求され、あるいは他人の生命・身体・財産に関わる高度な判断能力が要求される資格等について制限がある。

[1] 成年被後見人および被保佐人に関する制限

　従来、成年被後見人等を特定の資格・職業・業務から一律に排除する規定が各種制度に存在したが、2019（令和元）年に成立した「**成年被後見人等の権利の制限に係る措置の適正化等を図るための関係法律の整備に関する法律**」により、一律に排除するのではなく心身の故障により業務を適正に行うことができない等の個別審査規定が整備されることになった。

[2] 成年被後見人のみ制限されるもの

　これまで印鑑登録はできなかったが、上記［1］の法律に基づき、各自治体でも印鑑登録ができるように整備されている（ただし、登録手続の方法に制限あり）。意思表示の受領能力（民98条の2）、訴訟能力（民訴31条）その他。なお、成年被後見人が他者に与えていた代理権は消滅し（民111条1項2号）、またすでになされていた委任契約も当然終了する（民653条3号）。なお、選挙権、被選挙権は制限されない。

E. 本人の行為と相手方の取引の安全

前述の通り、法定後見の本人の行為は、事後的に取り消される場合があるが、取引の相手方は当該本人が法定後見制度を利用している者か否かを容易に知りえないので、不測の損害を被るおそれがある。そこで、法は本人の保護を尊重しつつも、ある程度、本人の行為の相手方の取引の安全を保護する配慮をしている。

F. 法定後見の申立手続

[1] 法定後見申立ての必要な事情の発生

申立てが必要な事情はさまざまであるが、簡単に言えば、判断能力の低下によって本人の生活や権利擁護に支障が出ている事情である。たとえば以下のような事情が考えられる。

①頻繁に預貯金通帳を紛失したり、不必要な契約をしたり、家族がおらず適切な医療・介護サービスを受けられないおそれがあるなど生活に支障が出ている。

②不動産の処分や相続手続などの必要性が発生したが、本人の判断能力では難しい。

③消費者被害に遭い始めたので、これを取り消したり財産を保全したりする必要が出てきている。

④家族や知人などから年金搾取[13] その他の虐待を受けているので、これを防止する必要がある。

なお、すでに任意後見契約が登記されている場合には、家庭裁判所は、本人の利益のため特に必要があると認めるときに限り、後見開始の審判等をすることができるとされている（**任意後見優先の原則**。任意後見10条1項）。

[2] 申立ての準備

①家庭裁判所で手続案内を受ける。

②申立てに必要な書類を集める。

③申立書等を作成する。

申立人と成年後見人等候補者を決め、本人の住所地の家庭裁判所へ提出する必要書類[14] と添付書類[15] を準備する。

取引の安全を保護する方法

①「成年後見等登記ファイルと登記事項証明書」
これにより本人の住所・氏名や後見人等の住所・氏名・権限等が明らかとなり、さらに後見等の登記されていないことの証明書も交付してもらえるので、取引の相手方は安心して取引ができる。

②日用品の購入その他日常生活に関する行為は取消権の対象から除外している。

③「制限行為能力者の詐術」と取消権の制限
本人が行為能力者であることを信じさせるために詐術を用いたときは、その行為を取り消すことができない（民21条）。

④「制限行為能力者の相手方の催告権」
本人と取引をした相手方は、本人または成年後見人等に対し、1ヵ月以上の期間を定めて、その期間内に追認するかどうかを確答すべき旨の催告をすることができる。そして、その期間内に確答がない場合は、行為能力が制限されている本人に対する催告の場合は、当該取引行為は取り消したものとみなされ、行為能力が回復した本人または成年後見人等に対する催告の場合は、追認したものとみなされる（民20条）。

任意後見優先の原則
任意後見は本人の意思（契約）に基づく後見制度であるから本人の自己決定権を尊重した原則である。このため、任意後見の登記がある場合は、法定後見制度を利用することが「本人の利益のため特に必要がある」か否かが審査されることになる。たとえば、任意後見人にはない「取消権」を使う必要性があると認められやすい。

[3] 申立て

本人の住所地を管轄する家庭裁判所に申立書等を提出する。

必要書類、添付書類、費用、申立書その他の書式は各家庭裁判所によって若干異なるので、申立て前に申立てるべき家庭裁判所のウェブサイトで確認する。なお、**申立ての費用**は、側注の通りである[16]。

後見開始申立書の一例は**図8-5-1**の通りである。

保佐開始申立および補助開始申立において代理権付与審判を申し立てる場合に利用する「代理行為目録」は**図8-5-2**の通りである。

補助開始申立において同意権付与審判を申し立てる場合の「同意行為目録」は**図8-5-3**の通りである。

[4] 家庭裁判所の審理

成年後見人を選任するには、成年被後見人の心身の状態ならびに生活および財産の状況、成年後見人となる者の職業および経歴ならびに成年被後見人との利害関係の有無（成年後見人となる者が法人であるときは、その事業の種類および内容ならびにその法人およびその代表者と成年被後見人との利害関係の有無）、成年被後見人の意見その他一切の事情を考慮しなければならないとされている（民843条4項）。

①**申立人の面談**

②成年後見人等の**候補者の調査**（家事120条・130条・139条）[17]

③**本人の面接調査**

④医師による判断能力の鑑定または意見

後見および保佐開始の審判をするには、本人の精神の状況について鑑定が必要となる（家事119条）。ただし、本人が遷延性意識障害（いわゆる植物状態）その他、判断能力を欠くと認められるような、明らかに鑑定の必要がないと認めるときは、鑑定をしないことができる（家事119条但書・133条）[18]。

なお、補助開始の審判については、鑑定は必要とされておらず、医師その他適当な者の意見（医師の診断書等）で足りるとされている（家事138条）。

鑑定等の結果、本人の判断能力が当該申立てとは異なる類型に該当すると認定された場合は、「申立ての趣旨の変更」等の手続を行う。

図 8-5-1　後見開始申立書

申立後は，家庭裁判所の許可を得なければ申立てを取り下げることはできません。

| 受付印 | (☑後見　□保佐　□補助) 開始等申立書 |
| | ※ 該当するいずれかの部分の□に✓点（チェック）を付してください。 |

	※ 収入印紙（申立費用）をここに貼ってください。
	後見又は保佐開始のときは，８００円分
	保佐又は補助開始＋代理権付与又は同意権付与のときは， １，６００円分
	保佐又は補助開始＋代理権付与＋同意権付与のときは， ２，４００円分
	【注意】貼った収入印紙に押印・消印はしないでください。
	収入印紙（登記費用）２，６００円分はここに貼らないでください。

収入印紙（申立費用）	円	準口頭	関連事件番号　　年（家　　）第　　　　　号
収入印紙（登記費用）	円		
予納郵便切手	円		

| 東京　家庭裁判所 □ 立川支部　　御中 令和３年４月１日 | 申立人又は同手続 代理人の記名押印 | 東 京 太 郎　印 |

申立人	住　所	〒１０１－△△△△ 東京都千代田区神田▲▲町○○番○号 電話　（０３）１２３４－△△△△　　携帯電話　（０９０）１２３４－△△△△
	ふりがな	とうきょう　　　たろう	□ 大正 ☑ 昭和　●●年 ●●月●日 生 □ 平成　　　　　　　（●●歳）
	氏　名	東 京 太 郎	
	本人との 関　係	□ 本人　　□ 配偶者　　□ 親　　☑ 子　　□ 孫　　□ 兄弟姉妹　　□ 甥姪 □ その他の親族（関係：　　　　　　　　）　　□ 市区町村長 □ その他（　　　　　　　　　　　　　）
手続代理人	住　所 （事務所等）	〒　　－ ※弁護士などの代理人に委任する場合は、こちらに記載する。 電話　　　（　　　）　　　　　携帯電話　　　　（　　　）
	氏　名	
本人	本　籍 （国　籍）	東京都千代田区霞が関１丁目○番○号
	住民票上 の 住 所	☑ 申立人と同じ 〒　　－ 電話　　　（　　　）
	実 際 に 住んでいる 場　所	□ 住民票上の住所と同じ 〒１０１－△△△△　※病院や施設の場合は，所在地 名称，連絡先を記載してください。 東京都千代田区神田■■町△△番△△号 病院・施設名　（医療法人■■介護老人保健施設□□）　電話（０３）１２３４－○○○○
	ふりがな	とうきょう　　　いちろう	□ 大正 ☑ 昭和　●年 ●月●●日 生 □ 平成　　　　　　　（●●歳）
	氏　名	東 京 一 郎	

申 立 て の 趣 旨
※ 該当する部分の□に✓点（チェック）を付してください。

☑ 本人について **後見** を開始するとの審判を求める。

□ 本人について **保佐** を開始するとの審判を求める。

※ 以下は、<u>必要とする場合に限り</u>、該当する部分の□に✓点（チェック）を付してください。なお、保佐開始申立ての場合、民法１３条１項に規定されている行為については、同意権付与の申立ての必要はありません。

□ 本人のために<u>別紙代理行為目録記載</u>の行為について<u>保佐人</u>に<u>代理権</u>を<u>付与する</u>との審判を求める。

□ 本人が民法１３条１項に規定されている行為のほかに、下記の行為（日用品の購入その他日常生活に関する行為を除く。）をするにも、<u>保佐人</u>の<u>同意を得なければならない</u>との審判を求める。

記

_____

_____

□ 本人について **補助** を開始するとの審判を求める。

※ 以下は、<u>少なくとも１つは</u>、該当する部分の□に✓点（チェック）を付してください。

□ 本人のために<u>別紙代理行為目録記載</u>の行為について<u>補助人</u>に<u>代理権</u>を<u>付与する</u>との審判を求める。

□ 本人が<u>別紙同意行為目録記載</u>の行為（日用品の購入その他日常生活に関する行為を除く。）をするにも、<u>補助人</u>の<u>同意を得なければならない</u>との審判を求める。

申 立 て の 理 由
※ 該当する部分の□に✓点（チェック）を付すとともに、具体的な事情を記載してください。

本人は、
☑ 預貯金等の管理・解約　□ 保険金受取　□ 不動産の管理・処分　□ 相続手続
□ 訴訟手続等　□ 介護保険契約　☑ 身上監護（福祉施設入所契約等）
☑ その他（　遺産分割　）
の必要があるが、
☑ 認知症　□ 統合失調症　□ 知的障害　□ 高次脳機能障害
□ 遷延性意識障害　□ その他　（　　　　　　　　　　　　　　　　）
により判断能力が欠けているのが通常の状態又は判断能力が（著しく）不十分である。

※　具体的な事情を記載してください。書ききれない場合は別紙を利用してください。

本人は平成２８年頃より、認知症が出現し、平成３０年頃より徘徊を繰り返すようになった。

平成３１年４月２４日、脳梗塞発症のため東京都千代田区の○○病院に入院した。

その後、令和元年９月１４日に療養目的にて東京都千代田区の△△病院へ転院した。

しかし、脳梗塞の後遺症に対してリハビリでの改善が見られず、全介助状況となり、在宅復帰

困難なため、令和２年４月６日より医療法人■■介護老人保健施設□□に入所している。

今後は、高齢および病状の進行や悪化に伴い、施設での入所継続が困難となった場合は、

入院契約等も必要になると考えられる。

　本人の現状としては、私の顔の認識はできるものの、認知症の進行が見られ、私や職員等の問いかけに対して「よかった」「うれしい」程度の返答は可能であるが、自発語はほとんど見られない状況である。

　私は、本人の徘徊がひどくなった平成31年1月に会社の社宅を出て、妻と娘とともに本人の自宅に引っ越し、本人が脳梗塞で倒れてからも妻と娘と一緒に本人の世話を続けている。

　また、本人は金銭の自己管理も全く困難な状況であるため、預貯金等の管理は、事実上私が行い、□□への入所費等の支払等も私が代行している。また、本人の自宅（本人名義）が老朽化して雨漏り等がみられるようになり、自宅の修理等の契約が必要な状況である。

　また、昨年10月に本人の姉（大阪花子）が他界し、その遺産分割協議の必要が生じている（花子夫婦には子がいないため、相続人は花子の夫である大阪三郎と本人の2名）。

　なお、本人の妻（私の母）は平成25年2月に他界した。本人の子は、私以外に二男の東京次郎がいるが、遠方（福岡市）に住んでおり、本人の面倒をみることは困難であるため、同人も私が成年後見人になることに同意している。

成年後見人等候補者	□ 家庭裁判所に一任　※　以下この欄の記載は不要 ☑ 申立人　※　申立人のみが候補者の場合は，以下この欄の記載は不要 □ 申立人以外の〔 □ 以下に記載の者　□ 別紙に記載の者 〕		
	住　　所	〒　　－ 電話　　　（　　　）　　　　携帯電話　　　（　　　）	
	ふりがな 氏　　名		□ 昭和 □ 平成　　　　　　年　　月　　日生 （　　　歳）
	本人との関係	□ 親　族：□ 配偶者　□ 親　□ 子　□ 孫　□ 兄弟姉妹 　　　　　□ 甥姪　□ その他（関係：　　　　　　　　　） □ 親族外：（職業：　　　　　　　　　　　　　　　　　　　）	

手続費用の上申

　　□　手続費用については，本人の負担とすることを希望する。

　　※　手続費用は申立人の負担が原則です。ただし，申立手数料，送達・送付費用，後見登記手数料，鑑定費用については，この上申に基づき，これらの全部又は一部について，本人の負担とできる場合があります。

　　※　本欄に記載した場合でも，必ずしも希望どおり認められるとは限りません。

| 添付書類 | ※　同じ書類は本人1人につき1通で足ります。審理のために必要な場合は，追加書類の提出をお願いすることがあります。
※　個人番号（マイナンバー）が記載されている書類は提出しないようにご注意ください。
☑　親族関係図
☑　診断書（成年後見制度用）
☑　診断書付票
☑　本人情報シートのコピー
☐　愛の手帳のコピー（交付されている場合のみ）
☑　本人の戸籍個人事項証明書（戸籍抄本）
☑　本人の住民票又は戸籍附票
☑　本人が登記されていないことの証明書
☑　後見人等候補者の住民票又は戸籍の附票
☑　申立事情説明書
☑　親族の意見書
☑　後見人等候補者事情説明書
☑　財産目録
☑　相続財産目録
　　（本人が相続人となっている遺産分割未了の相続財産がある場合のみ）
☑　収支予定表
☑　財産関係の資料（該当する財産がないものは不要）
　　☑　預貯金通帳のコピー，保険証券・株式・投資信託等の資料のコピー
　　☑　不動産の全部事項証明書
　　☐　債権・負債等の資料のコピー
☑　収入・支出に関する資料のコピー |

※　太わくの中だけ記載してください。
※　該当する部分の☐にレ点（チェック）を付してください。

出典）東京家庭裁判所後見センターウェブサイト「申立てをお考えの方へ（成年後見・保佐・補助)」の掲載書式
　　に執筆者加筆.

図8-5-2　代理行為目録（東京家裁）

（別紙）

【令和3年4月版】

【保佐，補助用】

代　理　行　為　目　録

※　下記の行為のうち，必要な代理行為に限り，該当する部分の□にチェック又は必要な事項を記載してください（包括的な代理権の付与は認められません。）。

※　内容は，本人の同意を踏まえた上で，最終的に家庭裁判所が判断します。

1　財産管理関係

（1）不動産関係

- □　①　本人の不動産に関する〔□ 売却　□ 担保権設定　□ 賃貸　□ 警備　□_____〕契約の締結，更新，変更及び解除

- □　②　他人の不動産に関する〔□ 購入　□ 借地　□ 借家〕契約の締結，更新，変更及び解除

- □　③　住宅等の〔□ 新築　□ 増改築　□ 修繕（樹木の伐採等を含む。）　□ 解体　□_____〕に関する請負契約の締結，変更及び解除

- □　④　本人又は他人の不動産内に存する本人の動産の処分

- □　⑤　_____

（2）預貯金等金融関係

- □　①　預貯金及び出資金に関する金融機関等との一切の取引（解約（脱退）及び新規口座の開設を含む。）

  ※　一部の口座に限定した代理権の付与を求める場合には，③に記載してください。

- □　②　預貯金及び出資金以外の本人と金融機関との取引

  〔□ 貸金庫取引　□ 証券取引　□ 保護預かり取引　□ 為替取引　□ 信託取引　□_____〕

- □　③　_____

（3）保険に関する事項

- □　①　保険契約の締結，変更及び解除

- □　②　保険金及び賠償金の請求及び受領

（4）その他

- □　①　以下の収入の受領及びこれに関する諸手続

  〔□ 家賃，地代　□ 年金・障害手当・生活保護その他の社会保障給付　□ 臨時給付金その他の公的給付　□ 配当金　□_____〕

- □　②　以下の支出及びこれに関する諸手続

  〔□ 家賃，地代　□ 公共料金　□ 保険料　□ ローンの返済金　□ 管理費等　□ 公租公課　□_____〕

- □　③　情報通信（携帯電話，インターネット等）に関する契約の締結，変更，解除及び費用の支払

- □　④　本人の負担している債務に関する弁済合意及び債務の弁済（そのための調査を含む。）

- □　⑤　本人が現に有する債権の回収（そのための調査・交渉を含む。）

- □　⑥　_____

2 相続関係

※ 審判手続，調停手続及び訴訟手続が必要な方は，4⑤又は⑥についても検討してください。

□ ① 相続の承認又は放棄

□ ② 贈与又は遺贈の受諾

□ ③ 遺産分割又は単独相続に関する諸手続

□ ④ 遺留分減殺請求又は遺留分侵害額請求に関する諸手続

□ ⑤ _____

3 身上保護関係

□ ① 介護契約その他の福祉サービス契約の締結，変更，解除及び費用の支払並びに還付金等の受領

□ ② 介護保険，要介護認定，障害支援区分認定，健康保険等の各申請（各種給付金及び還付金の申請を含む。）及びこれらの認定に関する不服申立て

□ ③ 福祉関係施設への入所に関する契約（有料老人ホームの入居契約等を含む。）の締結，変更，解除及び費用の支払並びに還付金等の受領

□ ④ 医療契約及び病院への入院に関する契約の締結，変更，解除及び費用の支払並びに還付金等の受領

□ ⑤ _____

4 その他

□ ① 税金の申告，納付，更正，還付及びこれらに関する諸手続

□ ② 登記・登録の申請

□ ③ 個人番号（マイナンバー）に関する諸手続

□ ④ 住民票の異動に関する手続

□ ⑤ 家事審判手続，家事調停手続（家事事件手続法24条2項の特別委任事項を含む。），訴訟手続（民事訴訟法55条2項の特別委任事項を含む。），民事調停手続（非訟事件手続法23条2項の特別委任事項を含む。）及び破産手続（免責手続を含む。）

※ 保佐人又は補助人が上記各手続について手続代理人又は訴訟代理人となる資格を有する者であるときに限ります。

□ ⑥ ⑤の各手続について，手続代理人又は訴訟代理人となる資格を有する者に委任をすること

□ ⑦ _____

5 関連手続

□ ① 以上の各事務の処理に必要な費用の支払

□ ② 以上の各事務に関連する一切の事項（戸籍謄抄本・住民票の交付請求，公的な届出，手続等を含む。）

出典）東京家庭裁判所後見センターウェブサイト「申立てをお考えの方へ（成年後見・保佐・補助）」.

図8-5-3　同意行為目録（東京家裁）

（別紙）

【補助用】

【令和3年4月版】

同　意　行　為　目　録

（民法１３条１項各号所定の行為）

※　下記の行為（日用品の購入その他日常生活に関する行為を除く。）のうち，必要な同意行為に限り，該当する部分の□にチェックを付してください。

※　保佐の場合には，以下の１から１０までに記載の事項については，一律に同意権・取消権が付与されますので，同意権付与の申立てをする場合であっても本目録の作成は不要です。

※　内容は，本人の同意を踏まえた上で，最終的に家庭裁判所が判断します。

1　元本の領収又は利用（１号）のうち，以下の行為

　　□　（１）　預貯金の払戻し

　　□　（２）　債務弁済の受領

　　□　（３）　金銭の利息付貸付け

2　借財又は保証（２号）のうち，以下の行為

　　□　（１）　金銭消費貸借契約の締結

　　　　　※　貸付けについては１(3)又は３(7)を検討してください。

　　□　（２）　債務保証契約の締結

3　不動産その他重要な財産に関する権利の得喪を目的とする行為（３号）のうち，以下の行為

　　□　（１）　本人の所有の土地又は建物の売却

　　□　（２）　本人の所有の土地又は建物についての抵当権の設定

　　□　（３）　贈与又は寄附行為

　　□　（４）　商品取引又は証券取引

　　□　（５）　通信販売（インターネット取引を含む。）又は訪問販売による契約の締結

　　□　（６）　クレジット契約の締結

　　□　（７）　金銭の無利息貸付け

　　□　（８）　その他　※　具体的に記載してください。＿＿＿＿＿＿＿＿＿＿＿＿＿＿

4　□　訴訟行為（４号）

　　　※　相手方の提起した訴え又は上訴に対して応訴するには同意を要しません。

5　□　贈与，和解又は仲裁合意（５号）

6　□　相続の承認若しくは放棄又は遺産分割（６号）

7　□　贈与の申込みの拒絶，遺贈の放棄，負担付贈与の申込みの承諾又は負担付遺贈の承認（７号）

8　□　新築，改築，増築又は大修繕（８号）

9　□　民法６０２条（短期賃貸借）に定める期間を超える賃貸借（９号）

10　□　前各号に掲げる行為を制限行為能力者（未成年者，成年被後見人，被保佐人及び民法１７条１項の審判を受けた被補助人をいう。）の法定代理人としてすること（１０号）

11　□　その他　※　具体的に記載してください。

　　　※　民法１３条１項各号所定の行為の一部である必要があります。

出典）東京家庭裁判所後見センターウェブサイト「申立てをお考えの方へ（成年後見・保佐・補助）」．

［5］後見開始等の審判と告知・通知

　以上のような手続を経て後見開始等の審判が出されると、その審判内容は成年後見人等に選任される者に告知される（家事 122 条・131 条・140 条）。

　また、本人に対しては、後見開始の審判の場合はこれを「通知」し（家事 122 条 1 項）、保佐開始および補助開始の審判の場合はこれを告知する（家事 131 条・140 条）。

［6］審判の確定と効力発生時期

　法定後見の開始の審判は、告知の日から**即時抗告**の期間である 2 週間（家事 86 条）を経過することにより確定し、効力を生じる（家事 74 条）。

［7］嘱託による登記

　法定後見の開始の審判が確定すると、家庭裁判所書記官は遅滞なく、東京法務局に対しその旨の**登記**を嘱託（依頼）し、これを受けて登記官によって、後見登記等ファイルに当該審判に関する事項が登記される（家事 116 条、後見登記等に関する法律）。登記終了後、家庭裁判所から後見人等に登記番号が通知される（審判から約 1 ヵ月後）。

G. 審判前の保全処分

　後見開始等の審判の申立て後、審判が下りて確定するまでには相当な期間（通常 1 〜 3 ヵ月）が必要である。そこで早急に財産の保存管理をしたり、身上監護についての緊急の手当てをしたりしなければ、本人に取り返しのつかない事態が生じる場合は、家庭裁判所はその申立てに基づき、**審判前の保全処分**として、さまざまな命令を発することができる（家事 105 〜 115 条）。

　たとえば、①**財産管理者**を選任したり（家事 126 条 1 項・134 条 1 項・143 条 1 項）、②本人の財産の管理もしくは本人の監護に関する事項の指示を出したり、③財産管理者に一定の取消権や同意権が付与される**後見命令、保佐命令、補助命令**を発したりするなどである（家事 126 条 2 項・134 条 2 項・143 条 2 項）。

　ただし、これらの保全処分は、後見開始等の審判の申立てがあること、後見開始等の審判の申立てが認容される蓋然性があること、後見開始等の審判が効力を生じる前に保全処分の必要性があることが要件となっている。

H. 成年後見人等の資格と欠格事由

　成年後見人等になるのに、特別な資格は必要ない。それゆえ、親族ではない一般市民によるいわゆる「**市民後見人**」も可能である。

　しかし、以下の欠格事由（民847条）に該当する者は成年後見人等にはなれず、また途中で以下の事由が生じたときは、成年後見人等はその地位を失う。

　①未成年者、②家庭裁判所で免ぜられた法定代理人、保佐人、補助人、③破産者、④成年被後見人等に対して訴訟をし、またはした者ならびにその配偶者および直系血族、⑤行方の知れない者。

I. 成年後見人、保佐人、補助人の報酬

　成年後見人等は、報酬を望む場合は「成年後見人等に対する**報酬付与の申立て**」を行い、家庭裁判所がそれを認め相当と判断した金額についてのみ、本人の財産から報酬を受け取ることができる（民862条、876条の5、876条の10）。

　報酬の金額は、成年後見人等の職務の具体的内容や期間、本人の財産状況などに応じて家庭裁判所がその裁量によって決定する。それゆえ、必ずしも付与されるとは限らない。

　なお、後に述べる市町村の成年後見制度利用支援事業には一定の場合に報酬を支給する助成制度がある。

J. 成年後見人、保佐人、補助人の職務の終了

[1] 終了事由

　成年後見人等の職務は、以下の事由その他によって終了する[20]。

①成年被後見人等（本人）の死亡。

②**解任**：成年後見人等に不正な行為、著しい不行跡その他後見等の任務に適しない事由があるときは、家庭裁判所は、成年後見監督人等、本人、その親族等の請求によりまたは職権で、審判して解任できる（民846条ほか）。

③**辞任**：成年後見人等は、正当な事由がある場合に限り、家庭裁判所の許可を得て辞任することができる（民844条ほか）。この場合、新たに成年後見人等を選任する必要が生じたときは遅滞なく後任の成年後見人等の選任を家庭裁判所に請求しなければならない（民845条ほか）。

欠格事由
法において資格が認められなくなる原因となる事情のこと。

市民後見人
認知症高齢者が急増する中、後見制度の担い手としては、親族および専門職だけでは到底足りず、新たな担い手として期待されているのが市民後見人である。2012（平成24）年4月1日に施行された改正老人福祉法32条の2においても、市町村による市民後見人育成とその活用が努力義務とされている。また、2016（平成28）年5月に施行された成年後見制度の利用の促進に関する法律（成年後見制度利用促進法）においても、市民後見人を含む、地域において成年後見人等となる人材の確保の措置が求められている（11条8号）。

解任
解任の事由の例は以下の通りである。
①不正な行為とは、違法な行為または社会的に非難されるべき行為（横領、私的流用）、②著しい不行跡とは、品行ないし操行が甚だしく悪いこと（その行状が本人の財産の管理に危険を生じさせるなど、適格性の欠如を推認させるような場合）、③その他後見等の任務に適しない事由とは、成年後見人等の権限濫用、管理失当、任務懈怠など。

辞任
辞任の正当な事由の例は以下の通りである。
①職業上の必要等から遠隔地に住居を移転し、後見等の事務の遂行に支障が生じた場合、②老齢・疾病などにより後見等の事務の遂行に支障がある場合など。

169

終了事由が生じて任務が終了したときは、2ヵ月以内に、管理していた財産の収支を計算し、相続人（もしくは本人または新しい成年後見人等）に財産を引き継ぎ、さらにその結果を家庭裁判所に報告しなければならない（民870条ほか）。

[2] 成年後見人の死後事務の権限

前記の通り、成年後見人等は本人が死亡すれば職務は終了し、残財産の相続人等への引継ぎや家庭裁判所への報告に関する事項を除き、これまで付与されていたさまざまな権限は原則として喪失する。ところが、現実的には引き継ぐまでの間に、遺体の火葬や治療費の支払いなどの「**死後の事務**」を行う必要がある事案もあり、従来その根拠や範囲が不明確であった。そこで、成年後見人に限り一部「死後の事務」を可能とする法改正がなされた[21]。

K. 成年後見監督人、保佐監督人、補助監督人

家庭裁判所は、成年後見人等の行う後見等の事務を監督するために必要があると認められるときは、本人、その親族、成年後見人等の請求によりまたは職権で、成年後見監督人、保佐監督人、補助監督人（以下、成年後見監督人等）を選任する（民849条・876条の3・876条の8）。

成年後見監督人等の職務は、①成年後見人等が行う後見等の事務を監督すること（解任請求を含む。民851条ほか）、②成年後見人等が欠けた場合に遅滞なくその選任を家庭裁判所に請求すること、③急迫の事情がある場合に成年後見人等に代わって必要な処分をすること、④本人と利益が相反する行為について、本人を代表したり（後見の場合）、同意を与えたり（保佐・補助の場合）することなどである。

L. 最後に——権利擁護における法定後見制度の役割

アドボカシー
advocacy
自己の権利や援助のニーズを表明することの困難な高齢者や障害者や児童などに代わって、援助者が代理としてその権利やニーズ獲得を行うこと。これはソーシャルワーカーとしての代弁者の機能であるとともに特に重要な社会福祉援助技術の1つと位置づけられている（援助技術としての機能）。

これまで述べてきたことからわかると思うが、法定後見制度は権利擁護にとってどのような役割を果たしているか。それは以下の通りである。

(1) 意思決定支援としての役割

判断能力が低下した者は適切な意思決定が困難となりがちであり、それを成年後見人等が本人の意思を尊重して支援していくのであるから、まさに本人の自己決定権（基本的人権）を擁護していることになる。そしてそれはまさにソーシャルワーカーが基本とするアドボカシーの実践そのもの

と言ってよい。また近時その重要性が認識されている**アドバンス・ケア・プランニング**（人生会議）に成年後見人等も参加することで、本人の望む生き方を支援できる可能性もある。

（2）基本的な生活の支援

成年後見人等はその代理権を使って、日常生活に必要な財産管理や身上の保護を行い、本人が生きていくために必要なさまざまなサービスや人的物的資源を手配することで、本人の生活の基礎を維持し支える。

（3）被害の予防と救済

本人が悪質商法を始めとする不利益な契約をしようとしたり、したりした場合は、成年後見人等がその同意権や取消権を使って、本人の権利に対する被害を未然に防いだり、被害の救済を図ることができる。

（4）虐待に対する防御

他者による虐待は権利侵害の最たるものであるが、成年後見人等が財産管理と身上の保護を担い、あるいは行政と連携することで、その権利侵害を予防または回復することが可能となる。

（5）困難事案の克服

今日、家族などのキーパーソンがいない独居高齢者が増加し、医療・福祉や行政の支援や本人の権利擁護が困難となる事案が増加している。そこに本人の意思決定を担う成年後見人等が加わり、本人の意思を適正な方向に導いたり、代行決定を行ったり、さらには利用できる社会資源との連携拡大を図ることで困難を克服することが可能となる。

（6）安心感の確保

そして何よりも成年後見人等が定期的に訪問して本人を見守り、楽しいことや課題などを2人で話し合い、何かあればすぐに代理人として対応できることは、本人にとっても大きな安心であり人生をより豊かにすることにつながる。

（7）その他

他にも本人の権利擁護に果たす役割はあるだろう。それを皆さんも一緒に考えて欲しい。

注）
(1) 契約も、当事者が契約内容について意思を表示し、両当事者でその内容が合致（合意）すればその契約内容に対応する法律効果が発生するので、法律行為である。また、取消権の行為のように、当事者の単独の意思表示のみによって法律効果が発生するものもある（これを「単独行為」という）。
(2) 意思能力と成年後見制度の関係
高齢者・障害者はもちろん何人も、契約等の法律行為を有効に行うためには、「意思能力」（自己の行為の意味を理解し、自己の行為の結果を弁識するに足り

アドバンス・ケア・プランニング
ACP: advance care planning
将来の意思決定能力の低下に備えて、個々の治療の選択だけでなく、療養場所や看取りの場所やケア、自分の価値観や思想に基づくさまざまな希望について、家族、代理意思決定者（自分の意思を託す人）、医療者、ケア提供者などと、継続して一緒に話し合って1つの文書にまとめ、それを定期的に見直して、皆でそれを共有し実現していく手順（プロセス）のこと。

意思能力
最低限このような能力があって初めて当該行為の法的効力を同人に及ぼすことができると考えられている。

無効

無効とは、法律行為や意思表示があったものの、その有効要件を満たさないため最初から効果を生じない状態をいう。

市町村長申立てを利用した保佐事例

➡ p.214
第9章2節参照。

内容証明郵便

内容証明郵便は、後日、当該内容の書面を出したことを証明することのできる特殊な郵便である。配達証明書は、配達後に葉書の形で差出人の住所に郵送されてくる。なお内容証明郵便はインターネットでの利用申込みもでき、追跡確認ができるようになっている。

るだけの精神的能力）が必要である。この精神的能力がない者（意思無能力者）の行った法律行為（契約等）は無効である（民3条の2）。しかし、このままでは、意思無能力者は社会で生きていくための行為を自分ではなし得ない不都合がある。しかも、悪徳商法等に引っかかった場合などは、民事訴訟法上は、行為当時に意思無能力であったことを本人側が立証できなければ当該法律行為は有効と扱われ、このため不利益な契約に拘束されて被害が生じてしまう。そしてこれらの被害の危険性は、意思無能力までには至っていなくとも、判断能力が不十分であれば同様である。

そこで、意思能力のない者や意思能力が不十分な者を定型化または契約化し、これらの者に保護機関（後見人・保佐人・補助人、任意後見人）を設けて本人の財産管理権等を制限するとともに、他方保護機関に一定の権限と責任を与えて、制限された本人の財産管理権を補充し、さらに本人の身上監護にも配慮させることによって、本人の生活を支えていく制度が必要となる。これが成年後見制度である。

(3) 行政機関として、市町村長に申立権が認められるようになった（精神51条の11の2・知障28条・老福32条）。各法ともに「本人の福祉のために特に必要がある場合」を申立ての要件としているが、その具体例としては①配偶者または4親等内の親族がいない場合（現在、2親等内の親族がいない場合にまで運用を緩和）、②それらの親族があっても音信不通や関わり合いを拒否する場合などが挙げられる。他方、「高齢者虐待の防止、高齢者の養護者に対する支援等に関する法律」（以下、高齢者虐待防止法）においても、養護者による虐待から高齢者を保護するために、市町村長が適切に審判の請求をすべきことが求められている（同9条2項）。このため、各市町村における要綱の整備や成年後見利用支援事業の整備によって、積極的な活用がなされている。

(4) 登記情報の開示は、個人情報保護の観点から本人、家族（配偶者・4親等内の親族）、成年後見人等登記記録に記載されている者など、一定の者に請求権者を限定した上で、登記事項（記録がないときは、その旨）の証明書（成年後見登記事項証明書）を交付して行われる。この証明書によって、利用している成年後見制度の内容や保護者の権限の範囲等を第三者（たとえば、金融機関などの契約相手、行政その他）に証明できることになる。この証明書は最寄りの法務局または地方法務局等の窓口で請求できる。

(5) 4親等内の親族とは、①本人の親・祖父母・子・孫・ひ孫、②兄弟姉妹・甥・姪、③おじ・おば・いとこ、④配偶者の親・子・兄弟姉妹などである。

(6) 同様に、被保佐人と保佐人の利益が相反する場合は、保佐監督人が選任されていない限り臨時保佐人の選任が必要である（民876条の2第3項）。被補助人と補助人の利益が相反する場合は、補助監督人が選任されていない限り臨時補助人の選任が必要である（民876条の7第3項）。

(7) 意思表示は相手方の生活圏内に到達しなければ効果が発生しないのが原則であるので、到達を証明できるよう「配達証明付きの内容証明郵便」で行うことがある。

(8) 大まかに言えば、①そのまま残っている物は返還が必要。ただし、損傷している場合でもその損傷物を返還すれば足りる。②貸金等を生活費として有益に消費し、形を変えて残っている場合は返還が必要。③物でも金銭でも、受領した物を浪費したり、紛失したり、騙し取られたり、滅失したりした場合は返還不要となる。

(9) 成年後見人等が本人の代理人として病院等と診療契約（法律行為）を締結して、本人に適時適切に適正な医療を受けさせることは、身上監護（療養看護）に関する重要な職務であり権限でもある。これとは異なり、成年後見人等が本人（患者）に代わって具体的な治療行為（医的侵襲行為）の許否についてまで医師に対して同意を与えることができるか、これが成年後見人等の医療行為の同意権の問題である。特に本人（患者）の病状が重篤であるため同意ができず、家族の同意

も得られない場合には、医師は自己の治療行為の正当化事由を取得できず治療を躊躇する可能性があるので、この問題が最も顕在化する。そこで、成年後見人等に、本人に代わって同意する権限を与えるべきだとの議論が巻き起こるのである。しかし、成年後見人等の同意権を認めると、本来一身専属的な利益である身体の安全や生命の危険を、同意していない本人に強制することになって人格権や自己決定権に反するので許されないとするのが一般的な考え方である。法律上も成年後見人等に医療行為の同意権は明記されていない。

このため、2016（平成 28）年 5 月に施行された「成年後見制度の利用の促進に関する法律」（成年後見制度利用促進法）において、今後の基本方針として、成年被後見人等の医療等に係る意思決定が困難な者への支援のあり方について成年後見人等の事務の範囲を含め検討や必要な措置を講ずることが規定された（11 条 3 号）。この問題については、家族や成年後見人等の同意権を一般化することはできないとしても（特に延命治療の許否の場合は、生死の決定を他者が行うことを意味する）、家族のいない独居高齢者が増えている現在、国民的な議論に基づき、当該医的侵襲行為を正当化する根拠と要件（法的なルール）を個別具体的に明確にし、早急に立法的に解決されることが望ましいと思う。

なお、厚生労働省の「人生の最終段階における医療・ケアの決定プロセスに関するガイドライン」（平成 30 年 3 月改定）では、本人の意思確認ができない場合には、最終的には医療・ケアチームが医療・ケアの妥当性・適切性を判断して、その本人にとって最善の医療・ケアを実施するものとされている。立法的な解決がなされていない今日における苦肉の実務対応と言えよう。

(10) 後見制度支援信託の創設の背景

成年後見制度開始事件数は、2000（平成 12）年度の制度開始から 10 年で 4 倍に膨れあがっていた。当時成年後見人等には、その約 5 割強は親族が選任されていたが（2020〔令和 2〕年には約 19.7％まで減少）、親族後見人については、被後見人である認知症高齢者等の財産を使い込んだり、着服したりという不正行為が行われる事案（親族後見人の不祥事）が現れ始めた。このため、家庭裁判所による報告書の提出が事後的なもので実効性も弱く、また家庭裁判所が扱う事務量も限界に達してきており、チェック体制が不十分であるという課題が指摘されてきた。後見制度支援信託の導入は、親族後見人の選任が予定される事案について、これらの課題に一部対応するとともに親族後見人の負担を一部軽減するためのものである。

なお、財産管理の安全・確実性の利点から、この仕組みをすでに親族後見人が選任されている事案、さらには専門職後見人が選任されている事案へと拡大する運用もなされつつある。

(11) 金融資産の額としては、おおむね 1,000 ～ 2,000 万円以上が念頭に置かれているようであるが、各家庭裁判所がその地方の実情に応じて制度運用を行うので、申し立てる家庭裁判所の運用基準を確認したほうがよい。

(12) 後見制度支援信託の利用に適さない場合としては以下のような事案が考えられる。

①信託の利用が適当でない事情がある場合。

②専門職後見人に継続的に活動させることが相当な事案。

(13) 年金搾取の問題

典型例は、判断能力の低下した老親の年金や知的障害のある子の障害年金をわが物にするいわゆる「年金搾取の問題」である。これらは、高齢者虐待防止法、障害者虐待防止法においては「経済的虐待」とされるものであるが、このような事案についても、被虐待者の財産の管理を成年後見人等が家族から取り戻して適切に管理するなど、権利擁護の上でその果たす役割は大きい。

(14) 必要書類には、①後見開始等申立書、②財産目録、③収支予定表、④申立事情説明書、⑤親族関係図、⑥後見人等候補者事情説明書等がある。なお、書式や記載

信託の利用が適当でない事情
①本人の財産が少なく収支も赤字であるなど、費用対効果の観点から信託の利用が困難な場合、②本人の財産に株式等の信託できない財産が多く含まれる場合、③本人の財産に関する遺言の存在が明らかな場合、④本人の身上監護状況等により、収支予定を立てることが困難な場合。

専門職後見人に継続的に活動させることが相当な事案
①後見事務に専門的な知見が必要な場合、②候補者となるべき適切な親族がいない場合、③親族間に紛争がある場合。

経済的虐待
たとえば高齢者虐待防止法では、養護者、高齢者の親族または養介護施設従事者が当該高齢者の財産を不当に処分すること、その他当該高齢者から不当に財産上の利益を得ることと定義されている。

高齢者に対する経済的虐待への対応事例
➡ p.212
第 9 章 1 節参照。

総合法律支援法に基づき設立された法人で、裁判その他の法による紛争の解決のための制度の利用をより容易にするとともに、弁護士や司法書士などのサービスをより身近に受けられるようにするための業務を行っている。その1つに民事法律扶助業務があるが、これは経済的に余裕がない人が法的トラブルにあった時に、無料で法律相談を行い（法律相談援助）、弁護士・司法書士の費用の立替えを行う（代理援助、書類作成援助）ものである。

成年後見人が行えることが明文化された死後事務

ア）個々の相続財産の保存に必要な行為。
イ）弁済期が到来した債務の弁済。
ウ）死体の火葬または埋葬に関する契約の締結およびア）イ）を除くその他相続財産全体の保存に必要な行為（ただし、ウについては家庭裁判所の許可が必要）。
これらに該当しない場合にも死後の事務ができないわけではなく、正当化の法的根拠としては、①民法651条（応急処分義務）、②民法697条1項（事務管理）等が考えられるが、できる範囲が不明確である等の問題もあり、事前に家庭裁判所に相談したほうが無難である。

方法は家庭裁判所やそのウェブサイトで入手できる。

(15) 添付書類には、①本人・候補者の戸籍の各全部事項証明書（戸籍謄本）、②本人の成年後見登記事項証明書（登記のないことの証明書を含む）、③本人・候補者の住民票（戸籍附票でも可）、④本人の成年後見等用の診断書（この定型診断書用紙は家庭裁判所やそのウェブサイトで入手できる）、⑤財産目録の内容を証明する資料（預貯金通帳、不動産登記簿謄本、年金証書、医療費・施設利用料の領収書、負債に関する資料等のコピー）等がある。

(16) なお、弁護士や司法書士等の専門家に申立ての代理や援助を依頼すると、別途、弁護士費用等が必要となる。しかし、所得が低くてこれらの弁護士費用等を直ちに用意できない場合には、各都道府県に事務所が設置されている「日本司法支援センター」（法テラス）による民事法律扶助（弁護士費用等の立替え）の利用を検討するとよい。

(17) 成年後見人等の職務は、本人の日常の出納から財産の管理、診療契約の締結、身上監護等多岐にわたり、法律や福祉医療に関する知識や行為が要求される場合もある。このため家庭裁判所は、本人に高額な財産や複雑な財産関係がある場合、親族間に本人の財産管理の方針等について争いがある場合等には、申立書記載の成年後見人等候補者をそのまま選任するとは限らず、当該事案に対する適格性を慎重に調査して、弁護士、司法書士、社会福祉士等の第三者の専門家を成年後見人等や成年後見監督人等に選任することがある（これらを専門職後見人と称し、また家族以外の第三者が選任される場合を第三者後見人と称することがある）。

(18) 最近の実務では、意識はあっても日常の意思表示が困難な場合、短期記憶の減退や妄想等が顕著な場合にも鑑定が省略される傾向にある。

(19) 例：「別紙財産目録記載の預貯金に係るすべての預貯金通帳及び届出印を、財産管理者に引き渡せ」。

(20) 終了事由は以下の通りである。
後見等それ自体が終了するものは、①本人の死亡と②後見等開始審判の取消しである。後見等それ自体は終了しないが、当該後見人等の関係で法律関係が終了するものは、①後見人等の死亡、②選任審判の取消し、③辞任（民844条）、④解任（民846条等）、⑤資格喪失（民847条）である。

(21) 2016（平成28）年4月に「成年後見の事務の円滑化を図るための民法及び家事事件手続法の一部を改正する法律」（円滑化法）が成立し（同年10月から施行）、①成年後見人が当該事務を行う必要があること、②成年被後見人の相続人が相続財産を管理することができる状態に至っていないこと、③成年後見人が当該事務を行うことにつき、相続人の意思に反することが明らかな場合でないことの各要件を満たす場合は、成年後見人に限り、死後事務を一部行えることが明文化された（民873条の2）。
なお上記の円滑化法では、成年後見人に対し、郵便物等の管理に関する権限も新たに付与された。

(22) このコラムのように成年後見人等による意思決定支援はそう簡単なものではない。それゆえ、意思決定に困難を伴う人に対する「意思決定支援の方法」は、権利擁護にとって重要なスキルとなっている。そこで最高裁判所、厚生労働省および成年後見人等の担い手である三士会（日本弁護士連合会、成年後見センター・リーガルサポートおよび日本社会福祉士会）で「意思決定支援を踏まえた後見事務のガイドライン」が作成されている。同ガイドラインは、専門職後見人、親族後見人および市民後見人等が、意思決定支援を踏まえた後見事務等を適切に実施できるよう、後見人等に求められている具体的な役割のイメージを示すものである。なお、認知症高齢者とのコミュニケーションの取り方については、フランスのイヴ・ジネスト氏らが開発した認知症ケアの手法の「ユマニチュード」なども役に立つ。将来実務に就いたらぜひ学んで欲しいスキルである。

┃理解を深めるための参考文献

- ●各家庭裁判所のウェブサイトに掲載されている「成年後見申立ての手引き」（後見・保佐・補助開始申立ての手引き），「成年後見人のための Q&A」（成年後見人・保佐人・補助人ハンドブック）（随時改訂）.

  これらは実際に成年後見等の申立てをする際に、申立人予定者や後見人等の候補者に配布される資料であり、一般の人にもわかりやすく平易に解説された小冊子である。申立書、代理権目録、財産目録なども記載されており、実務的であるだけでなくイメージもわきやすい良書である。

- ●公益社団法人 日本社会福祉会編『権利擁護と成年後見実践（第3版）―社会福祉士のための成年後見入門』民事法研究会，2019.

  日本社会福祉士会が、その成年後見人養成研修のテキストとして編集した実践的な基本書である。社会福祉士向けにわかりやすく解説されている点がうれしい。

ある弁護士Aが成年後見人となっている成年被後見人のBさん（80歳女性・認知症）は、5年前に夫に先立たれ、子も身寄りもおらず、現在、特別養護老人ホームに入所中である。ほとんど意思活動がなく変化のない毎日を送っていた。ところがある日、職員Cが美術雑誌を見せると、絵画の販売欄を見て、突然「この桜の絵を買いたい」と意思表示をした。Bさんの明確な意思表示はここ数年なかったことなので、皆とても驚いた。Bさんの話では、生前ご主人が美術教師をされており、この絵はBさんの誕生日に夫が描いてくれた絵にそっくりでどうしても欲しいとのことであった。

　絵の価格は80万円。しかし、Bさんの預貯金は年々減少しあと80万円しかなく、誰が見てもBさんの買い物は無茶である。

　Aは後見人として悩んだ。Bさんの「この桜の絵を買いたい」という意思は真意ではなく思い付きではないか？Bさんには記憶障害があり、意思決定の前提事実であるご主人の想い出に勘違いがある可能性もある。残金ゼロというのは財産管理としては不適切ではないか？貴重な預貯金を単なる想い出のために使い果たすこと自体、Bさんの判断は間違いであり、反対すべきではないか？

　確かにBさんは認知症であり、日頃からその真意の把握には困難を伴ってきた。真意が把握できず判断がつかないから、いっそ「保留」という逃げ道を進もうか……。しかしそうすると目を輝かせるBさんの想いはどうなるのだろうか？

　しかし「意思」がほとんど見当たらなかったBさんが、本当に久しぶりに意思決定を行っている。細かなことも含むと私たちは毎日何十回と意思決定を行っているが、Bさんはそれができなかった。今回の意思決定は残存能力の発揮という点でも非常に貴重な自己選択で、もしかするとBさんの人生最期の意思決定になるかもしれない。

　問い直してみよう。福祉に携わる私たちが最も尊重すべきとされている「意思」とは一体何なのか。なぜ大切にすべきなのか。真意はどうやって把握すべきか。意思決定の支援とは何なのか。本人の権利を擁護するとはどういうことか。今一度、Bさんに寄り添って問い直してみよう。すると、Bさんの「意思」が、手のひらで優しく光る宝石のような存在であることがわかるかもしれない(22)。

6. 任意後見の概要

A. 任意後見制度の現状と特徴

[1] 相談から任意後見契約締結へ至るまで

　任意後見契約は、認知症、知的障害、精神障害などにより判断力が不十分な状況となった場合に備え、あらかじめ自己の生活、療養看護、財産管理などの事務の全部または一部を自ら信頼する第三者との間で公正証書によって契約を結び、その第三者が家庭裁判所の関与のもと、委任された事務を行うことにより、本人の生活の質を低下させることなく、本人の希望に沿った将来の生活設計を可能ならしめるための委任契約の一種である。

　任意後見契約は介護等事実行為を除く法律行為をなすことを受任者に委任する契約であるが、一般の任意代理と違う点は、契約が公正証書によってなされること、また、**家庭裁判所**により**任意後見監督人**が選任された時から発効するという点にある。当然のことながら、任意後見契約を締結するには、いわゆる本人が意思能力（自己の行為の結果を判断することができる精神能力）を有していることが必要で、本人の意思能力に疑問符がつくような場合には、法定後見制度の利用を検討すべきであろう（**図8-6-1**）。

図8-6-1　相談から任意後見契約締結へ至るまで

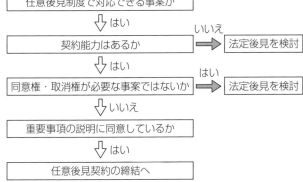

※　**任意後見契約に関する法律** 2 条では、任意後見契約における委任者のことを「本人」と呼んでいるので、委任者については、以下、単に「本人」と表記する。

[2] 任意後見制度の現状

2020（令和2）年度における、成年後見関係事件（後見開始、保佐開始、補助開始および任意後見監督人選任事件）の申立件数は合計で3万7,235件（前年は3万5,959件）であり、対前年比約3.5％の増加となっている。任意後見監督人選任の審判の申立件数は738件（前年は748件）であり、対前年比約1.3％の減少となっている。この数字は法定後見制度のそれと比較して、著しく低いと言わざるを得ない。2016（平成28）年5月に「**成年後見制度利用促進法**」が施行された。同法で、国や地方公共団体などに成年後見制度利用促進のための施策の策定と責務が明記された。

※「**成年後見関係事件の概況**」については、過去、第30回と31回の社会福祉士国家試験に連続して出題された経緯がある。最高裁判所から発表される成年後見に関する各種データをチェックしておきたい。

成年後見制度利用促進法
正式名称は「成年後見制度の利用の促進に関する法律」。

[3] 任意後見制度の特徴

民法858条に次の条文がある。「成年後見人は、成年被後見人の生活、療養看護及び財産の管理に関する事務を行うに当たっては、成年被後見人の意思を尊重し、かつ、その心身の状態及び生活の状況に配慮しなければならない」。この条文は、自己決定権の尊重とノーマライゼーションの理念に基づくものであり、法定後見のみならず任意後見制度にも妥当し、成年後見制度とは何かを示す指標と考えられる（任意後見6条）。

しかしながら、法定後見と任意後見を比べた場合に明らかに性格を異にするものがある。たとえば、**財産管理**を例にとれば、どちらかと言えば、法定後見は財産の保全（静的管理）に重きを置くが、任意後見においては、財産の活用（動的管理）もある程度可能である点にその違いを見出すことができるだろう。なお、**任意後見契約**に付随して、財産管理の指針を示し、本人の将来の希望を述べる「ライフプランに関する覚書」が別途締結される場合があるが、これは将来の生活設計を明確にする意味がある。

ライフプラン
自分らしく死を迎えるまでの人生の大きなイベントについて、出費の必要性を把握して立てる計画。

＜任意後見制度の特徴＞

①本人の自己決定権の尊重（憲13条）、②本人意思の補充、③任意後見は法定後見に優先する。

B. 任意代理契約と任意後見契約の3類型

[1] 見守りと財産管理等任意代理契約

高齢者の中には、判断力低下などの問題はないが、何らかの身体上の障害のため、日常的な生活支援を必要とする人がいる。任意後見制度は将来

の判断力の低下に備えるために有効な制度ではあるが、前述のような人び
とのニーズに応えるには、見守り契約や**財産管理等任意代理契約**（以下、
単に任意代理契約という）による支援も必要となる。任意後見契約の3類
型、(1)将来型、(2)移行型、(3)即効型のうち、(1)と(2)において、
その必要性が高いといえよう。

［2］任意後見契約の3類型

　任意後見契約に関する類書には、必ずといってよいほど見守り契約や任
意代理契約の必要性について触れられている。本人を、契約発効時まで切
れ目なく支援していくには、それらが必要な場合があるからである。ここ
では任意後見契約の3類型について述べる。

(1) 将来型

　本人の身体能力や判断力に問題はないが、将来に備え任意後見契約を検討す
る。見守り契約や任意代理契約についても検討しておく（**図8-6-2 契約類型②**）。

(2) 移行型

　本人の判断力に不安な面が見られるようになり、日常的な生活支援が必
要になってきた場合に検討する。

　前述の通り、任意後見契約が発効するまでの間、切れ目なく本人を支援
するためには、見守り契約や任意代理契約が必要な場合がある。そのよう
な場合には、見守り契約や任意代理契約とともに任意後見契約を締結して
おくとよいだろう（**図8-6-2 契約類型③**）。

(3) 即効型

　法定後見における補助相当の場合であっても、本人がまだ意思能力を有
しており、任意後見契約を締結することが可能な場合に検討する。

　このような場合、契約と同時に任意後見監督人選任の申立てをなし、任
意後見契約を発効させることができる。このような契約形態を即効型と呼
んでいる（**図8-6-2 c任意後見契約を検討**）。

見守り契約
一人暮らしの高齢者等と
定期的に連絡を取り合っ
て、本人の健康状態や判
断能力等を把握しながら
支援を行う契約。

任意代理契約（公正証書
でなくてよい）
契約は、①契約の趣旨、
②代理権の範囲、③管理
対象財産、④証書の保
存、⑤報酬、⑥契約の解
除、⑦契約の終了、⑧守
秘義務などからなる。

即効型の任意後見を利用
した支援事例
➡ p.218
第9章4節参照。

図8-6-2　任意後見契約の契約類型

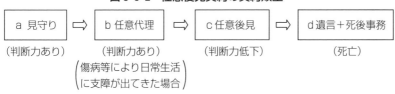

a 見守り	⇨	b 任意代理	⇨	c 任意後見	⇨	d 遺言＋死後事務
（判断力あり）		（判断力あり）		（判断力低下）		（死亡）

（傷病等により日常生活に支障が出てきた場合）

※　契約の類型としては、①a＋c、②b＋c、③a＋b＋cがある。③は、①と②
　　を組み合わせて事案に応じ利用する場合である。

※　本人死亡時の財産引継ぎを円滑に進めるためにd遺言が活用されることがある。

※　以上は説明を簡単にするため、シンプルな類型を想定した。クライエントの状況
　　によりさまざまなバリエーションが考えられる。

遺言
人の生前の意思表示に法
律的な効果を与えて死後
にその実現を図る制度。
一定の方式に従うことが
求められる（民960条）。

C. 任意後見契約とは

[1] 公正証書による契約

(1) 要式行為

任意後見契約に関する法律2条1号では、任意後見契約とは、「委任者が、受任者に対し、精神上の障害により事理を弁識する能力が不十分な状況における自己の生活、療養看護及び財産の管理に関する事務の全部又は一部を委託し、その委託に係る事務について代理権を付与する委任契約であって、第4条第1項の規定により任意後見監督人が選任された時からその効力を生ずる旨の定めのあるものをいう」とある。任意後見契約は後日の紛争を避けるため要式行為とされ、**公正証書**によらなければならない（任意後見3条）。

契約書には、おおむね次のことが記載されている。

①契約の趣旨、②契約の発効、③後見事務の範囲、④身上配慮の責務、⑤証書などの保管、⑥任意後見監督人への報告、⑦会計帳簿など書類の作成、⑧費用の負担、⑨報酬、⑩契約の解除、⑪契約の終了、⑫後見登記、⑬終了時財産の引継ぎ、⑭守秘義務。

以上、専門職とクライエントとの間には知識や情報量に差があるのが通例であり、そのことを認識し、難解な法律用語については、理解を得るまで何度でも説明をなし、契約の骨子を記載した重要事項説明書を事前に本人に交付することが望ましい。

(2) 登記

公証人は、任意後見契約の公正証書を作成したときは、登記所に任意後見契約の**登記**を嘱託しなければならない（公証人法57条の3）。下記、①〜⑬が登記される。

要式行為
法律行為の内容となる意思表示を明確にするため、一定の様式に従うことが求められるもの。

公正証書
公証人が法律行為その他私権に関する事実について作成した証書のこと。私署証書に対する。

登記事項証明書　　《ひな型》

【公証人の所属】●●法務局	①
【公証人氏名】●●●●	②
【証書番号】令和●年　第●●●号	③
【作成年月日】令和●年●月●日	④
【登記年月日】令和●年●月●日	⑤
【登記番号】第●●●●—●●●●号	⑥

任意後見契約の本人

【氏名】●●●● ⑦

【生年月日】昭和●●年●月●日 ⑧

【住所】福岡県●●市●●町●丁目●番●号 ⑨

【本籍】東京都●●市●●町番地 ⑩

任意後見人

【氏名】●●●● ⑪

【住所】福岡県●●市●●町●丁目●番●号 ⑫

【代理権の範囲】別紙目録記載のとおり ⑬

［2］ 契約の発効時期（任意後見 4 条）

（1） 任意後見監督人が選任された時

1）申立権者

　家庭裁判所に対する任意後見監督人選任の申立権者は、本人、配偶者、4 親等内の親族または任意後見受任者である。本人以外の者が任意後見監督人選任の申立てをするには、あらかじめ本人の同意が必要とされている。ただし、本人がその意思を表示することができないときは、この限りではない。

2）任意後見監督人の職務（任意後見 7 条）

①**任意後見人**の事務を監督すること。

②任意後見人の事務に関し、家庭裁判所に定期的に報告をすること。

③急迫の事情がある場合に、任意後見人の代理権の範囲内において、必要な処分をすること。

④任意後見人またはその代表する者と本人との利益が相反する行為について本人を代表すること。

※　その他の職務
　任意後見監督人は、いつでも任意後見人に対し事務の報告を求め、任意後見人の事務もしくは本人の財産の状況を調査することができる。また、任意後見監督人は**家庭裁判所の命**により、これらの事務を行う場合がある。

（2） 任意後見契約が発効しない場合（任意後見 4 条）

　下記の場合には、適式な申立てがあっても、家庭裁判所は任意後見監督人を選任しない。

①本人が未成年者であるとき。

②本人が成年被後見人、被保佐人または被補助人である場合において、当該本人に係る後見、保佐または補助を継続することが本人の利益のため特に必要であると認めるとき。

本人の利益のため特に必要がある場合
➡ p.187
本章 6 節 C. ［3］ （3） 参照。

③任意後見受任者が次に掲げる者であるとき。

　イ　民法847条各号（4号を除く）に列挙された者、①未成年者、②家庭裁判所で免ぜられた法定代理人、保佐人または補助人、③破産者、④行方の知れない者

　ロ　本人に対して訴訟をし、またはした者およびその配偶者ならびに直系血族

　ハ　不正な行為、著しい不行跡その他任意後見人の任務に適しない事由がある者

(3) 発効時期をめぐる問題点

　本人と任意後見受任者との間に任意代理契約がなされている場合、任意代理契約は、あくまでも任意後見契約が発効するまでの、つなぎ的役割を担うものとの認識が必要である。本人の判断力が低下し、任意後見監督人選任の必要があるにもかかわらず、これが故意になされないとすれば、不適正な財産管理が継続されてしまうおそれがある。

(4) 任意後見優先の原則

　任意後見と法定後見が競合するような事態が発生した場合には、原則として任意後見が優先する。このことは、自己決定権の尊重の観点からも理解できよう。法は「任意後見契約が登記されている場合には、家庭裁判所は、本人の利益のため特に必要があると認めるときに限り、後見開始の審判等をすることができる」（任意後見10条1項）とし、同条3項で「第4条第1項の規定により任意後見監督人が選任された後において本人が後見開始の審判等を受けたときは、任意後見契約は終了する」とするが、3項は「任意後見契約が発効していない限り、たとえ本人が後見開始の審判を受けても、既存の任意後見契約は存続する」と読むことができ、この規定は本人がその後回復し、意思能力を取り戻した場合、既存の任意後見契約が有用になることを示すものといえる（**図8-6-3**）。

図8-6-3　任意後見と法定後見の守備範囲

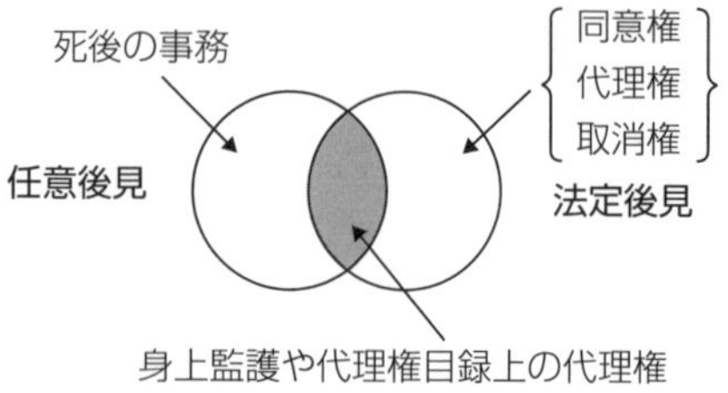

　※　死後の事務は契約がないとできない。後述C.[3](2)④を参照のこと。

[3] 後見事務の範囲（代理権目録）

　任意後見契約における**代理権目録**については法務省から2通りの様式が示されている。一定の項目にチェックを入れる方式（附録第1号様式）と、白紙に必要な代理権を記入する方式（附録第2号様式）の2つである。

(1) 代理権目録

①附録第1号様式の例　　※法務省案を簡略化。
　　　　　　　　　　　　　　□にチェックが入っている。

A　財産の管理・保存・処分等に関する事項

　　□（売却・賃貸借・担保権等の設定など）

B　金融機関との取引に関する事項

　　□（預貯金・貸金庫取引・証券取引・融資取引等）

C　定期的な収入の受領及び費用の支払いに関する事項

　　□（家賃・年金等の受領、保険料、公共料金等の支払い手続）

D　生活に必要な送金及び物品の購入等に関する事項

　　□（生活費の送金、日用品の購入、日用品以外の物品の購入等）

E　相続に関する事項

　　□（遺産分割、相続の承認・放棄、寄与分・**遺留分**侵害額の請求等）

F　保険に関する事項

　　□（保険契約の締結・変更・解除、保険金の受領）

G　証書等の保管及び各種手続に関する事項

　　□（権利証・株券・実印等の保管、登記・供託の申請、住民票、戸籍膳抄本等の請求、税金の申告等）

H　介護契約その他の福祉サービス利用契約等に関する事項

　　□介護契約の締結・変更・解除及び費用の支払い、要介護認定の申請、福祉関係施設への入所

I　住居に関する事項

　　□**居住用不動産**の購入、**処分**など

J　医療に関する事項

K　A〜J以外のその他の事項

L　以上の各事項に関して生ずる紛争の処理に関する事項

M　復代理人・事務代行者の選任に関する事項

※上記、A〜G、Iは財産管理に関する代理権、H、Jは**身上監護**に関する代理権である。
　特に、Iについては、有料老人ホーム入居時の高額な一時金の問題がある。また、そこでの入所期間の長短によって、退所時の返還金に大きな差が出ることがある。

②附録第2号様式の例　　※ほんの一例を示した。

1　不動産、動産等すべての財産の保存、管理及び処分に関する事項

2　金融機関、郵便局、証券会社とのすべての取引に関する事項

3　保険契約（類似の共済契約等を含む）に関する事項

4　定期的な収入の受領、定期的な支出を要する費用の支払いに関する事項

5　生活費の送金、生活に必要な財産の取得に関する事項及び物品の購入その他の日常関連取引（契約の変更、解除を含む）に関する事項

6　医療契約、入院契約、介護契約その他の福祉サービス利用契約、福祉関係施設入退所契約に関する事項

7　要介護認定の申請及び認定に関する承認または異議申立て並びに福祉関係の措置（施設入所措置を含む）の申請及び決定に対する異議申立てに関する事項

※この様式を用いる場合には、任意後見人が代理権を行うべき事務を自由に定めることになるが、その範囲は任意後見契約に関する法律2条1号に掲げられている本人の「生活、療養看護及び財産の管理に関する事務」の範囲内でなければならない。また、代理権の範囲はできるだけ明確、かつ、具体的な記載が必要で、「本人の生活全般」「日常生活一般」「生存に必要な一切の行為」のような記載は、身上監護に関するものか、財産管理に及ぶのか不明確であるとされている[1]。

※なお、「成年後見の事務の円滑化を図るための民法及び家事事件手続法の一部を改正する法律」により新設された郵便転送や開披に関する民法860条の2、860条の3は任意後見には適用されない。

(2) 代理権の問題点

　任意代理契約の場合、本人はまだ判断力を有しているので、必要最低限度の代理権でよいという考え方がある。一方、任意後見の場合に、任意後見人に広範囲な代理権を与えてしまうと、それが濫用の温床にもなり得るので、代理権の範囲を決定するには、慎重でなければならない。

①居住用不動産の処分

　法定後見においては、成年後見人が成年被後見人の居住用不動産について、売却、賃貸、担保権の設定をなすには家庭裁判所の許可が必要である旨規定されている（民859条の3）。成年被後見人にとって、居住用不動産は終（つい）の棲家（すみか）として重要な意味を持つ。任意後見契約がこの民法の規定を潜脱する目的で利用されないよう注意が必要である。

②保険契約に関する事項

　保険契約の解約に関する権限があるからといって、受任者は何のためらいもなく、これを解約してよいものだろうか。保険契約は本人や親族にとって生活の拠り所となる性質を有する。また、保険金の受取人が親族である場合、受取人の意思を無視して解約してよいものかどうか、親族を巻き込んだ複雑な問題に発展しないよう配慮が必要である。

③福祉サービスの苦情申立て

　福祉サービスの苦情解決のため、事業者に対して適切な解決に務めるべ

き義務が社会福祉法 82 条において規定されている。セルフアドボカシーとエンパワメントの見地から、福祉サービスの苦情申立ては重要な意味を持つ。社会福祉士等専門職が任意後見契約の受任者となる場合には積極的な代弁者としての活動が求められる。

「令和元年度『高齢者虐待の防止、高齢者の養護者に対する支援等に関する法律』に基づく対応状況に関する調査結果」（厚生労働省老健局高齢者支援課）によれば、要介護施設従事者等による虐待判断件数は 644 件、養護者（高齢者の世話をしている家族、親族、同居人等）によるものは、1 万 6,928 件であった。虐待種別の割合を見てみると、両データとも身体的虐待が全体の 6 割を超え、次に心理的虐待が続く結果となっている。

また、障害者分野においては、「令和元年度 都道府県・市区町村における障害者虐待事例への対応状況等（調査結果）」（社会・援護局障害保健福祉部障害福祉課地域生活支援推進室）があり、これも身体的虐待が最も多く、次に心理的虐待が続く結果となっている。

任意後見契約の受任者は福祉関係機関と連携を深めつつ、このような被害の根絶に向けてクライエントの支援を行っていきたい。

④死後の事務

任意後見契約は、つまるところ精神上の障害により事理を弁識する能力が不十分な状況における自己の生活、療養看護および財産の管理に関する事務の全部または一部（任意後見 4 条）につき、代理権を行使するための制度といえる。**死後の事務**はこれに該当しないため、任意後見契約の代理権目録中に死後の事務を記載することは相当でないとされている。

よって、死後の事務については、任意後見契約の本文中に記載するか、別途、任意代理契約の本文中にこれを記載する。

死後の事務に関しては、本人死亡後、相続人から契約解除の申し出がなされた場合に問題を生じる。このような場合に備え、委任者の相続人が、本人の生前の意思に反して死後の事務委任契約を解除しないよう、解除権をあらかじめ放棄する内容の特約を本人との間で結んでおくことも有効であろう。

（死後の事務の例）
①生前債務の支払い
②葬儀の手配・関係者などへの連絡、葬儀に関する世話役としての事務
③身の回りの生活用品の処分
④医療機関・施設への支払いおよび退院手続
⑤費用の精算ならびに残余財産の相続人などへの引渡し
⑥葬儀、埋葬、永代供養、年忌法要を主宰すること

死後の事務
本人が亡くなった後に生ずる事務的手続。家族や友人への連絡、葬儀や埋葬手続、役所等への届け出、医療費等の清算、サービスの解約、遺品の整理・処分等がある。

以上、①〜⑤について約定がない場合、受任者は応急処分義務の範囲内の事務は別として、相続人への報告、財産管理の計算、引渡し、終了登記をなしたあとは、早急に相続人へ事務を引き継ぐ必要がある。

※ ⑥について若干の問題点を指摘しておく。
（ⅰ）葬儀については、形式と程度、
（ⅱ）永代供養、年忌法要については事務が長期にわたることがある。
《主な留意点》
（ⅰ）について、相続をめぐって相続放棄や限定承認がなされる可能性がある場合には、受任者は常識に照らして不相応な葬儀とならないよう配慮する。葬儀については、お寺との折衝、香典返しなど煩雑な事務が予想される。受任者は報酬の約定がないと、後日これを請求することは困難となろう。また、相続人間の不和により、**遺産分割協議**が長期間成立せず、葬儀代の支払いさえ困難となることがある。そのような場合は、受任者による葬儀の執行は事実上困難となろう。
（ⅱ）永代供養や年忌法要については○○回忌まで誰がやるのか、その費用をどうするかという問題がある。親族以外の受任者がこれをやらなければならないとすると、相当な負担を覚悟しなければならないだろう。
※ なお、新設された死後事務許可の申立て（民873条の2）は任意後見契約には適用されない。
以上「いざ」という時のために、葬儀の案内が必要な人のリストを作成しておくなど、事前の準備が必要となろう。
なお、死亡届については戸籍法の改正により任意後見の受任者にも認められた（戸籍法87条2項）。

⑤介護等事実行為

介護等事実行為を代理権目録に盛り込むことはできない。任意後見契約に盛り込むことのできる委任事務は、原則として法律行為に限られる。しかしながら、親族などが任意後見契約の受任者になる場合には介護等事実行為に対するニーズも出てこよう。このような場合には、代理権目録に記載せずに契約書の本文中に記載することになる。

⑥一身専属権について

身分上の行為、たとえば、結婚、離婚、認知、養子縁組などについては、委任に親しまない行為として、任意後見契約に盛り込むことはできないとされている。また、遺言についても同様である。

⑦医療行為の同意

成年後見人にとって、頭を悩ます問題の1つがこの医療行為についての同意の問題である。**医的侵襲行為**の例で言えば、インフルエンザの予防注射から、死を招来する可能性のある手術に至るまで、あまりにも幅が広く、問題点は多岐にわたる。今のところ、任意後見を含め成年後見人には医療行為の同意権はないとされているが、延命治療をめぐっては**リビング・ウィル**や公正証書を活用することによりある程度対処できるのではないかとの見解もある[1]。2014（平成26）年11月4日、日本救急医学会、日本集中治療医学会、日本循環器学会は、救急・集中治療における終末期の定義

相続放棄
被相続人の財産に関する相続権の一切を放棄すること。家庭裁判所に相続放棄に関する必要な書類を提出し、受理されることにより成立する。

限定承認
相続によって得た財産の限度においてのみ、被相続人の債務および遺贈を弁済することを留保して相続を承認すること。

一身専属権
特定の人に限り享有できる権利。帰属上の一身専属権と行使上の一身専属権がある。

医的侵襲行為
投薬・注射・手術などにより人体に対して何らかの侵害を加える行為のこと。

リビング・ウィル
生前の意思表示のこと。尊厳死の権利や延命治療を拒むことなどが記載される。

とその判断・延命措置への対応などにつき、「救急・集中治療における終末期医療に関するガイドライン―3学会からの提言」を共同で公表した。関係3学会の提言は、この問題に対する1つの方向性を示すものとなろう。

（3）取消権について

任意後見契約の受任者には取消権がない。この点は法定後見と大きく違う点である。判断能力の衰えた高齢者が、物品の購入をめぐってトラブルに巻き込まれるケースは相当数あるだろう。任意後見契約に関する法律10条1項は、「任意後見契約が登記されている場合には、家庭裁判所は、本人の利益のため特に必要があると認めるときに限り、後見開始の審判等をすることができる」とする。「本人の利益のため特に必要があると認めるとき」とは、①代理権の範囲が狭すぎる場合、②本人について同意権・取消権による保護が必要な場合などが考えられる。

（4）代理権の拡張と縮減

当初の任意後見契約の内容を、後日何らかの事情により変更しなければならない事態が発生する場合がある。ここでは、本人が判断力を有し、任意後見監督人が選任されていないことを前提に代理権の範囲の拡張と縮減について述べる。

①拡張する場合（代理権 あ＋い → あ＋い＋う へ）

この場合、A.既存の契約を解除して新たな代理権 あ＋い＋う を内容とする新契約（公正証書）を締結する方法と、B. う のみの代理権を内容とする新契約（公正証書）を別途締結する2通りの方法が考えられる。

②縮減する場合（代理権 あ＋い＋う → あ＋い へ）

この場合は、代理権の一部解除はできないので既存の契約を全部解除した上で、代理権 あ＋い を内容とする新契約を締結することになる。

以上、任意後見監督人が選任されている場合に、代理権変更のため既存の契約を解除するには、正当事由の存在と家庭裁判所の許可が必要となる（任意後見9条2項）。

［4］　複数後見に関して

1個の契約書の中で、数人の受任者が定められ、①共同代理の定めがなされているもの、②共同代理の定めがなく、権限分掌の定めがないもの。また、③当初より数個の契約がなされ、それぞれ受任者を異にするものが考えられる。

①について、受任者のどちらか一方が死亡、あるいは判断力を喪失したような場合、②③については、受任者の間で互いの代理権が競合した場合に問題となる。

権限分掌
担当者の行うべき仕事を配分して、仕事の責任の所在と範囲を明確化すること。

③のタイプは、複数の受任者が、いわばリレー方式で、本人を支援する場合に有用な方式ではあろうが、それぞれの契約が持つメリットとデメリットに注意し、代理権の範囲について、十分な検討が必要であろう。

D. 親亡き後問題

超高齢社会が現実のものとなった今、障害者（児）の両親にとって、いわゆる「親亡き後問題」はますます深刻なものになろうとしている。

最初に任意後見契約を利用する方法を、次に信託のスキームを活用する方法を述べる。

［1］ 任意後見契約による場合

（1） 本人が自ら契約する方法

①子が成年者のとき

知的障害や精神障害があっても、本人が意思能力を有していれば、信頼できる人を受任者として、任意後見契約を締結しておくことは可能である。本人にとって任意後見が必要な事態が生じた場合には、受任者から任意後見監督人選任の申立てをなし、契約を発効させることができる。

②子が未成年者のとき

子が未成年者のとき、法定代理人（親権者）の同意を得れば、本人に意思能力がある限り、前記と同様に任意後見契約を締結することは可能であろう。

（2） 親権者が子のために契約をする方法

意思能力を有しない子の法定代理人（親権者）が、未成年者に代理して、任意後見契約を受任者との間で締結する方法がある。この方法によった場合、未成年者の意思が契約に反映されるように配慮する必要がある。

［2］ 信託のスキームを活用する方法

（1） 特定贈与信託

障害者（児）の親とその子の福祉のために信託の仕組みを活用する方法がある。まず、この種の信託には3人の登場人物が必要である。つまり、①委託者＝親、②受託者＝信託銀行等や親族、③受益者＝子（支援が必要な親族等）である。

以上を念頭において、まず信託銀行を受託者とする**特定贈与信託**について述べる。

特別障害者等を受益者とし、金銭等を信託銀行に預けて受益権の価額最

親亡き後問題
在宅で障害者・児の日常生活の世話をしている親が亡くなった後の生活支援や権利擁護が困難になる問題。

親が亡くなり孤立した障害者への支援事例
➡ p.224
第9章7節参照。

特定贈与信託
個人が、特定障害者扶養信託契約に基づいて信託がなされる日までに、特定障害者扶養信託契約に基づく信託に関する事務を取り扱う受託者の営業所等を経由して、所定の書類を納税地の所轄税務署に提出することにより、一定額まで贈与税が非課税になる特例の適用を受けることができる。「特定障害者」とは、以下の者をいう。
①特別障害者
②中軽度の知的障害者
③2級・3級の精神障害者

図8-6-4 特定贈与信託の仕組み

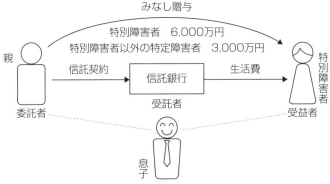

みなし贈与

特別障害者　6,000万円
特別障害者以外の特定障害者　3,000万円

親　信託契約　信託銀行　生活費　特別障害者

委託者　受託者　受益者

息子

※ 特定贈与信託を利用するには税の扱いに注意してください。
出典）国税庁ウェブサイト「障害者と税」をもとに筆者作成.

高限度額6,000万円までの部分につき非課税になるという制度を利用し、受益者の生活費などに充てる方法を考えてみる。だが、この制度は受益者が有する障害の程度や毎年税務申告が必要なことなど一定の要件があり、誰でもが気軽に利用できる制度ではないようだ（**図8-6-4**参照）。

（2）家族信託

次に、最近話題となっている受託者を家族とする**家族信託**について述べる。図中、銀行を息子（長男）に置き換えて考えてみよう。

親が「受託者」息子（長男）に財産を預け、信託を利用して障害を有する妹（長女）を支援する仕組みを想定してみる。この方法も親亡き後問題に応用できる仕組みであることが理解できるだろう。

ただし、①期間が長期にわたること、②契約が確実に守られるかどうか不透明、③成年後見人は契約の中でどのような役割を担うのか、④税金はどうなるか、などの問題点が出てくる。

※以上の仕組みは複雑で、問題点を克服するには、弁護士、**司法書士**など専門家への相談が必要となる。しかしながら、家族信託を利用する方法もこれからは有望となるであろう。

家族信託
家族を受託者とする信託。銀行等を受託者とする商事信託に対し、民事信託と呼ばれる。

E. 契約の終了事由

任意後見契約は、①任意後見人が解任された場合（任意後見8条）、②契約が解除された場合（合意解除、約定解除を含む。任意後見9条）、③本人につき法定後見が開始した場合（任意後見10条3項）、④本人または任意後見人（任意後見受任者）が死亡し、または破産手続開始決定を受けた場合および任意後見人（任意後見受任者）が後見開始の審判を受けた場

合に終了する（民 653 条）。

［1］ 任意後見人が解任された場合（任意後見 8 条）

　任意後見人に不正な行為、著しい不行跡その他その任務に適しない事由があるときは、家庭裁判所は、任意後見監督人、本人、その親族または検察官の請求により、任意後見人を解任することができる。

［2］ 任意後見契約を解除する場合（任意後見 9 条）

⑴ 任意後見監督人の選任前

　公証人の認証を受けた書面が必要になる。まだ、契約が発効しておらず当事者の自治の範囲内の問題ではあるが、当事者の真意に基づくことを担保するため公正証書によることが求められる。

⑵ 任意後見監督人の選任後

　正当事由の存在と家庭裁判所の許可が必要になる。正当事由とは、たとえば、①任意後見人が職業上の必要から遠隔地に住居を移転し、任意後見人の執務に障害が生じた場合、②任意後見契約の受任者が老齢・疾病などによりその任務に耐え得ない場合、③本人またはその親族との間に不和が生じた場合などがある[1]。

　なお、「任意後見人の代理権の消滅は、登記をしなければ、善意の第三者に対抗することができない」とされている（任意後見 11 条）。

F. 契約の終了に伴う事務

［1］ 終了の登記

　本人、任意後見人、任意後見監督人は、本人の死亡その他の事由により任意後見契約が終了したことを知ったときは、嘱託による登記がされる場合を除き、終了の登記申請をしなければならない（後見登記 8 条 2 項）。

［2］ 財産の引渡し

　本人が生存していれば本人またはその法定代理人へ、本人が死亡しているときは、相続人や遺言執行者へ引き渡すことになる。

※　受任者の注意義務（民 644 条）、委任終了後の処分（民 654 条）や委任終了の対抗要件（民 655 条）の規定は任意後見監督人に準用されている。

遺言執行者
　「遺言執行者は、遺言の内容を実現するため、相続財産の管理その他遺言の執行に必要な一切の行為をする権利義務を有する。」（民 1012 条）

注）

(1)　新井誠・赤沼康弘・大貫正男編『成年後見制度―法の理論と実務（第2版）』有
斐閣，2014，pp.210–212，pp.235–237，p.257，p.279.

▍理解を深めるための参考文献

●新井誠・赤沼康弘・大貫正男編『成年後見制度―法の理論と実務（第2版）』有斐
閣，2014.

　本書は成年後見制度に関する定評ある解説書である。初学者にとっては少し難解な書
物かもしれないが、成年後見制度をめぐるあらゆる法的問題点が網羅されている。

●松川正毅編『成年後見における死後の事務―事例にみる問題点と対応策』日本加除出
版，2011.

　成年後見人が執務の現場で実際に経験した事例をもとに、Q & A 形式でその問題点
と対応策が示されており、本節では十分に言及できなかった死後事務のさまざまな問
題点について触れられている。

191

問題 79　任意後見契約に関する次の記述のうち、最も適切なものを 1
つ選びなさい。

1　任意後見契約は、任意後見契約の締結によって直ちに効力が生じ
る。

2　任意後見契約の締結は、法務局において行う必要がある。

3　任意後見契約の解除は、任意後見監督人の選任後も、公証人の認
証を受けた書面によってできる。

4　任意後見人と本人の利益が相反する場合は、特別代理人を選任す
る必要がある。

5　任意後見人の配偶者であることは、任意後見監督人の欠格事由に
該当する。

【解説】正解 5

1　任意後見契約は、任意後見監督人が選任された時からその効力を
生ずる。契約によって、直ちに効力が生じるものではない（法 2
条 1 項）。

2　そのような定めはない。

3　任意後見契約の解除は、任意後見監督人が選任される前において
は、本人または任意後見受任者より、いつでも、公証人の認証を
受けた書面によって、任意後見契約を解除することができる（法
9 条 1 項）。

　　ただし、任意後見監督人が選任された後においては、本人または
任意後見人は、正当な事由がある場合に限り、家庭裁判所の許可
を得て、任意後見契約を解除することができる（法 9 条 2 項）。

4　任意後見人またはその代表する者と本人との利益が相反する行為
については、任意後見監督人が本人を代表する（法 7 条 1 項④）。
よって、特別代理人が選任されることはない。

5　任意後見受任者または任意後見人の配偶者、直系血族および兄弟
姉妹は、任意後見監督人となることができない（法 5 条）。

※「任意後見契約に関する法律」は単に法○条と表記した。

7. 成年後見制度の最近の動向

A. 成年後見関係事件の概要

　最高裁判所事務総局家庭局が毎年成年後見制度に関する具体的な統計数値を発表している。

　最新の「成年後見関係事件の概況—令和2年1月～12月」によると、2020（令和2）年の成年後見関係事件（後見開始、保佐開始、補助開始、任意後見監督人選任事件）の申立件数は、3万7,235件（合計）で、対前年比3.5％の増加である（**図8-7-1**）。

図8-7-1　過去5年における申立件数の推移

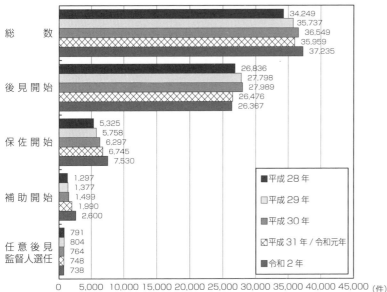

（注）各年の件数は、それぞれ当該年の1月から12月までに申立てのあった件数である。
出典）最高裁判所事務総局家庭局「成年後見関係事件の概要—令和2年1月～12月」
　　　p.1.

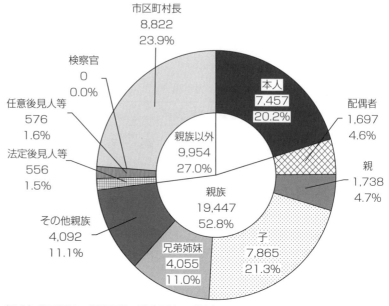

図 8-7-2　申立人と本人関係別件数・割合

市区町村長
8,822
23.9%

検察官
0
0.0%

任意後見人等
576
1.6%

法定後見人等
556
1.5%

その他親族
4,092
11.1%

本人
7,457
20.2%

配偶者
1,697
4.6%

親
1,738
4.7%

子
7,865
21.3%

兄弟姉妹
4,055
11.0%

親族以外
9,954
27.0%

親族
19,447
52.8%

（注１）後見開始、保佐開始、補助開始及び任意後見監督人選任事件の終局事件を対象とした。

（注２）申立人が該当する「関係別」の個数を集計したもの（36,858 件）を母数としている。１件の終局事件について複数の申立人がある場合に、複数の「関係別」に該当することがあるため、総数は、終局事件総数（36,804 件）とは一致しない。

（注３）その他親族とは、配偶者、親、子及び兄弟姉妹を除く、四親等内の親族をいう。

出典）最高裁判所事務総局家庭局「成年後見関係事件の概要―令和２年１月～12 月」p.4.

図 8-7-3　開始原因別割合

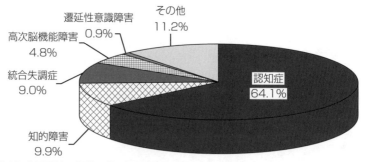

遷延性意識障害
0.9%

その他
11.2%

高次脳機能障害
4.8%

統合失調症
9.0%

知的障害
9.9%

認知症
64.1%

（注１）後見開始、保佐開始、補助開始及び任意後見監督人選任事件のうち認容で終局した事件を対象としている。

（注２）各開始原因は、各事件において提出された診断書等の記載に基づいて分類している。

（注３）開始原因「その他」には、発達障害、うつ病、双極性障害、アルコール依存症・てんかんによる障害等が含まれる。

（注４）開始原因については平成２９年から調査を開始している。

出典）最高裁判所事務総局家庭局「成年後見関係事件の概要―令和２年１月～12 月」p.7.

申立人と本人の関係については、「市区町村長」が最も多く、23.9％を占めており、2番目が本人の「子」で21.3％、3番目が「本人」で20.2％である（**図8-7-2**）。

成年後見の開始原因は、圧倒的に「認知症」が多く、全体の64.1％を占めている。2番目が「知的障害」で9.9％、3番目が「統合失調症」で9.0％である（**図8-7-3**）。

主な申立ての動機は、「預貯金等の管理・解約」が37.1％で最も多く、次いで「身上保護（身上監護）」の23.7％であった（**図8-7-4**）。

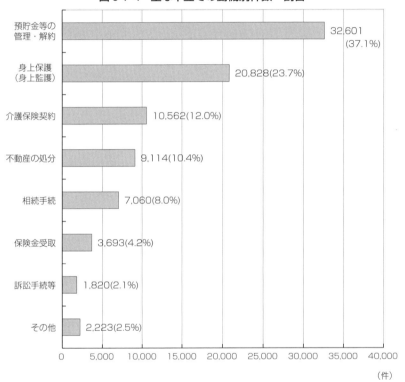

図8-7-4　主な申立ての動機別件数・割合

（件）

（注1）後見開始、保佐開始、補助開始及び任意後見監督人選任事件の終局事件を対象とした。

（注2）1件の終局事件について主な申立ての動機が複数ある場合があるため、総数は、終局事件総数（36,804件）とは一致しない。

出典）最高裁判所事務総局家庭局「成年後見関係事件の概要─令和2年1月～12月」p.8.

成年後見人等と本人の関係については、約2割が「親族」、約8割が「親族以外」である（図8-7-5①）。

親族の内訳は、約半数が「子」であり、54.0％を占めている（図8-7-5②）。

また、親族以外の内訳は、「司法書士」が37.9％で最も多く、次いで「弁護士」が26.2％、「社会福祉士」が18.4％となっている（図8-7-5③）。

図8-7-5　成年後見人等と本人との関係別件数・割合

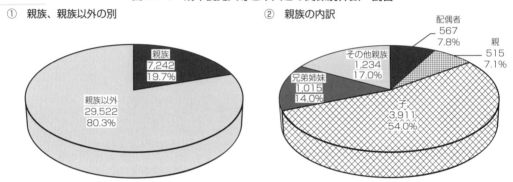

① 親族、親族以外の別

② 親族の内訳

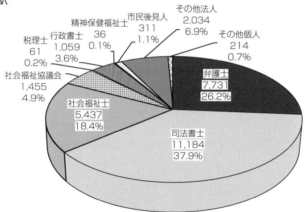

③ 親族以外の内訳

（注1）成年後見人等が該当する「関係別」の個数を集計したもの（36,764件）を母数としており、1件の終局事件について複数の成年後見人等がある場合に、複数の「関係別」に該当することがあるため、総数は、認容で終局した事件総数（34,520件）とは一致しない。

（注2）その他親族とは、配偶者、親、子及び兄弟姉妹を除く親族をいう。

（注3）弁護士、司法書士、税理士及び行政書士の数値は、各法人をそれぞれ含んでいる（その内訳は、弁護士法人304件、司法書士法人472件、税理士法人0件、行政書士法人10件であった）。

（注4）市民後見人とは、弁護士、司法書士、社会福祉士、税理士、行政書士及び精神保健福祉士以外の自然人のうち、本人と親族関係（6親等内の血族、配偶者、3親等内の姻族）及び交友関係がなく、社会貢献のため、地方自治体等（※1）が行う後見人養成講座などにより成年後見制度に関する一定の知識や技術・態度を身に付けた上、他人の成年後見人等になることを希望している者を選任した場合をいう（※2、3）。

※1　地方自治体の委嘱を受けた社会福祉協議会、NPO法人、大学等の団体を含む。

※2　市民後見人については平成23年から調査を開始しているが、同年及び平成24年の市民後見人の数値は、各家庭裁判所が「市民後見人」として報告した個数を集計したものである。

※3　当局実情調査における集計の便宜上の定義であり、市民後見人がこれに限られるとする趣旨ではない。

出典）最高裁判所事務総局家庭局「成年後見関係事件の概要―令和2年1月～12月」pp.10-11.

B. 近年の動向

2020（令和2）年12月末日時点における成年後見制度（成年後見・保佐・補助・任意後見）の利用者は、合計23万2,287人で、対前年比で約3.5％の増加となっている（**図8-7-6**）。

成年後見の利用者が、対前年比で1.6％の増加となっているのに対し、保佐が9.3％、補助も12.7％と増加している。保佐、補助類型の増加は、申立てに際し、後見類型よりも本人の理事弁識能力を精査する必要があるため、同時に本人の意思決定支援も重要なプロセスとなる。

成年後見制度の申立てについては、市町村長申立てが前年比12.5％の増加となっている。成年後見制度利用促進に関する取組みが、徐々に功を奏してきている感がある。

図8-7-6　成年後見制度の利用者数の推移

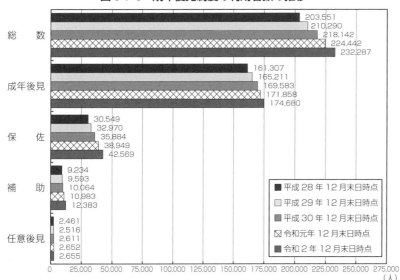

（注）成年後見制度の利用者とは、後見開始、保佐開始又は補助開始の審判がされ、現に成年後見人等による支援を受けている成年被後見人、被保佐人及び被補助人並びに任意後見監督人選任の審判がされ、現に任意後見契約が効力を生じている本人をいう。

出典）最高裁判所事務総局家庭局「成年後見関係事件の概況―令和2年1月～12月」p.13.

8. 成年後見制度利用支援事業の概要

A. 支援事業の位置づけ

[1] 高齢者福祉分野の位置づけ

成年後見制度利用支援事業
判断能力が低下した人の預貯金等の管理や、医療・介護の契約等その人の代わりに契約や財産の管理を行う支援制度。

介護予防・生活支援事業
市町村が中心となって地域の実情に応じ、住民等の多様な主体が参画して多様なサービスの供給を目指す事業。

介護予防・地域支え合い事業
自治体の介護予防施策や高齢者の自立生活の確保のための事業。

地域支援事業
要支援や要介護になるおそれのある高齢者に対し、市町村の地域包括支援体制の仕組みにより、多様な主体によるサービスを提供するもの。

市町村長申立て
成年後見制度利用の必要性があるものの、身寄りがなく、自身でも申立てが行えない場合、市町村が裁判所に成年後見申立てを行う制度。

成年後見制度利用支援事業は、2001（平成 13）年 5 月の厚生労働省老健局長通知「**介護予防・生活支援事業**」のメニューのうちの 1 つとして創設された。これは、身寄りのない認知症高齢者に対し、成年後見制度の活用が有用であるにもかかわらず、申立ての手続や費用面等の問題から利用が進まない現状を踏まえて、市町村が行う成年後見制度の利用を支援する事業に対し、国庫補助を行うというものである。

当初の事業内容は、以下の 2 点であった。

①成年後見制度利用促進のための広報・普及活動の実施

成年後見制度に関するパンフレット作成、説明会・相談会の開催、情報提供等に関する活動。

②成年後見制度利用にかかる経費の助成の実施

成年後見制度の申立てに要する経費（登記手数料、鑑定費用等）。

2003（平成 15）年度からは、介護予防・生活支援事業は、「**介護予防・地域支え合い事業**」と改称されている。

また、2005（平成 17）年の介護保険法改正を踏まえて、翌 2006（平成 18）年度からは、介護予防・地域支え合い事業がさらに「**地域支援事業**」と改称された。申立てに要する費用の補助が**市町村長申立て**の場合に限定され、親族の申立てには適用されなかった問題については、2008（平成 20）年度から、市町村長申立て以外の場合にも行われている。

地域支援事業は、市町村が実施主体となり、以下の事業が行われている。

①介護予防事業

• 一次予防事業（介護予防普及啓発事業、地域介護予防活動支援事業、一次予防事業評価事業）

• 二次予防事業（通所型介護予防事業、訪問型介護予防事業、二次予防事業評価事業）

②介護予防・日常生活支援総合事業

• 生活支援サービス（介護予防、配食・見守り等）

• 権利擁護、社会参加等、多様なサービス

③包括的支援事業

- 介護予防ケアマネジメント業務（アセスメント、目標設定、事業評価等）
- 総合相談支援業務（高齢者の実態把握、他の生活支援サービスとの調整等）
- 権利擁護業務（虐待の防止、権利擁護のための必要な支援等）
- 包括的・継続的ケアマネジメント支援業務（支援困難事例検討、ネットワークづくり等）

④任意事業

- 介護給付等費用適正化事業（サービスの必要性の検討、情報提供等）
- 家族介護支援事業（家族介護支援事業、認知症高齢者見守り事業、家族介護継続支援事業）
- その他の事業（成年後見制度利用支援事業、福祉用具・住宅改修支援事業、地域自立生活支援事業）

[2] 障害者福祉分野の位置づけ

　2003（平成15）年度から実施された**障害者支援費支給制度**により、高齢者の介護保険制度と同様に、障害者福祉サービスも基本的に行政措置の決定からサービス利用者と事業者との間の契約によるサービス提供へと移行することとなった。

　この制度改正へ対処するため、その前年から成年後見制度利用支援事業は、認知症高齢者に加え、知的障害者へも対象を拡大することになった。

　さらに、2005（平成17）年の**障害者自立支援法**（現在は**障害者総合支援法**）の制定により、翌年度から障害者「**地域生活支援事業**」の中に位置づけられ、精神障害者にも対象が拡大された。また、高齢者と同様に、2008（平成20）年度から、市町村長申立て以外の場合にも申立てに要する費用への補助が行われている。

　地域生活支援事業については、都道府県実施と市町村実施に分類されており、それぞれ内容が異なる。そのうち、市町村実施の地域生活支援事業は、91％の市町村で以下のものが行われている（2020〔令和2〕年3月現在）。

①理解促進研修・啓発事業

②自発的活動支援事業

③相談支援事業

- 基幹相談支援センター等機能強化事業
- 住宅入居等支援事業（居住サポート事業）

④成年後見制度利用支援事業

　補助を受けなければ成年後見制度の利用が困難である者を対象に費用の

障害者支援費支給制度
2003（平成15）年から施行された身体障害者（児）および知的障害者（児）が適切なサービスを受けるために市町村から利用するサービスに応じた支援費の支給を受け、事業所とのサービス利用契約を結ぶ制度。2006（平成18）年に障害者自立支援法に移行した。

（障害者自立支援法→）障害者総合支援法
正式名称は「障害者の日常生活及び社会生活を総合的に支援するための法律」。

地域生活支援事業
障害者等が自立した日常生活や社会生活を営むことができるよう、地域の特性や利用者の状況に応じ、さまざまな事業主体によってサービスが提供される事業。

全部または一部を補助する（2012〔平成24〕年度から市町村の必須事業に位置づけ）。

⑤成年後見制度法人後見支援事業

　個人の後見人ではなく、法人が後見人になる場合の費用等の全部または一部を補助する。

⑥意思疎通支援事業

⑦日常生活用具給付等事業

⑧手話奉仕員養成研修事業

⑨移動支援事業

⑩地域活動支援センター機能強化事業

⑪任意事業（福祉ホーム事業、訪問入浴サービス事業、生活訓練等、日中一時支援事業、地域移行のための安心生活支援事業、巡回支援専門員整備事業、相談支援事業所等における退院支援体制確保事業、児童発達支援センターの機能強化、協議会における地域資源の開発、利用促進等の支援事業、その他レクリエーション活動等支援、文化芸術活動振興、点字・声の広報等発行、奉仕員養成研修、家庭・教育・福祉連携推進事業、盲人ホーム運営事業、知的障害者職親委託事業・重度障害者等就労支援特別事業等）

［3］成年後見制度利用促進法の制定

成年後見制度利用促進法
正式名称は「成年後見制度の利用の促進に関する法律」。

　2016（平成28）年、**成年後見制度利用促進法**が制定された。この法律では、成年後見人となる人材の確保のための市民への研修や情報提供、家庭裁判所等の監督体制の強化、成年後見制度利用促進基本計画の策定、成年後見制度利用促進会議の設置等を規定している。

B. 支援事業の現状と課題

［1］成年後見制度利用支援事業の仕組み

　前述のように、成年後見制度利用支援事業は、高齢者福祉分野の「**地域支援事業**」と、障害者福祉分野の「**地域生活支援事業**」との双方に規定されているものの、その援助内容には明確な差はない。

　事業内容は、低所得の認知症高齢者や知的障害者、精神障害者が、福祉サービス等の利用に関して成年後見制度の利用が有効であると認められる場合、成年後見制度の申立てにかかる費用（登記手数料、鑑定費用等）や後見人等の報酬の全部または一部の助成を行うものである。高齢者分野では、介護保険事業の運営の安定化および被保険者の地域における自立した

日常生活の支援のために必要な事業である限り、地域の実情に応じ創意工夫をこらした多様な事業形態が可能であるとされている（**図8-8-1**）。

[2] 事業の現状

　厚生労働省が2020（令和2）年に全国の市区町村1,741自治体および47都道府県に対して行った調査によると、成年後見制度の利用普及に関わる

図8-8-1　成年後見制度利用支援事業

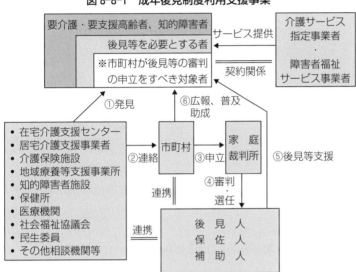

※）　身寄りのない重度の認知症高齢者や知的障害者であって、契約による介護保険サービスや障害者福祉サービスの利用が困難な者のうち、介護保険サービス等の利用にあたって成年後見人等による支援を必要とするが、審判の申立を行う家族がいない場合など、市町村が後見等の審判の申立をすべきもの。

資料）厚生労働省.

出典）内閣府編『障害者白書　平成17年版』独立行政法人国立印刷局，2005.

図8-8-2　中核機関・権利擁護センター等の整備状況

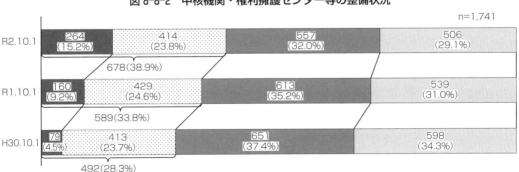

出典）厚生労働省ウェブサイト「成年後見制度の利用の促進に関する施策の実施の状況（令和3年3月）」p.41.

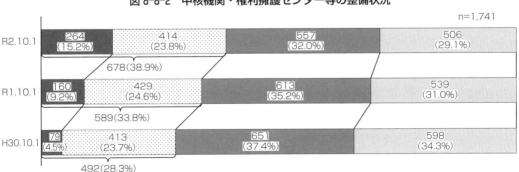

中核機関・権利擁護センター等を設置している自治体は、全体の4割弱である（**図8-8-2**）。また、中核機関の運営主体も、自治体直営よりも運営委託が関わる例が全体の8割を超えている（**図8-8-3**）。

　まだまだ各自治体間の取組みの格差が大きいと言わざるを得ないのが現状である。

図8-8-3　中核機関の運営主体

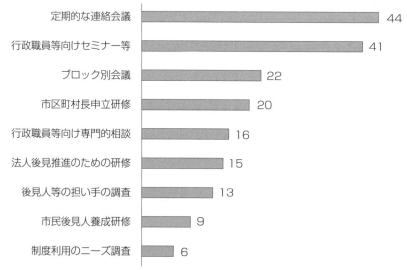

n=264

【委託先の内訳】

委託先	委託している機関数
社協	135
NPO法人	21
その他 （一般社団等）	25

※1 自治体で複数の機関に委託している自治体や、複数の自治体が1機関に委託等している場合あり。

■直営　□委託等　▨直営＋一部委託等

出典）厚生労働省ウェブサイト「成年後見制度の利用の促進に関する施策の実施の状況（令和3年3月）」p.41.

図8-8-4　都道府県における体制整備に向けた主な取組状況

定期的な連絡会議	44
行政職員等向けセミナー等	41
ブロック別会議	22
市区町村長申立研修	20
行政職員等向け専門的相談	16
法人後見推進のための研修	15
後見人等の担い手の調査	13
市民後見人養成研修	9
制度利用のニーズ調査	6

※令和2年度中に実施予定の都道府県を含む。
※「定期的な連絡会議」とは、成年後見制度の利用促進に関して専門職、家庭裁判所、社会福祉協議会等と行うもの。
　「ブロック別会議」とは、一定の圏域ごとに広域的なネットワークや中核機関の整備等を図るために開催するもの。
出典）厚生労働省ウェブサイト「成年後見制度の利用の促進に関する施策の実施の状況（令和3年3月）」p.45.

都道府県の支援体制整備については、定期的な連絡会議の開催や行政職員向けのセミナーの実施が多いものの、ブロック別会議や市町村長申立て研修、行政職員向け専門的相談や法人後見推進のための研修の実施についての格差が生じている（**図8-8-4**）。

［3］制度運用上の課題

地方自治体の権利擁護への取組みの格差は、福祉サービス全体の地域格差にも影響しており、福祉サービス利用者の権利擁護に関するニーズをどれくらい把握できているかという地域の福祉サービスの充実度が問われることとなる。特に、地域の福祉サービス利用者の権利擁護を担う役割が期待されている**地域包括支援センター**の力量が、この制度の創設や活用にも大きな影響を与えているように思われる。

一般住民はもとより、行政関係者の中にも、本制度の知名度はけっして高いとはいえない。前述のように当初は認知症高齢者の市町村長申立てに限られていた利用をそれ以外にも拡大していった背景には、日本弁護士連合会や公益社団法人日本社会福祉士会の要望等専門職団体の連携とその積極的な行政への働きかけがあったのも事実である。

福祉サービス利用者の所得等に関係なく、成年後見制度の適用が必要な利用者がいる場合、迅速に制度の活用が行われるための条件整備として、本事業の重要性を今後とも広く啓発していくことが重要な政策課題である。

参考文献

●厚生労働統計協会編『国民の福祉と介護の動向 2020/2021』厚生労働統計協会，2020.

┃理解を深めるための参考文献

●公益社団法人 日本社会福祉士会編『**権利擁護と成年後見実践（第3版）―社会福祉士のための成年後見入門**』民事法研究会，2019.
　ソーシャルワーカーの国家資格である社会福祉士の専門職団体の日本社会福祉士会が編集した社会福祉士が成年後見制度に従事するための知識をわかりやすく解説した書。
●東京都社会福祉協議会編『**成年後見制度とは…（改訂第3版）**』東京都社会福祉協議会，2018.
　成年後見制度の成立の背景や理念、あらましのほか、成年後見制度の活用事例やQ＆Aをコンパクトにまとめた小冊子。

9. 日常生活自立支援事業の概要

A. 事業内容と利用手続

[1] 事業の概要

(1) 事業の目的

　介護保険制度の実施を間近に控えた1999（平成11）年10月、厚生労働省は、「**地域福祉権利擁護事業**」を創設した。この事業は、認知症高齢者、知的障害者、精神障害者等、判断能力が不十分な人を対象にし、福祉サービスの利用援助や日常的な金銭管理を実施して、利用者の権利擁護を図り、日常生活を安定させることを目的としている。

　地域福祉権利擁護事業は、その翌年に制定された**社会福祉法**では「**福祉サービス利用援助事業**」として規定され、福祉サービスの適切な利用を支援する制度として全国で実施に移された。2007（平成19）年4月から、正式名称が「**日常生活自立支援事業**」と改められたが、「地域福祉権利擁護事業」の名称が広く浸透し使用されているため、旧名称が併記されて、両方の名称が使われている。

　本事業は、2013（平成25）年度から**安心生活基盤構築事業**の一環として実施されており、さらに2015（平成27）年度からは**生活困窮者自立支援法**のその他任意事業の中に位置づけられている。

(2) 実施主体と対象

　この事業の実施主体は、**都道府県・指定都市社会福祉協議会**であり、利用にあたっての相談や受付窓口の役割を**市町村社会福祉協議会**が果たすことになっている。

　利用対象となるのは、判断能力が不十分な人であり、具体的には、認知症高齢者、知的障害者、精神障害者等である。つまり、日常生活を営むのに必要なサービスを利用するための情報の入手、理解、判断、意思表示を本人のみでは適切に行うことが困難であるが、本事業の契約の内容については判断し得る能力を有していると認められる人である（**図8-9-1**）。

(3) サービス内容

　この事業におけるサービス内容は、次のようなものが規定されている。

1)基準となる援助内容

①福祉サービスの利用援助（福祉サービスの利用に関する相談、情報提供、

孤立障害者の支援に日常
生活自立支援事業を利用
した事例
➡ p.224
第9章7節参照。

安心生活基盤構築事業
住民参加による地域づくりを通じて、地域住民の社会的孤立を防ぎ、安心して生活できる基盤づくりを進める事業。

図8-9-1 日常生活自立支援事業の流れ

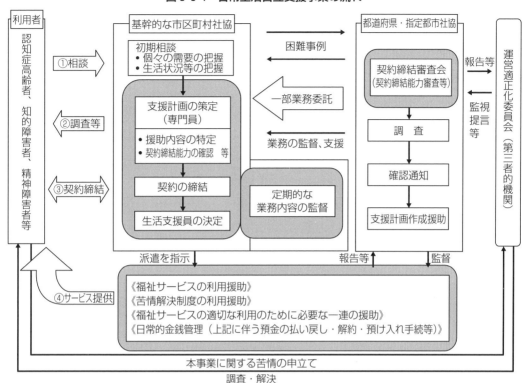

出所）厚生労働省ウェブサイト.

利用申込みに関する手続、利用料の支払いに関する手続等）

②苦情解決の利用援助

③住宅改造、居住核の貸借、日常生活上の消費契約および住民票の届出等の行政手続に関する援助等

2)上記1)の実施に伴う援助内容

①預金の払い戻し、預金の解約、預金の預け入れの手続等利用者の日常生活費の管理（日常的金銭管理、50万円程度までの預貯金口座の管理）

②定期的な訪問による生活変化の察知

3)その他

①年金等の受領に関する必要な手続

②書類等預かりサービス（預貯金通帳、年金証書、定期預金証書、保険証書、権利証、印鑑等の預かり―金庫保管）

[2] 利用の仕組み

（1）相談受付から状況把握

上記の本事業の利用が適切であると思われる人がいる場合、本人、家族

はもちろんのこと、地域の民生委員や介護支援専門員（ケアマネジャー）からの相談を、地域の市町村社会福祉協議会が受け付ける。

担当地域の基幹型社会福祉協議会の職員である生活支援専門員が本人宅を訪問し、制度の説明、利用意思の確認、契約書、支援計画等の必要書類を作成する。

(2) 契約締結から援助の開始

都道府県社会福祉協議会では、契約の締結手続を行い、本人の契約締結能力について審査が必要な場合には、法律、医療、社会福祉等の分野の学識経験者で構成される**契約締結審査会**において審査が行われ、利用の可否が決定される。

契約締結後、担当の**生活支援員**が、支援計画に基づいて本人への援助を開始することになる。生活支援員は、援助内容の記録を作成し、定期的に社会福祉協議会に報告する（**図8-9-2**）。

(3) 利用料

この事業による援助の利用に関する費用は、実施主体である都道府県社会福祉協議会が定めることになっている。福祉サービスの利用援助や日常的金銭管理サービスについては、1時間あたり1,000 ～ 1,200円、その後の時間経過による加算等が規定されている。書類等の預かりサービスについては、1ヵ月あたり500円という費用負担が平均的なものである。ただし、契約締結前の初期相談にかかる経費や生活保護受給世帯の利用料については無料である。

契約締結審査会
認知症高齢者、知的障害者、精神障害者などで判断能力が不十分な人が福祉サービスの利用をする際に、契約内容や本人の判断能力などの確認を行う。

生活支援員
判断能力が不十分な人の福祉サービスの利用や日常の金銭管理のため、利用者の自宅等を訪問し、安心して日常生活が送れるように支援する者。市町村社会福祉協議会の非常勤職員が多い。

図8-9-2 東京都における基本的な実施体制

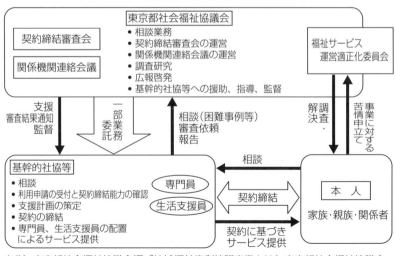

出典）東京都社会福祉協議会編『地域福祉権利擁護事業とは』東京都社会福祉協議会，2010, p.13.

B. 生活支援専門員と生活支援員の役割

[1] 生活支援専門員の役割

都道府県社会福祉協議会や**基幹型社会福祉協議会**には、日常生活自立支援事業に関わる**生活支援専門員**が配置されている。生活支援専門員は、制度利用の相談や情報提供に関わる他、利用の申込みのあった人への訪問から援助計画の作成に至るまで、以下のような役割を担う。

①本人宅の訪問等による、本人の生活状況の把握

②本人へのサービス内容の説明およびサービスの利用意思の確認

③サービス利用内容の検討、支援計画の策定

④サービス利用契約書の作成

⑤家族や金融機関等との連絡・調整

全国社会福祉協議会によると、2018（平成30）年度、基幹型社会福祉協議会は全国で1,401ヵ所、常勤の専門員の数は3,194人である。

基幹型社会福祉協議会
都道府県社会福祉協議会が行う事業の一部を委託されて運営している市町村社会福祉協議会をいう。

生活支援専門員
本人や家族、地域の民生委員などから相談を受け、支援計画を策定したり、契約締結の業務を行う社会福祉協議会職員。

[2] 生活支援員の役割

生活支援員は、基幹型社会福祉協議会と雇用契約を結んだ職員である。本人の支援計画に基づいて、福祉サービスの申込みや費用の支払い、日常生活に必要な預貯金の出し入れ、送金手続、小遣いなどの金銭管理等本人への具体的なサービス提供を実施する。非常勤職である生活支援員は、2018（平成30）年度、1万5,905人となっている。

C. 今後の課題

[1] 援助内容について

成年後見制度の半年前に開始された地域福祉権利擁護事業のときから、この制度は介護保険と成年後見の2つの制度と関連が深い（**図8-9-3**）。

まず、介護保険制度の導入により、サービスの利用について従来の行政措置による決定から、サービス利用者と事業者との契約によるサービス提供に移行するのに伴い、判断能力が不十分な人の権利擁護の視点がクローズアップされてきた。成年後見制度は、後見人の選定や家庭裁判所への申立手続等が煩雑なことから、もう少し身近に日常の金銭管理を含めた福祉サービスの利用援助を得られる制度が考えられたのである。

運営は都道府県・指定都市社会福祉協議会が担うことになり、新たに専門員、支援員の養成と人材確保が行われるとともに契約締結審査会が設置され、成年後見制度とのすみ分けによるサービス利用者の権利擁護が図ら

図 8-9-3 「地域福祉権利擁護事業」と「成年後見制度」の関係概念図

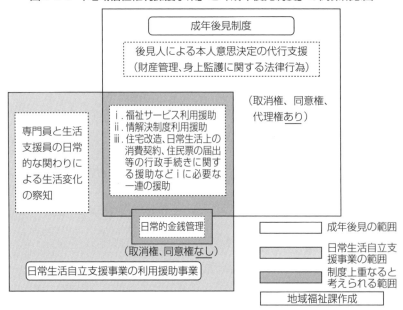

成年後見制度

後見人による本人意思決定の代行支援
（財産管理、身上監護に関する法律行為）

（取消権、同意権、
代理権あり）

専門員と生活
支援員の日常
的な関わりに
よる生活変化
の察知

ⅰ. 福祉サービス利用援助
ⅱ. 情解決制度利用援助
ⅲ. 住宅改造、日常生活上の
　消費契約、住民票の届出
　等の行政手続きに関す
　る援助などⅰに必要な
　一連の援助

日常的金銭管理

（取消権、同意権なし）

日常生活自立支援事業の利用援助事業

成年後見の範囲

日常生活自立支
援事業の範囲

制度上重なると
考えられる範囲

地域福祉課作成

出所）厚生労働省ウェブサイト.

れることになった。

　当初は、実施主体によっては対象を在宅の人に限定する場合があった。特に通帳預かり等の財産管理等については施設利用者や医療機関入院中の利用には制限があったりしたが、現在は特に制限は設けられていない。また、制度自体の PR 不足により、医療や社会福祉関係者自体が制度活用に消極的である現状も改善する余地がある。今後は、権利擁護の支援が明確に事業に位置づけられている**地域包括支援センター**と社会福祉協議会との連携の強化が期待される。

　また、近年は、複雑な家庭環境や人間関係により多重債務を抱えたり、犯罪歴のある利用者の権利擁護のために、成年後見制度に比べて容易に手続が可能な本制度の利用が検討される向きもある。契約締結審査会における審議の結果が、利用者にとっても大きな生活環境の変化をもたらす。また、医療や法律の専門家との連携や関係機関の役割分担等連携の強化も期待される。

［2］運営上の課題について

　日常生活自立支援事業（地域福祉権利擁護事業）は、契約件数（**図8-9-4**）の地域による差異が指摘されてきた。これは、対象者の住む地域そのものの格差や、関係機関とのネットワークの実効性、PR や情報提供のあ

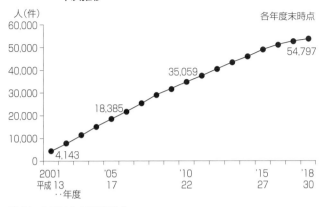

図8-9-4　日常生活自立支援事業の実利用者数（契約件数）の年次推移

出典）全国社会福祉協議会.

り方にも影響しているものと思われる。また、金銭や財産管理に、第三者である生活支援員が介在することに対する利用者本人や家族等の根強い抵抗感も少なからず存在する。

　困難ケースの増加については、医師や弁護士等専門家によるバックアップ体制の強化や、専門員、支援員の力量を向上させる取組みをはじめ、社会福祉協議会本体の実施基盤の強化が求められている。

　利用者の増加している地域では、恒常的な待機者への対処とともに、既存の契約者へのきめ細かな対応や、成年後見制度への移行等も視野に入れた柔軟な制度運営が求められる。2013（平成25）年4月から、日常生活自立支援事業は、安心生活基盤構築事業の一環として位置づけられることになった。この事業は、住民参加による地域づくりを通じて、地域住民の社会的孤立を防ぎ、誰もが社会との「絆」を感じながら、安心して生活できる社会を目指すため、分野横断的な相談支援体制や権利擁護の推進を行うものである。

参考文献

●日本福祉大学権利擁護研究センター監修／平野隆之ほか編『権利擁護がわかる意思決定支援―法と福祉の協働』ミネルヴァ書房，2018.

理解を深めるための参考文献

● 東京都社会福祉協議会編『地域福祉権利擁護事業とは…（改訂第3版）』東京都社会福祉協議会，2016.
地域福祉権利擁護事業の概要、利用事例、実績、関係機関についてわかりやすく解説。高齢者や障害者が地域福祉権利擁護事業を活用する場合について理解が得られる小冊子。

● 日田剛『ソーシャルワークにおける権利擁護とはなにか──「発見されていない権利」の探求』旬報社，2020.
社会福祉士が取り組む利用者の権利擁護について、概念の整理と実践活動をまとめた書。

 コラム **権利擁護と費用負担**

　本来、権利擁護の必要がある場合、本人の資力や財産負担能力によって対応に差があるのは、不公平な状況と言わざるを得ない。

　近年のわが国の長引く不況により、国民健康保険の保険料が支払えず、その結果保険証が取り上げられ、自己負担額による治療しか受けられないという状況も増えている。

　「健康で文化的な最低限度の生活」の維持が、規制緩和や自由競争で得られるのかどうか、自由主義のアメリカのセーフティネットの不備や医療の自己負担の高さと、イギリスや北欧諸国などの統制医療によるきめ細かで負担の少ない医療の、どちらが国民の支持を得られているか、民主主義の成熟度と福祉や人権への深い造詣が、国際間の格差にも表れていると思われる。これは、個人の権利を主張する割には、社会保障の水準が低いアメリカと、国民の合意に基づく質の高い福祉サービスと権利擁護制度の充実が図られているヨーロッパ諸国との差にも、端的に現れていると思われる。

　さて、わが国は、そのどちらを目指そうとしているのであろうか。

第9章 福祉サービス利用者の権利擁護活動の実際

1. 成年後見事例

経済的虐待対応―地域包括支援センター
の実践

事例

A. 本人の状況

　Aさん90歳、女性。要介護認定の要介護1。ADLは杖歩行自立。認知症中等度。長男家族は県外に在住し絶縁状態。未婚の次男（58歳、無職）と2人暮らし。当初、次男が介護サービスを拒否していたが、担当ケアマネジャーの根気強い関わりで、デイサービス導入に至る。Aさんの年金は月12万円あり、次男が管理していたが、医療費や町営住宅家賃、光熱費、国保税等の滞納が判明し、**地域包括支援センター**が介入することとなった。

地域包括支援センター
市町村が設置主体で、保健師・社会福祉士・主任介護支援専門員等の3職種が配置されており、介護予防・権利擁護・包括的継続的ケアマネジメント業務を行う機関。

B. 支援経過

①居宅介護支援事業所ケアマネジャーから、次男の様子に異変があるとの相談を受け、翌日地域包括支援センターの社会福祉士と保健師が訪問する。Aさんは血圧も安定しており異常はみられなかったが、次男は持病の糖尿病が悪化している様子。手足のしびれなどの自覚症状もあり、深刻な状況であると判断したため、かかりつけ医に相談するが、医療費の滞納を理由に診療については消極的だった。国保税の滞納もあり保険証もない。Aさんの年金が振り込まれる通帳は、次男の知人である第三者B氏の手元にあり、医療費10割の支払能力はない上、その日食べるものにも困るほど切迫した状態である。次男は、生活費の他、飲酒等でお金が足りなくなると、B氏に借金を繰り返していたが、借用書等証明する書類は発行されていないため、借りた額も返済した額も不明、次男がB氏の要求に応じて、Aさんの通帳をB氏に渡している状況だった。地域包括支援センターとして、役場と協議の上、Aさんの年金が適切に管理されていないことから**経済的虐待**と認定し、役場担当課と連携して、家族支援も視野に入れながら対応していくことで合意した。

②次男の病状が深刻な状態であるため、同日、短期被保険者証発行の手続を行い、医療機関の調整を行う。Aさんの介護保険サービスの見直しを担当ケアマネジャーへ依頼する。

生活福祉資金貸付制度
経済的支援が必要な世帯（低所得世帯・高齢者・障害者・失業者等）に資金の貸付けを行う制度。

③当座の生活費を確保するため、社会福祉協議会の**生活福祉資金貸付制度**

を活用、地域包括支援センターの担当者が次男に同行し手続を進める。

④次男の生活の立て直しを図ることと、Ａさんの年金を適切に管理するため、世帯分離をして生活保護の手続と成年後見制度の申立てを進めることとする。Ａさんは施設ではなく在宅で生活を継続したいとの強い意向があるため、その意向を尊重し、地域の民生委員の協力を得て、介護保険のサービスを利用しながらできるだけ在宅生活を継続する支援方針を組み立てた。

⑤県外に在住する長男の嫁に連絡、状況を説明し**成年後見制度の申立て**を進めていくことに合意を得るが、次男への支援についてはこれまでの関係性もあり消極的である。

⑥**法テラス**の民事法律扶助を活用し、社会福祉士会「ぱあとなあ」を候補者に立て、成年後見制度の申立てを行う。

⑦地域包括支援センターで次男のアパートを確保（生活保護家賃基準に該当）、世帯を分離した上で、次男単身で生活保護を申請する。

⑧地域包括支援センターの担当者が、担当ケアマネジャーと地区担当の民生委員宅を訪問し、サービスが入らない時間帯への見守りを要請する。

⑨成年後見の審判が下り、後見人の社会福祉士が選任されたため、今後の支援方針と役割分担を協議するため、地域包括支援センターでケース会議を主催する（出席者：地域包括支援センター・役場高齢課担当者・担当の居宅介護支援事業所ケアマネジャー・法テラス弁護士・Ａさんの後見人・社会福祉協議会職員・訪問介護職員・デイサービス職員・福祉事務所の次男の担当ケースワーカー）。Ａさんの意向を踏まえ、在宅生活を維持していくために、現在のサービスを今後も当面継続していくこととする。税金等の滞納については、後見人から各担当課と月々の返済額の交渉を進めながら、生活に必要な支出はその都度対応していくことで合意する。

C. 考察

　本人の生活の安全と養護者の経済的自立を図るために、分離をして、成年後見制度の申立てを進めた事例である。Ａさんは高齢で認知症も進行していたため、グループホームを選択肢として提案するが、在宅で生活をしたいというＡさんの強い思いに、多くの関係機関や専門職がチームとして支え、有効にその機能が発揮された事例であった。このような事例においては2016（平成28）年にスタートした**成年後見制度利用促進法**に位置づける**地域連携ネットワーク**が地域の実情を踏まえて構築され、有効に機能することが期待される。

法テラス
国が設置する機関で正式名称は「日本司法支援センター」という。法律トラブルを抱える人が必要な情報提供やサービスを気軽に得られる機関。2021（令和3）年4月時点で全国に84ヵ所が設置されている。

成年後見制度利用促進法
正式名称は「成年後見制度の利用の促進に関する法律」で成年後見制度の利用の促進に関する施策を総合的かつ計画的に推進することを目的に2016年に施行された。

地域連携ネットワーク
市町村が主体となり権利擁護に関する情報提供および権利擁護を必要とする人の早期発見、後見人とのマッチング、後見人が選任されたあとの継続的な支援を展開する機関。

2. 保佐事例

市町村長申立てを利用した高齢者支援の実際

事例

A. 本人の状況

アルツハイマー型認知症
脳が委縮する認知症の1つで、最も多数を占める。若年性から発症し進行する。

M子さんは80歳、女性。**アルツハイマー型認知症**（要介護3）で、認知症高齢者の日常生活自立度Ⅱである。食事の摂取や排泄等に介護を要する。歩行にふらつきがあり、転倒の危険性がある。

夫とは離婚し、たった1人の子どもである長女は3年前に病死した。

M子さんは、若いときは事務員をしており、厚生年金の月額10万円を受給している。以前から民生委員が定期的に訪問していたが、認知障害が見られ、道に迷うこともたびたびあった。一軒家を借りて生活しているが、部屋からは汚物臭がした。

B. 支援経過

ショートステイ
介護サービスの1つ。一泊の一時預かりから入所を前提とした最長6ヵ月のロングステイ利用もある。

①自宅内で転倒し、動けなくなった。食事もとれず、脱水症状になっていたため、救急搬送された。点滴処置により帰宅許可が出るも独居生活に不安があり、S施設の**ショートステイ**を利用する。しかし、強く腰痛を訴え再入院となる。医師の所見では身体的な治療は終わっており退院が可能なため、病院には翌月末日までしかいられないとのことだった。

ショートステイ利用時に病院の相談員が民生委員とともに通帳などを預かるが、残高は不明である。認知症が進んでおり金銭管理はできない。

②病院から、介護老人保健施設Mに入所する。

代理権付与の申立
補助、保佐申立の場合は、合わせて代理権付与の申立てをする必要がある。

③市の介護保険課と協議し、後見の申立てを検討する。診断書を求めたところ保佐相当とのこと。家庭裁判所への申立てと代理権の内容、また筆者への事務報告書が同封され、本人の財産目録を提出するように求められる。

成年後見等登記済通知書
審判が下りて2週間の不服申立期間が経過すると書記官が後見の登記事務を行う。登記事務には2週間程度を必要とする。つまり後見人等の活動を開始するのに1ヵ月程度を要する。

④家庭裁判所書記官より、**成年後見等登記済通知書**が届き、本件が法務局に登記されたことの通知がある。早速、銀行取引を再開するため、郵便で登記事項証明書を請求する。

⑤本人の通帳を後見人名義にするため、銀行の支店を訪問し名義変更する。新しい通帳名は「○○ M子保佐人□□□□」、となる。

⑥家庭裁判所に財産目録を提出する。

⑦自宅の家主と協議し、家賃の滞納分を分割で支払うこととする。また、散乱していたゴミや家具類の処分を業者に依頼し、電話・電気・水道の停止手続をする。

⑧介護老人保健施設との契約が未締結であったため、保佐人に契約の締結と身元保証人欄への記名を要求される。身元保証人と後見人等との違いを説明するが、理解を得られず、経済的保証は行わないこと、身柄の引き取りを行うことを確認し、記名する。

⑨市に市長申立てにかかる立替費用7万7,630円を振り込む。

⑩受任後1年が経過し、裁判所の求めに応じて、保佐事務についての照会書、保佐事務経過一覧表、財産目録を提出し、合わせて報酬請求の申立てを行う。

⑪2年後、本人が肺炎にて死亡。保佐人の立場は死亡時点で消滅するが、知人を介して寺院の紹介を受け、葬儀と納骨を行う。

⑫死亡時までの報酬請求の申立てを行う。報酬決定後は、残余財産の引き継ぎのために法定相続人の調査を行ったが、不在であることが確定し、家庭裁判所の指示で「**相続財産管理人選任の申立て**」を行う。選任された弁護士に財産を引き継ぎ、家庭裁判所に終了報告を提出する。

C. 考察

(1) 市長申立ての担当者の話

病院やショートステイの担当者との連絡調整、また利用料の支払いや利用時の保証人の存在などについての回答を求められ、対応に苦慮した。親族が不在であることがわかっていたので、認知症が軽いうちに保佐の相談や手続を進めておけばよかった（当自治体ではその後市長申立事例が相次いでいる）。

(2) 身元保証、医療同意、死亡後の事務について

経過にもあるように身元保証は保佐人の役割ではないが、常に求められる。その都度説明が必要となるが、結局死亡後は同様の事務を行うこととなった。孤立無縁者の場合は、実質的には**身元保証人**となってしまう。また、医療同意を求められるケースも多い。これも課題の1つであるが、医師も含めた関係者の総意として署名を行っている。

相続財産管理人選任の申立て
後見人等の業務は管理財産の引継ぎをもって終了する。法定相続人が不在の場合は家裁から相続財産管理人選任の申立てを求められる。管理人はほとんどの場合、法律専門家が選任される。

市町村長申立て
4親等以内の親族がいない場合の手段として市町村長申立てを活用するが、補助、保佐事例や意思確認が可能である場合の後見類型でも本人申立てを認める場合がある。

身元保証人
社会福祉サービスの利用の前提として入所だけではなく在宅のサービスについても身元保証人、緊急連絡先、連帯保証人を求められるのが一般的である。一方で孤立無縁者が増大し、後見制度の対象ではない利用者も含め大きな社会問題と化している。

3. 補助事例

補助を利用した高齢者支援の実際　事例

A. 本人の状況

　Ｈ子さんは、90歳、女性。要介護1、認知症高齢者の日常生活自立度Ⅱである。レビー小体型認知症の疑いがあり、**長谷川式認知症スケール26点**。**見当識**は保たれているように見受けられるが、同じことを繰り返し質問する。物忘れもあり、思い込みがはげしい。腰痛の訴えが強く、歩行にふらつきがあり、転倒の危険性がある。内服薬の自己管理は困難である。未婚で、4人の兄弟は全員死亡している。年金を月額20万円受給しており、預貯金も2,000万円ほどある。若いころは薬剤師をしており、25年前に退職後、一人暮らしを続けてきた。古い一軒屋の市営住宅に住んでいるが、本人の就寝スペース以外は内外にゴミがあふれている。

B. 支援経過

①Ｈ子さんに面談したところ「1月頃より体調がすぐれず、ヘルパーに頼ることが多くなった。単身生活が成り立たなくなってきたのでデイサービスに出かけ、慣れてきたら、ホームに入所したい。将来はこの施設に世話になり、金銭の管理やサービス利用の支援も受けたい」との意向であるが、今すぐ必要であるとの認識が薄い。ケアマネジャーや相談員は、現在の健康状態では在宅生活が困難であること、施設の入居には後見人の存在が必要であることなどを説明。その後Ｈ子さんは施設を見学し、近日中の入居を進めることで結論が出た。

②補助審判の決定が下りるまでは施設が用意した覚書で**補助**を進めていくことと、補助の申立てについて、Ｈ子さんに改めて確認し同意を得る。相談者が受任を受けることが確認され、施設入居が済んでから申立てを進めていくこととする。財産についての確認作業として、有価証券を管理する証券会社の担当者に来設してもらい、財産目録作成のための残高報告書の送付を依頼する。証券の売買については、本人の意思を確認のうえ売却をすることと、今後新たな商品の紹介は一切しないことを確認する。

③**有料老人ホーム**に入居する。

④市営住宅明け渡しのための説明と書類を受け取る。相談員が本人を引率して自宅を訪問する。ゴミの山であるが、本人は持ち帰りたいものを多数希望する。自宅の処分は審判後に行うこととする。

⑤家庭裁判所より審判が告知される。

⑥審判が下りたことをH子さんに報告し、改めて支援開始について説明する。ホーム利用契約について記入、署名、押印する。

⑦市営住宅明け渡しの前にゴミの処分が必要なので、廃品処分の見積りを業者に依頼し、内金を支払う。

⑧H子さんから「ゴミ処分の初日は立ち会ったが、2日目は来なくてよいと言われた。終わったあと行ったら何も残っていなかった。薬剤師の資格証明書や印鑑など大事なものがあったはずなので、確認して欲しい」と連絡があった。

⑨本人が通帳を紛失したので紛失届けを提出する。後日再発行された通帳の名義変更を実施する。H子さんは通帳を持って銀行に行きたいと訴える。膝が悪く単独での外出は無理であることから、銀行へ付き添うことや、自分にも裁判所からの出金許可が出ていることを説明する。しかし、H子さんは「自宅にはまだ使える陶器や衣類がたくさんあったのに勝手に処分され、歯がゆい思いをしている。また薬剤師の資格証明書の再発行をして欲しい。今更仕事はしないけど、あれは私の人生そのものだから」という。

C. 考察

(1) 補助制度の利用

　軽度の認知症であることから、法定後見の中の補助制度を利用することにした。申立て時点で制度の趣旨を説明し、本人の理解を得て、通帳を預かったが、自分のお金や通帳を自由に扱えないことは**ストレス**になるようである。ことあるごとに呼び出しを受け、その度に説明を繰り返したが、不満は収まらなかった。自己決定と支援のバランスが課題となる。

ストレス
外部からの刺激によって生ずる身体の内部の反応を指す。

(2) 受任の前倒し

　申立てから審判までは、最短でも約2ヵ月程度を要する。事例によっては、緊急な財産管理や入院、施設入所などのための仮の後見人を必要とすることもある。これは本人の都合ではなく、サービスを提供する側の論理であるが、このようなときは受任の前倒しという形で相談を受ける者がその任を担うことがある。身寄りがなく、後で苦情を言われることがないからできることであり、あくまでもルール外のことである。

217

4. 任意後見事例

任意後見即効型を利用した高齢者支援の実際　　事例

A. 本人の状況

　Y子さんは72歳、女性。軽度の知的障害があり、日常会話は可能であるが、簡単な漢字も読めず、手紙はひらがなだけを使う。療育手帳は所持していない。職場結婚したが、夫の事故死後は民間のアパートで一人暮らしを継続中。兄弟はいない。

　中学校卒業後に採石場で13年間働いた後、別の会社で22年間勤務。預貯金が2,000万円あり、月額13万円の年金を受給している。

B. 支援経過

①市民生委員からの面談依頼が発端である。「Y子さんは、自分と同じ会社の同僚で、先代の社長がY子さんのことを気にかけ、事務職の自分が預金を管理し面倒を見た。Y子さんが退職後も、民生委員として支援を継続してきたが、先代社長が入院し、自分も高齢になったので、今後のことを心配している。通帳も預かっているので、**権利擁護事業**よりも**後見支援**が適当ではないか」との内容だった。本人と面談をしたところ、判断能力に問題なく、制度の趣旨は理解できた。依頼事項は、後見人が預金通帳を預かり、生活費として毎月20万円を届けることである。後見制度利用の意思を示したため、**任意後見の契約**および**即効の任意後見**監督人の選任を申し立てる準備を進めていくことになった。包括的代理権目録を活用し、報酬額を月額2万円とする。

②本人、民生委員、先代社長夫人とともに公証役場へ出向き、契約書の草案を提示、契約日の日程を決定する。帰途時に社長宅を訪問し、経過報告と今後の支援計画の概要を説明する。

③必要書類を取り揃え、公証役場において相談者である民生委員などの支援者が立会いのもとで契約を交わす。監督人選任前に実質的な支援開始を要請されたため、通帳、年金証書などの重要書類を預かり、預り証を民生委員に渡す。毎月10日にY子さん宅を訪問し、生活費を手渡しすることを確認する。

④本人同伴で預金のある銀行を訪問。現金を払い出すとともにキャッシュカードを作成する。

⑤Y子さんの主治医を訪問し、申立て用の診断書の作成を依頼する。

⑥家庭裁判所に、任意後見監督人選任の申立書を提出する。

⑦裁判所より審判通知書が告示される。

⑧その後、毎月10日の生活費の手渡しを継続している。Y子さんは、膝が少々悪く、毎日整形外科に通っている。その後、公営の温泉センターに行って入浴し、それから惣菜店に寄ってお昼に家に帰ってくるのが日課である。帰宅時間を見計らって訪問するのであるが、いつもお茶と茶菓子、栄養飲料のお土産を用意して待っていてくれる。また、1ヵ月分の郵便物を確認する。必要な手続はそれから行う。急ぎの場合は、整形外科の受付に依頼して電話をしてくる。

⑨法定後見と同様に、年に1回、任意後見監督人に対し、預貯金の収支表、財産目録、支援経過などを報告する。監督人はそれを家庭裁判所に提出する。

C. 考察

(1) 支援方法の選択

Y子さんは高齢で一人暮らしであるが、寂しい表情は見せず、それどころか支援者が長時間アパートにいると「近所の噂になるかもしれない」と気にかけるほど、元気である。歩けなくなったら老人ホームに入居することを約束しているが、その後も介護保険を使う気配は見られない。ただし元気であるがゆえに、トラブルに巻きこまれることもある。

任意後見契約には**代理権**のみが登記される。つまり、**取消権**がない。支援経過のなかで、新聞販売店から強引に契約を迫られ、契約に至ったことがあった。幸いにも8日以内にそれが判明したため、クーリングオフを適用したが、取消権が使える「補助」がよかったのかもしれない。

(2) 二重の報酬

任意後見人には第三者の監督人が就任するが、監督人は家庭裁判所への報告に合わせて報酬の申立ても行うこととなる。この報酬額は本人の財産からの支出となるため、契約時においてそのことの説明が必要である。

5. 消費者被害支援事例

一人暮らし高齢者を消費者被害から
守る対応の実際

A. 本人の状況

　Aさん83歳、女性。5年前に夫と死別後一人暮らし、子どもはいない。30年前から現在の市営住宅に居住。2年前に玄関で転倒し、左足首の骨にひびがはいる。2ヵ月の入院後、杖歩行となり、近所の整形外科医院に通院。その医院から介護保険の利用を勧められ、要支援2の認定を受け、週2回の訪問介護のサービスを受けている。地域担当の**民生委員**も、ときおり訪問している。

B. 支援経過

①ある日、**訪問介護員（ホームヘルパー）**がAさん宅を訪問すると、玄関先に大きな布団袋があった。前日に羽毛布団の訪問販売がやってきて、30万円の高級羽毛布団を20万円で頒布中ということで、つい買ってしまったという。Aさんは前年に布団を新調したばかりだったが、親切そうな若いセールスマンの熱心な勧めに根負けし、いざというときのために箪笥の引き出しに保管しておいた現金20万円を支払い、購入したということであった。

②訪問介護員はAさんを担当している**介護支援専門員（ケアマネジャー）**に相談した。介護支援専門員は、市役所の**消費生活相談窓口**に電話をして、Aさんの羽毛布団購入の件を話した。その結果、その訪問販売の業者は、前年からこの市に入り込み、一人暮らしの高齢者宅をねらって訪問販売をしていることがわかった。販売している羽毛布団も粗悪品で、クレームや返品の要求に応じない例が多いということであった。

③介護支援専門員は、市の地域包括支援センターの社会福祉士に連絡をとり、対応を話し合った。その結果、社会福祉士から業者に、返品と返金を要求。社会福祉士は、業者とAさん宅で話し合うことにし、日時を相談して決めた。

④当日は、訪問介護員の訪問日でもあったため、社会福祉士は、訪問介護員とAさん宅を訪問し、セールスマンの到着を待った。しかしセール

スマンは現れず、翌日、社会福祉士はあらためて業者に連絡し、Ａさん宅での話し合いの日時を伝え、今度約束が守られなかった場合には、市の消費生活相談窓口に対応を相談すると告げた。

⑤３日後、あらためて設定された日時には、そのセールスマンもＡさん宅に現れ、「先日は急な契約が入り、携帯の電波も弱くて通じなかったため、連絡がとれなかった」と謝った。社会福祉士は、Ａさんが買った羽毛布団を返品したいということと、未使用のため全額返金してほしいということをセールスマンに告げた。セールスマンは当初返答を渋ったが、社会福祉士が、もし返品に応じなかった場合には、市の消費生活相談窓口に訴え出て、担当の弁護士とも相談すると言うと、渋々返品に応じ、現金も全額Ａさんに返して布団を引き取っていった。

　社会福祉士は、Ａさんの今後の権利擁護のために、成年後見制度の活用を考え、本人の申立てにより保佐の申立手続を進めることを検討した。

C.考察

（1）消費者保護制度の活用について

　クーリングオフの場合、契約書などの書面文書の受取りから８日以内に取消しの通知をすることが可能である。その場合、配達証明付きの**内容証明郵便**での通知が望ましい。

（2）成年後見制度の適用について

　もしＡさんに、成年後見人や補助人、保佐人が選任されている場合、家庭裁判所が後見人等に付与する代理権により、本人にとって必要な物品の購入契約などは後見人等が行うことになる。もし、後見人等が知らないところで本人が勝手に契約を結んでしまっても、同意権・取消権によって契約自体を無効とすることが可能である。

クーリングオフ
➡ p.229
キーワード集参照。

内容証明郵便
➡ p.172
第8章側注参照。

6. 非行少年対応事例

非行少年の保護観察の実際 事例

A. 本人の状況

　Cさん17歳、男性。市営アパートで母子家庭、父親不明。40歳の母は夜の飲食店で働いており、深夜酔っぱらって帰宅し、他人を家に上げることも多く、Cさんに対しては放任していた。Cさんは中学生の頃から自宅に寄りつかなくなり、友人宅を転々とする。15歳のとき、駅前の駐輪場から自転車を盗んで補導された。**児童相談所**から指導があったものの、母親は無関心で、Cさんの生活は変わらなかった。

児童相談所
→ p.94　第5章4節A.
[3] 側注参照。

B. 支援経過

①中学校の担任の勧めで、Cさんは定時制の高校に進学、日中はビルの解体現場でアルバイトとして働くことになった。しかし、中学校時代の仲間に誘われ、夜遊びが多くなり、仕事も無断欠勤し、高校の授業にも出ないようになった。

②母親はCさんに無断で高校に退学届を出し、そのことを知ったCさんの生活はますます荒れていく。Cさんは、地元暴走族とのけんかによって警察に通報され、暴行傷害の容疑で逮捕された。その後、家庭裁判所の決定により半年間少年院に入院することとなった。

③少年院の仮退院時、母親は顔を出さなかったが、**保護観察**を担当する**保護司**は、Cさんを温かく迎え入れる。保護観察官と相談し、新聞配達の住み込みの仕事に就かせた。また、定時制高校への再入学も勧めた。

　一方で保護司は、大学で**BBS**の活動のボランティアをしている若者に声をかけ、Cさんの話し相手になったり、いろいろなアドバイスをして欲しいと依頼した。BBS会員であるボランティアの学生たちは、Cさんの時間に合わせ、一緒に買い物や食事に出かけ、Cさんの兄貴・姉貴的な態度でCさんに関わるようにした。

④Cさんは、これまでの生活環境の影響からか、人間関係が不得手で、なかなか他人を信用しないところがあった。それが、BBSの活動を行っている年齢の近い大学生とのふれあいにより、徐々に心を開くように

BBS
big brothers & sisters movement
法務省所管の更生保護制度における民間協力者（更生保護ボランティア）の1つ。さまざまな問題を抱える少年少女の兄や姉のような身近な存在として、悩み事等の相談に応じ、必要な助言を行う活動。

なり、生活意欲も向上してきたように思われた。

⑤ C さんは、自分の将来のことを真剣に考えるようになり、再び高校で
学びたいという意欲をみせるようになった。

　保護司は、母親に了解を得て C さんの定時制高校への再入学を進め
ることにした。また、小さい頃、大工さんの仕事が好きだったという C
さんの意向を踏まえ、隣町の協力雇用主である工務店での住み込みの就
職を支援することとなった。

⑥ C さんは、好きな仕事と高校での友人に恵まれ、相手を信用したり、
自分のしたことに責任が持てるようになった。毎日生き生きとした表情
をみせるようになり、かつての非行少年のイメージは払拭された。

C. 考察

（1）児童相談所、家庭裁判所の対応

　少年非行の場合、その対応は、児童相談所における児童福祉の措置、家
庭裁判所少年審判部による少年法上の矯正教育による措置に分かれる。双
方とも、非行行為の再犯防止と、社会復帰に向けた訓練、支援が行われる。

（2）保護司や BBS の活動

　家庭裁判所が保護観察処分を決定した場合や、少年院から仮退院した後
の一定期間は、保護観察所の保護観察官と、地域の保護司による保護観察
が行われる。保護司は、行政委嘱型のボランティアであり、保護観察の担
当になった少年の日常生活を見守り、相談・助言に応じる。その活動を支
えるボランティアとして BBS の活動があり、少年と年齢の近い学生など
のボランティアが、兄姉のような身近な相談相手の役割を果たしている。

7. 孤立障害者対応事例

障害者が孤立したケースにおける対応の実際　　**事例**

A. 本人の状況

母親と知的障害を持つ3人の兄弟の4人で暮らしていたケース。ある日突然、母親が事故で亡くなり、兄弟だけで生活をしなければならなくなった。長男Aさんは50代後半、次男Bさんは50代半ば、三男Cさんは50代前半。Aさんは無職、BさんとCさんは会社に勤めている。3人とも私立高校を卒業した後、仕事を転々と変わり、現在の状態に落ち着いていた。母親が亡くなったことで家事をする者がいなくなり、家の周りにゴミが散乱し、近隣住民が行政機関へ苦情電話を入れたことで発覚した。

B. 支援経過

①行政が介入した段階では健常者として対応していたが、どうも様子がおかしいということで**障害者支援センター**に応援依頼が入り、緊急に支援することとなった。同センターのD氏が3兄弟に関わっていくうちに、3人に、まとまりのない妄想的発言（明日演歌歌手のSが泊まりにくる、来月から東京出張だから金がいる、など）や意味不明な言動が見られたので、支援センターのD氏より専門家（医療機関）による検査を提案され、関係者会議が開催され、**地域自立支援協議会**へ問題提起された。

②検討中に、Bさんがキャッチセールスにあい、数十万円の健康食品契約を結んでいることが発覚したため、**地域包括支援センター**にも協力を依頼して対応。**消費生活センター**の協力もあり無難に処理ができた。が、何らかの形で定期的に関わる必要があるので、緊急対処として、社会福祉協議会が行っている**日常生活自立支援事業**の契約を結んだ。

③しかし、今後も同様のことは大いにあり得ると、関係者全員の見解が一致したので、法的に効力のある「成年後見制度」につなげようということになった。3兄弟全員に知的障害があり、**療育手帳**が必要との判断から交付申請をし、手帳が下りた段階で後見申請となった。この場合、基本的には**市町村長申立て**が妥当であるが身寄りがおらず在宅生活であること現状が切迫し緊急性を要したことなどの観点から、3人同時進行が

障害者支援センター
在宅障害者の日常支援を中心に、関係機関との連絡調整を行う。相談支援専門員を必置とし、5年に1回の研修を義務づけられている。相談支援専門員は、「サービス等利用支援計画」等の作成が義務化されており、作成に応じて計画費が自治体から支給される。

日常生活自立支援事業
判断能力が不十分な方を対象に、金銭管理を中心として、自宅を訪問して様子伺いや、郵便物の確認、公共料金の支払いなど、日常生活を支援する事業。契約締結は本人と行うため、ある程度の理解能力が必要となる。主に県社会福祉協議会が中心となって活動している。年々、利用者が増加しており、成年後見制度対象者は利用が難しくなっている。

療育手帳
「児童相談所又は、知的障害者更生相談所において知的障害者であると判定された者」となっており、常時介護が必要な者をA、それ以外をBと区分している。

市町村長申立て
3親等親族の協力が得られない場合、自治体で判断し、成年後見申立を行う制度。

望ましいと判断し、法定代理人（弁護士）が、書類を進めた。

④この時点で、法的関与の支援が十分に考えられることから、「後見人には弁護士が望ましい」との見解が一致していたが、これまでの支援を考えると「単独では厳しいので**複数後見**で支援を」ということになり、今回、弁護士と社会福祉士での支援となった。3人にそれぞれの後見人をつける手段も考えたが、現況として、在宅であること、それぞれが就労能力があること、3人兄弟で生活を営んでいること、などから、個々人の支援というより、一体化の支援が望ましい、と判断。3人全員に同じ後見人、しかも複数後見で支援を行うことが能率的であると考え、現在、E弁護士とF社会福祉士が複数後見として受任している。財産管理を弁護士に、身上監護を社会福祉士に、おおまかな役割分担を決めているが、状況に応じては双方が適宜両方の後見業務を行うことにしている。

複数後見
単独での支援が困難な場合、複数にて支援を行う手段。現在は親族後見（身内が後見人となること）の場合によく用いられる。財産管理でトラブルになるケースがあるので、介護士、司法書士が付いて、財産が高額な場合、銀行と提携して信託制度の活用が進められている。

C. 考察

（1）親亡き後の障害者の支援

親が丸抱えのケースは少なくないが、今回のように親が亡くなるまで支援が一切介入していないケースは稀である。親の生前に何らかの形で第三者が介入できていれば、親が亡くなった時点で状況に応じた支援活動が行われ、発生因子を抑制できたと思われる。在宅障害者の場合、キーパーソンの影響が強く（今回のケースは母親）、関わる度合も違ってくるので、スムーズに社会資源につなげることは難しいのだが、万が一のことを想定し、関係性を構築していく必要がある。

（2）成年後見支援する上での注意点

あえて「注意点」と記したのは、今回は関わる側の主導で外堀を埋めて支援体制を確立していったケースだが、実際はこの後が大変だったからである。弁護士が法定代理人として申立支援を行ったので、審判が下りるまではスムーズだったが、審判確定後、さまざまな問題が発生し、その都度対応を行うたびに被後見人との関係が悪くなった。被後見人は「なぜ、俺のやったことにすべてストップをかけるのか！」と、後見人に対して敵意にも似た感情で暴言を吐いた（今は落ち着いて、よい関係が築けている）。社会的常識の判断能力が不十分な方を支援するのが後見制度であるが、当事者に「被後見人」の意識が欠落している場合、成年後見人はただの「邪魔者」になってしまう。後見支援を開始する際は、被後見人の成育歴、生活環境、性格などを充分に把握し、ソーシャルワークのスキルを最大限発揮して関わる必要がある。

キーワード集

朝日訴訟

生活保護基準が憲法25条の「健康で文化的な最低限度の生活」の水準を満たしていないとして1957（昭和32）年に提訴された裁判（上告中、原告死亡により訴訟終了と判示）。その傍論によれば、同条は国の責務を宣言したもので、具体的権利は生活保護法によって与えられ、厚生労働大臣の裁量に委ねられるが、裁量権の限界を超えた場合や権利を濫用した場合には、違法な行為として司法審査の対象となる。

移行型

任意後見契約の一類型で、本人の判断能力が十分な間は、任意代理契約によって財産管理等の委託をし、判断能力が低下した場合に、任意代理契約を終了させて任意後見契約を発効させるもの。

遺言

人の最終の意思表示のことで、死後にその実現を保障するのが遺言制度（民960～1027条）である。私有財産を処分する自由の延長にあるが、遺族の生活に影響するため無制限ではなく、要式行為（一定方式に従わないと無効）とされ、その内容も無制限に認められるわけではない（相続人から「遺留分」が請求される場合がある）。遺言は本人が自由に撤回でき、複数の遺言が存在し、内容が矛盾している場合は最新のものが有効となる。普通の方式には、自書で作成する①自筆証書遺言、公証人が作成に関与する②公正証書遺言と③秘密証書遺言がある。

意思決定支援を踏まえた後見事務のガイドライン

成年後見制度利用促進基本計画で、利用者がメリットを実感できる制度・運用への改善が目標とされ、後見人等が本人の特性に応じた適切な配慮を行える

よう、意思決定支援のあり方についての指針が策定された。基本原則は、「①全ての人は意思決定能力があることが推定される。②本人が自ら意思決定できるよう、実行可能なあらゆる支援を尽くさなければ、代行決定に移ってはならない。③一見すると不合理にみえる意思決定でも、それだけで本人に意思決定能力がないと判断してはならない」とされ、個別の課題に対応するアセスメントシートが示された。

委任／準委任

当事者の一方（委任者）が、法律行為その他の事務処理を相手方（受任者）に委託し、相手方が承諾して成立する典型・諾成契約の1つ（民643～656条）。法律行為以外の処理を目的とする場合は準委任という。当事者の信頼関係に基づくため、受任者は善良な管理者としての注意義務（その人の職業・生活状況に応じて社会通念上要求される注意義務）を負い、特約がなければ報酬を請求できない（無償契約が原則）。日常生活自立支援事業における日常的金銭管理も委任にあたる。

遺留分

兄弟姉妹以外の相続人に認められた、被相続人の処分を規制（制限）できる遺産の割合額（民1028～1044条）。直系尊属のみが相続人の場合は被相続人の財産の3分の1、それ以外は2分の1が遺留分となる。被相続人の死亡後に相続人の生活を保障し、相続人間の公平を図るための制度で、これを主張するには、遺留分侵害額請求（減殺請求）をしなければならない。なお、遺留分減殺は家事審判事項に含まれない。

インフォームド・コンセント

〔informed consent〕

「十分に知らされた上での同意」（説明と同意）など

と訳される。医療や福祉などのサービス提供に際しては、決定権は利用者にあるという考えに基づき、利用者の知る権利とサービス提供者の説明義務とを前提とし、両者の間で同意がなされることを意味する。

運営適正化委員会

福祉サービスに関する適正な運営を確保し、かつ苦情処理を担当する都道府県社会福祉協議会に設置された機関。社会福祉法83条に規定がある。機能として、①苦情解決に必要な調査、助言、あっせん、②都道府県への通知、情報提供、③年度ごとの報告書の作成・公表がある。

NPO法人（特定非営利活動法人）

〔Non-Profit Organization／Not-for-Profit Organization〕

営利を目的としない保健・医療・福祉等の一定の活動（17分野）を目的とし、特定非営利活動促進法（NPO法）に基づき、所轄庁たる都道府県知事ないし内閣総理大臣の認証を受けて設立される公益法人。介護保険や支援費制度関係の事業体となるには法人格が必要で、市民参加型の福祉形成への寄与が期待される。

外国人と社会法

日本の労働法（労働基準法や労働者災害補償保険法など）は、憲法28条が特に日本人ではなく、「勤労者」を権利主体としているため、資格外就労者を含む外国人労働者にも適用される。社会保障では、かつては日本国民だけに適用される国籍条項もあったが、現在では、住民基本台帳法の改正により、その登録対象となる在留外国人には、国民年金法（日本国内に居住する20歳以上60歳未満の者）や、国民健康保険法（3ヵ月を超えて日本に滞在）が、原則適用される。生活保護法は、国民を対象とするが、人道的見地から、永住・定住外国人には同法が準用される（就労目的での在留資格者は適用外）。

家事審判

家庭裁判所において、家庭内の事件について訴訟形式によらずに適切な判断をするための制度。家事審判は内容により、紛争性の希薄な別表第一の事項

（後見・保佐・補助開始の審判および取消し、後見人・保佐人・補助人やその監督人の選任および解任、複数後見人・監督人の権限行使についての定めおよび取消し、相続の放棄、遺言執行者の選任および解任等）と紛争性のある別表第二の事項（財産管理者の変更および共有財産分割に関する処分、親権者の指定および変更等）に分けられる。

瑕疵担保責任（契約不適合責任）

売買の目的物について、契約成立以前に隠れた瑕疵（通常は発見できない欠陥）がある場合、善意・無過失の買主に対して売主が負う責任。瑕疵とは、通常有すべき品質・性能を有しないことをいう。瑕疵には物質的欠陥だけでなく法律上の障害（宅地として買った土地に家が建てられない等）も含まれ、責任は売主の善意・悪意にかかわらず発生する。買主は瑕疵を知ってから1年以内であれば、売主に契約の解除と損害賠償の請求ができる。

家庭裁判所（家裁）

主に家庭内の紛争や少年事件を扱う下級裁判所で、プライバシー保護や少年に対する保護処分・適切な教育的措置といった観点から非公開の手続がとられる。家裁は、裁判所法31条の3の規定により、①家事事件手続法で定める家庭に関する事件の審判および調停、②人事訴訟法で定める人事訴訟の第1審の裁判、③少年法で定める少年の保護事件の審判、④その他の法律において特に定める権限を有する。

鑑定

専門知識を駆使し、科学的・客観的立場から事件の捜査や裁判において事実判断についての報告をする行為（血液鑑定・精神鑑定・DNA鑑定・筆跡鑑定等）。後見・保佐の申立て後は、原則的に主治医等が対象者の判断能力について鑑定を行う（補助は不要で医師の診断書等でよい）。鑑定を実施した事件は2020（令和2）年度が全体の約6.1％（前年7.0％）と減少傾向にある。鑑定期間は1ヵ月以内が最多で約56.1％、費用は5万円以下が約53.9％を占める。

基本的人権

人が生まれながらにして当然に有する権利（天賦人

権）で、人間の尊厳の原理に基づき、固有性・不可侵性・普遍性を有する。憲法上は、近代の個人を国家権力から守る自由権・平等権が端緒で、20世紀以降、経済的・社会的弱者を救済する社会権が加わり、今日の姿になった。現代では、国際的な場でも人権の保障を実現する試みがなされている（国連憲章55・56条等）。

基本的人権の限界

日本では、基本的人権は公共の福祉のために利用され、権利を濫用したり、公共の福祉に反したりしない限り保障される（憲12・13条）。制約する際は、対立する権利の価値や、守るべき社会的利益を比較衡量し、二重の基準論（精神的自由・経済的自由で区別）や規制目的の二分論（社会・経済政策上の規制か否か）も適用される。

基本的人権の私人間効力

基本的人権の享有主体は国民で、国との関係における個人の保護を原則とする（憲18条や28条等は例外）が、私人間でも社会的権力による人権侵害には、公序良俗等の一般条項を用い、人権の効力を認める間接適用説が採られる（三菱樹脂事件：最大判昭48・12・12民集27巻11号1536頁）。なお、人権の普遍性にかんがみ、性質に応じて法人や外国人にも保障すべきとされる。

行政救済制度

行政上の法律関係で争いや疑いがある場合に、これを救済する制度。これには行政を公正かつ透明な手続で運用する事前救済的な制度（行政手続法）と、事後救済的な制度がある。裁断機関が行政庁ならば行政不服審査（不服申立て）、裁判所ならば行政事件訴訟という（行政争訟二法）。その選択は国民の自由だが、不服申立てを先に行うことで裁判が効率化される場合（国民の手続負担が軽減、第三者的機関が専門的判断を行い裁判所の負担減）や、国民が直ちに出訴すると大量すぎて裁判所の負担が増す場合、不服申立て前置となった。これらに国家賠償法を合わせて行政救済三法という。

行政行為（＝処分）

行政庁が法に基づき公権力を行使し（法律による行政の原理）、具体的規律を行う法律行為。行政庁による意思表示にあたる法律行為的行政行為（命令行為：下命・禁止・許可・免許／形成的行為：特許・認可・代理）と、判断・認識にあたる準法律行為的行政行為（確認・公証・通知・受理）がある。行政庁に裁量余地がある裁量行為（法規裁量・自由裁量）と余地がない覊束行為にも分類できる。

行政行為の効力

行政行為は、適法に行使されることでその効力が生じ（拘束力）、違法でも重大な瑕疵（法律上の欠陥）がない限り一応適法と推定される（公定力）。行政庁はこれを強制的に実現でき（執行力）、公益上の必要がなければみだりに変更できず（不可変更力）、一定期間を超過すると取消訴訟等ができない（不可争力）。

行政事件訴訟

行政上の争訟を裁判所が裁判する制度で、当事者の権利保護を目的とする主観的争訟（抗告訴訟／当事者訴訟）、これとは無関係に客観的な法維持を目的とする客観的争訟（民衆訴訟／機関訴訟）に分類できる。前者は原則として不利益変更が禁止され、後者は法律で特に認められた場合に限り行われる。国民の裁判を受ける権利を重視する立場から自由選択主義が原則だが、社会保障や福祉関係の法令には便宜上不服申立て前置を採るものが多い。

行政指導

行政機関が一定の行政目的を実現するため、特定の者に一定の作為または不作為を求める指導・勧告・助言・その他の行為で行政処分に該当しないもの。行政手続法で一般原則が定められ、指導が所掌事務の範囲を逸脱してはならず、指導の趣旨・内容・責任者を明確化し、相手方の求めに応じて書面を交付しなければならない。法的拘束力はなく、相手方の任意協力によって目的は実現されるため、行政行為には含まれない。法令違反を是正するために必要な処分や行政指導がされていないと考える場合は処分等の求めを、不当な行政指導を受けたと思う場合、中止等の求めをすることができる。

行政書士

行政書士法に基づく国家資格者で、依頼を受け、報酬を得て、役所に提出する許認可等の申請書類の作成や提出手続の代理、遺言書等の権利義務・事実証明・契約書の作成等を行う者。このほか、法定外業務として後見人等を受任する場合もあり、2020（令和2）年度には1,059件に達し、増加傾向にある（前年976件）。

行政不服審査（不服申立て）

行政庁の処分や不作為に対し、国民の権利利益の救済を図り、行政の適正な運営を確保する制度。2014（平成26）年の大改正で請求期間は、処分を知った日の翌日から3ヵ月以内となった。正当な理由なく1年経過すると請求不可となる。行政庁が裁決を行うが、①審査対象となった処分に関与しない職員が公正に審理を行う（原則最上級行政庁）。②第三者機関（有識者で構成）が裁決を点検し公正性を確保、③審査請求人に関係書類の閲覧・謄写等を可能にした。審査請求以前に簡易な手続で処分庁へ事実関係の再調査・見直しを求める再調査の請求と、審査請求の裁決後に異議がある場合に行う再審査請求が、法律に定めがある場合は可能となった。

居住用不動産処分

成年後見人（保佐・補助人も代理権が付与されていれば同様）が、被後見人の居住用の不動産を処分（売却、賃貸、賃貸借の解除、抵当権の設定等）するには、家庭裁判所の許可を得なければならない（許可がないと無効）。手続には、申立書と本人および申立人の住民票のほか、処分の内容に応じて不動産の登記事項証明書や契約書が必要となる。

クーリングオフ

〔cooling-off period〕

消費者を保護し、後日の紛争抑止のために特定商取引法等に設けられた、解約のための一定の冷却期間。たとえば訪問販売・購入（買取）や電話勧誘、キャッチセールス等、特定継続的役務提供（エステ、語学教室等）は8日間、連鎖販売取引（マルチ商法）は20日間とされ、契約書面（法定書面）を受け取った日から起算される。消費者は一定の期間、理由を必要とせず無条件に書面を発しただけで契約解除ができるが（口頭での権利行使もすべて無効ではない）、通信販売や自動車の販売、保険会社内での契約等には適用されない（通信販売には似た制度があるが、解約の際の商品の返送料が購入者負担などの違いあり）。

契約

相対立する複数の当事者が合意（申込と承諾）して当事者間に権利義務関係を作り出す法律行為。契約自由の原則（締結・内容・相手方選択・方式の自由）は近代法の根幹として絶対的だったが、現代では独占禁止や弱者保護の観点等から一定の制約を受ける場合がある。

契約の効力

当事者が相互に債権・債務を負担し合う双務契約では、目的物の引渡しと代金の支払いを各々一方が果たすまで他方が拒める同時履行の抗弁権（民533条）があるほか、契約の目的物や状況により、売主の担保責任や（目的物が火災等で焼失した際の）危険負担等が異なる。また、当事者の一方のみが債務を負担する片務契約には、贈与（対価を求めず、目的物を渡す）、消費貸借（借りた目的物は消費し、別の対価を支払う）、使用貸借（対価を払わずに目的物を使用後、返還）がある。

契約の種類

民法の「契約」の章に規定された典型契約（13種の代表的契約：売買・贈与・交換・消費貸借・賃貸借・使用貸借・雇用・請負・委任・寄託・組合・終身定期金・和解）と民法に規定されていない非典型契約（クレジット契約等）がある。また、当事者の意思表示の合致だけで成立する諾成契約と、目的物の引渡し等を必要とする要物契約（典型契約は消費貸借・使用貸借・寄託以外、すべて諾成契約）、一定の方式を備えることで成立する要式契約（任意後見契約・保証契約等）がある。

検察官

検事総長・次長検事・検事長・検事・副検事の5種類があり、以下のことを職務とする者。①刑事事件について捜査および起訴・不起訴の処分を行い、裁

判所に法の正当な適用を請求し、裁判の執行を監督する。②裁判所の権限に属するその他の事項につき、職務上必要なときは裁判所に通知を求め、意見を述べる。③公益の代表者として他の法令がその権限に属させた事務を行う。成年後見制度の申立権者では例年一番少ない（ここ数年0〜1件）。

憲法の最高法規性
憲法はあらゆる国法の最上位にある。日本国憲法でも国の最高法規とされ（98条）、最高裁判所を一切の法律、命令、規則または処分が憲法に適合するか否かを決定する終審裁判所と定めている（81条）。実際は、裁判所（含、下級審）が個別の事件を審理する際に、適用すべき法の憲法適合性を判示する（付随的違憲審査制）。違憲判決に対し、改正する努力義務が国会に生じるとされる。

行為能力
法律行為を単独で完全にできる法律上の資格を行為能力という。行為能力や意思能力が不完全な者は、程度に応じて一定の者の申立てにより、家庭裁判所の審判を経て行為能力を制限される。これを制限行為能力者といい、未成年者（審判不要）・成年被後見人・被保佐人・被補助人が存在する。

後見制度支援信託
成年被後見人または未成年被後見人の財産のうち（任意後見や保佐等では不可）、日常的な支払いをするのに必要十分な金銭を預貯金等として後見人が管理し、通常使用しない金銭を信託銀行等に信託する仕組み。信託財産は金銭に限られ（元本保証）、家庭裁判所の指示書がなければ、払戻しや解約ができなくなる。2012（平成24）年2月1日に導入され、2019（令和元）年度では、3,062人（前年3,411人）が契約を締結し、信託財産額は約665億5,700万円（前年1,059億2,700万円）、平均額は3,758万円（前年3,670万円）であった。

後見登記等に関する法律
法定後見および任意後見契約における登記の手続に関する法律（平11・12・8成立）。後見等の種別、後見人の氏名・住所、被後見人の氏名・生年月日・住所・本籍等を法務局に登記し、必要に応じて登記

事項証明書の交付を受けることで、その証明とすることができる。

後見類型
成年後見制度における事理弁識能力の程度分類（重度）で、精神上の障害により事理を弁識する能力を欠く常況にある者（民7条）。自己の財産の管理・処分や、日常的に必要な買い物も自分ではできず、誰かに代わってやってもらう必要がある程度の者（ただし自己決定権尊重の観点から、日用品の購入その他日常生活に関する行為については取消権の対象から除外）。旧制度の禁治産類型に相当する。

抗告訴訟
行政庁の公権力の行使に関する不服の訴訟。抗告訴訟には、行政による処分や審査請求に対する裁決の取消しを求める取消訴訟や、行政処分や裁決の存否・効力の有無を確認する無効等確認訴訟がある。他にも、行政庁が相当の期間内に何らかの処分や裁決をすべきなのにしない場合に、その違法性を確認する不作為の違法確認訴訟、あるいはすべき処分を行政庁に命じる義務付け訴訟、逆にすべきでない処分をしないように命じる差止め訴訟がある。

公証人
原則30年以上の実務経験を有する法律実務家の中から法務大臣が任命する公務員で、①公正証書の作成、②私署証書や会社等の定款に対する認証の付与、③私署証書に対する確定日付の付与を行う。公正証書には、任意後見契約や事業用定期借地権契約（作成が必須条件）、遺言、金銭消費貸借等があり、公証人が法律に従って作成する公文書のため、高い証明力があり、債務者が履行を怠ると、裁判所の判決等を待たずに強制執行手続に移行できる。

公証役場
公証人が執務する事務所で、全国で294ヵ所ある（2021〔令和3〕年1月現在）。ただし、病院や嘱託人の自宅で遺言公正証書を作成する場合や、職務の内容が他の場所で行われる貸金庫の開披、土地・建物の形状等の事実実験公正証書を作成する場合は、公証役場以外で執務を行う。

幸福追求権

個人の尊重の原理と不可分であり、生命・自由および幸福追求は公共の福祉に反しない限り、立法その他の国政上で最大の尊重を必要とする権利とされる（憲13条）。同条は、価値が多元的で変容する幸福を国民に保障する規定として、新しい権利を保障する（生み出す）基礎として機能している（包括的人権保障規定）。

高齢者虐待防止法

正式名称は「高齢者虐待の防止、高齢者の養護者に対する支援等に関する法律」（平17・11・9成立）。高齢者（同法では65歳以上）虐待の防止等に関する国等の責務、高齢者虐待を受けた者を保護するための措置、養護者の負担の軽減を図るなどして高齢者虐待の防止に資する支援のための措置等について定めた法律。高齢者を現に擁護する、①養護者と②要介護施設従事者等による⒜身体的虐待、⒝ネグレクト、⒞心理的虐待、⒟性的虐待、⒠経済的虐待を規制の対象とする。これを発見した者は速やかに市町村へ通報し、市町村は速やかに高齢者の安全確認や事実確認のための措置を講じ、必要に応じて一次的保護のための施設への入所や必要な居室の確保を行う。

国民健康保険団体連合会

国民健康保険法83条に基づき、保険者（会員）が共同でその目的を達成するため必要な事業を行うことを目的に設立された公法人。設立には都道府県知事の認可を必要とし、診療報酬、介護保険法に基づく給付費、障害者総合支援法に基づく給付費等の審査支払業務のほか、福祉サービス等の苦情処理業務なども行う。

国民の三大義務

①子女に普通教育（9年間）を受けさせる教育の義務、②勤労能力がある者は自らの勤労により生存を確保せよとの倫理的義務、③国・地方公共団体の活動の財政的基礎となる納税の義務が挙げられる。

個人情報取扱事業者の義務

取扱事業者は個人情報の利用目的をできる限り特定し、（公益性のある学会発表等でも）本人の同意を得ずにその範囲外の取扱いをしてはならない。ただし、人の生命・身体・財産の保護や公衆衛生の向上、児童の健全育成の推進のために特に必要があり、本人の同意を得ることが困難な場合等には、第三者に情報提供してもよい。ほかにも個人情報の利用目的の公表・通知や適正取得、安全管理、第三者提供の制限等がある。

個人情報保護法

正式名称は「個人情報の保護に関する法律」（平15・5・30成立）。個人情報の適正な取扱いに関する基本理念や、国および地方公共団体の責務、取扱事業者の義務等を定めた基本法。個人情報とは、氏名や生年月日等により特定の個人を識別可能な生存する個人に関する情報をいう。同法における個人の人格尊重の理念と情報公開制度の相克が問題となる。2015（平成27）年の法改正により、5,000人分以下の個人情報を取り扱う事業者にも同法が適用されることとなった（平29・5・30施行）。

国家賠償法

公務員の不法行為で損害が生じた際の国または公共団体の賠償責任（憲17条）について定めた法律（昭22・10・27成立）。公権力の行使（含、不作為）に基づく責任と公の営造物の設置・管理の瑕疵に基づく責任が設けられており、同法の範囲外の場合、民法が適用される。たとえば、公務員の私的な行為は国家賠償法の対象外となるが、仮に非番でも制服を着用するなど、客観的に公務員の外形を整えた行為であれば同法が適用される。なお、拘留または拘禁された後、無罪の裁判を受けた者が国に補償を求める権利（憲40条）は、刑事補償法で定められている。

婚姻

法律上、男女が夫婦となること。一定の年齢（男18歳・女16歳）に達しており、婚姻の意思を有し、市町村長へ婚姻届を出す（成人の証人2人以上が必要、口頭でも可）等の要件を満たすと成立する（法律婚主義）。民法改正で2022（令和4）年4月より、婚姻年齢は男女とも18歳となる。現行法では、未成年者の婚姻には父母の同意が必要とされ

障害者総合支援法

正式名称は「障害者の日常生活及び社会生活を総合的に支援するための法律」（平17・11・7成立の「障害者自立支援法」が名称変更＝平30・6・8）。障害者の社会参加の機会の確保および地域社会における共生、社会的障壁の除去を基本理念に、その範囲に難病等を加えて制度の谷間を埋め、区分も障害支援区分（程度ではなく支援の度合い）に改められた。具体的な支援は、①重度訪問介護の対象拡大、②共同生活介護（ケアホーム）の共同生活援助（グループホーム）への一元化、③地域での生活に移行するための支援の対象拡大、④地域生活支援事業の追加を柱とする。

使用者責任

被用者が不法行為を行った場合、使用者および代理監督者は、その被用者の選任・監督に過失がなかったことを立証できない限り、その被用者が事業の執行で第三者に損害を与えた場合、その賠償義務を負う（民715条）。同時に、被用者自身も被害者に対する不法行為責任を負い、使用者等は被用者に対し、求償権を有する。

消費者契約法

消費者と事業者との間の情報や交渉力の格差にかんがみ、消費者の利益の擁護を図ること等を目的とする法律（平12・5・12成立）。たとえば、勧誘の際、事業者の一定の行為により消費者が誤認（重要事項に虚偽がある等）し、または困惑（退去の意思を妨害される等）した場合、契約の取消し等ができる。

消費生活センター

消費生活全般に関する苦情や問い合わせ等、消費者からの相談を専門の相談員が受け付け、公正な立場で処理にあたる組織。（独）国民生活センターをはじめ、経済産業省地方分部局や（財）日本消費者協会、（社）全国消費生活相談員協会、（社）日本訪問販売協会、（社）日本通信販売協会等が消費者相談を受け付けている。

情報公開

国民主権の理念の下、行政機関の保有する情報の一層の公開を図り、政府諸活動の国民への説明責務を全うし、公正で民主的な行政推進に資するための制度。地方公共団体の情報公開条例が先行し、「行政機関の保有する情報の公開に関する法律」（平13・4・1施行）、「独立行政法人等の保有する情報の公開に関する法律」（平14・10・1施行）が制定された。

将来型

任意後見契約の一類型で、あらかじめ任意後見契約を締結しておき、将来、本人の判断能力が不十分となった際に、本人、配偶者、4親等内の親族または任意後見受任者の請求により、家庭裁判所に対し任意後見監督人の選任の請求をなし、契約を発効させるもの。

事理弁識能力

民法7条等に登場する、法律行為の結果（利害得失）について認識し、判断する能力。意思能力（行為の帰結や物事を判断し、それに基づいて意思決定ができる能力）よりも包括的な概念で、日常生活を支障なく自活的に営む上で必要な知的能力一般を指す。精神上の障害により、この能力に問題のある者は独力で社会に適応することが困難なため、その程度に応じて各種後見制度の対象となる。

親権

未成年の子に対する親の権利義務。身上監護（子の利益のために監護教育する権利義務、居所指定権、懲戒権、職業許可権）と財産管理（子を代理したり、判断能力を補うために同意したり、取り消したりする）に大別でき、父母が共同して行う。養子は養親が、非嫡出子は母が親権者となる。子への利益相反行為は禁止され（特別代理人の選任を家庭裁判所に請求）、財産管理では自己のためにする程度の注意義務を負う（善管注意義務より低い）。里親等委託中および一時保護中の児童に親権者等がいない場合、児童相談所長が親権を代行する（親権者等は、その児童の福祉に必要な措置を不当に妨げてはならない）。親権者または後見人が未成年者に代わって労働契約を締結してはならない。

親権と離婚

父母が離婚すると一方を親権者と定めなければならず、父母の合意が得られない場合、家庭裁判所が親権者を決定する。家裁が親権者（監護権者）を定める場合、子が15歳以上ならば、子の意見を聴かなければならない（親権者とは別に監護権者を定め、分属させることも可能）。親権や監護権のない親には、子と面会交流する権利があるが、子の利益が最優先される（父母の協議が成立しない場合は家裁が決定）。離婚後も親子の身分関係に変更はなく、親権や同居の有無にかかわらず、未成熟子を扶養（養育費を負担）する義務がある。

親権の喪失・停止、管理権喪失

2012（平成24）年4月以降、「親権停止」が新設され、これらの請求権者も、子の親族および検察官だけでなく、子、未成年後見人、未成年後見監督人、児童相談所長とされた。家庭裁判所は、これらの請求により、父または母による虐待または悪意の遺棄等、父または母による親権行使が著しく困難または不適当で子の利益を著しく害するとき、親権喪失の審判ができる。ただし、原因消滅の見込みがあり、親権の無期限剥奪が望ましくない場合、2年以内の期間を定め、親権停止の審判ができる。また、父または母による管理権行使が困難または不適当で子の利益を害するとき、管理権喪失の審判ができる。

審査請求

行政庁の権力行使（処分）や不作為に不服がある場合にする不服申立て。①処分庁に上級行政庁があるときは最上級行政庁、②ないときは当該処分庁に行う。不服申立てが大量に起きるケース（国税・関税や生活保護法、介護保険法等）で法律の定めがある場合は、事前に処分庁に再調査の請求もできる（選択自由）。審査請求の裁決に不服がある場合は再審査請求をすることができる場合もある。審査請求ができる期間は、処分があったことを知った日の翌日から起算して3ヵ月以内に、再調査の請求は処分を知った日の翌日から1ヵ月以内、再審査請求も裁決を知った翌日から1ヵ月以内とされている。なお、処分や裁決から1年が経過すると原則、不服申立てはできなくなる。

人事訴訟

婚姻・協議離婚・認知・養子縁組の無効および取消しや、離婚・離縁・嫡出否認・認知の訴え、婚姻関係・親子関係の存否の確認、その他の身分関係の形成または存否の確認を目的とする訴えに係る訴訟（人訴2条）。2004（平成16）年4月から施行された同法により、離婚訴訟など、夫婦・親子等の関係をめぐる訴訟も家庭裁判所の管轄となった。

身上監護

「身上の保護」とも呼ばれ、被後見人の生活、健康、医療に関する一切の法律行為とこれに付随する事実行為が対象となる。たとえば、各種介護・福祉サービスの供給契約や審査請求、施設入所契約、医療契約、衣食住の確保等に関する事務と、これに関する監視・監督や本人への意思確認等が該当する。身体への強制を伴う事項（健康診断受診・教育・リハビリの強制等）や一身専属的事項（尊厳死・臓器移植の同意等）は後見人の権限に含まれない。

身上配慮義務

成年後見人が成年被後見人の生活、療養看護および財産の管理に関する事務を行うにあたり、成年被後見人の意思を尊重し、かつその心身の状態および生活状況に配慮する義務（民858条）。生活状況への配慮とは、介護サービス等の契約や被後見人への意思確認等で、介護労働そのものは職務に含まれない。

心神耗弱（状態）

精神機能の障害により、①自己の行為の是非を弁別する能力、②その弁別に従って行動する能力の一方または双方が著しく低い状態。刑事法においては、この状態（限定責任能力）でなした違法行為は減軽される（刑39条2項）。

心神喪失（状態）

精神機能の障害により、①自己の行為の是非を弁別する能力、②その弁別に従って行動する能力の一方または双方を欠く状態。刑事法においては、この状態（責任無能力）でなした違法行為は無罪となる（刑39条1項）。

親族

①6親等内の血族、②配偶者、③3親等内の姻族の総称。自分および配偶者と直通する先祖・子孫（祖父母・父母・子・孫等）を直系、それ以外の親族（伯叔父母・兄弟姉妹等）は傍系という。また、自分より世代が上の血族・姻族（父母・伯叔父母以上）を尊属、その逆（子・甥姪）を卑属という（兄弟や従兄弟等はどちらでもない）。

生活困窮者自立支援法

生活保護に至る前の生活困窮者に対し、自立支援策の強化を図るための法律（平25・2・13成立）。福祉事務所設置自治体の必須事業として、自立相談支援事業の実施（就労、自立に関する相談支援・事業利用のためのプラン作成等）、住居確保給付金の支給（離職等で住宅を失った者に家賃相当）を義務づける。また、任意事業に、就労準備支援事業、一時生活支援事業、家計相談支援事業、子どもへの学習支援事業を挙げている。

生活支援員［日常生活自立支援事業］

認知症高齢者や知的障害者、精神障害者等が、地域における自立生活を送るための福祉サービス・苦情解決制度の利用や日常生活上の消費契約、行政手続（住民票の届出等）に関する援助をする者。専門員が作成した支援計画に基づき、サービス利用に関する情報提供や助言、手続、利用料の支払い等の援助を行う。成年後見制度より手軽な分、日常的金銭管理に関する取消権や同意権はない。身体障害者更生援護施設および知的障害者援護施設の各設備・運営に関する基準に基づき、配置される職員も生活支援員と呼ぶ。

生存権

国民に健康で文化的な最低限度の生活を保障し、国に社会福祉、社会保障、公衆衛生の向上・増進を図る義務を課す社会権の中核となる権利（憲25条）。生存権の法的性質につき、判例はプログラム規定（国の政治的指針）説を採用する（食糧管理法違反事件、朝日訴訟、堀木訴訟）が、学説は法的権利説が通説である。これに関連し、生活保護受給中に子のために蓄えた学資保険を収入認定して保護費を減

額した保護変更決定処分を違法とした判例（最判平16・3・16民集58巻3号647頁）や、恒常的に生活が困窮している状態にある者を国民健康保険料の減免の対象としない条例は違憲ではないとした判例（最大判平18・3・1民集60巻2号587頁）がある。

成年後見関係事件の概況

家庭裁判所の後見・保佐・補助開始および任意後見監督人選任事件の処理状況について、年間の概況を取りまとめた資料（裁判所ウェブサイト等で要確認）。2020（令和2）年度では、成年後見人等と本人との関係は、親族が全体の約19.7％（前年21.8％）で内訳は子の3,911件が最多（54.0％）だが年々減少している。親族以外では（親族の候補者無し76.4％）、司法書士の1万1,184件（37.9％）が最多で微増、次いで弁護士の7,731件（26.2％）で微減、社会福祉士の5,437件（18.4％）で微増が続く。本人の男女別・年齢別割合は、全体が男4：女6で、最多の80歳以上では男が34.4％、女が63.0％を占め、次いで70歳代では男が27.6％、女が19.7％を占めている。開始原因は認知症が64.1％（前年63.3％）で最多で、終局事件の申立ての動機は預貯金等の管理・解約が37.1％（前年40.6％）で最多である。

成年後見監督人・保佐監督人・補助監督人

それぞれ、①後見人等の事務の監督、②後見人等が欠けた場合、遅滞なくその選任を家庭裁判所に請求、③急迫の事情がある場合の必要な処分、④後見人等と被後見人等の利益が相反する行為について被後見人等を代表したり（後見の場合）、同意を与えたり（保佐・補助の場合）することを職務とする。成年後見監督人等は、家裁がその必要を認める場合、職権または成年被後見人等とその親族、成年後見人等の請求により選任される。④のケースで、成年後見監督人等がいない場合、後見人等は、特別代理人（臨時保佐人・補助人）の選任を家裁に請求しなければならない。通常、法定後見は家裁が直接監督し、後見人等に後見事務の報告や財産目録の提出を求め、財産状況の調査をすることができる（民863条）。

成年後見制度の利用者

2020（令和2）年12月末日時点での成年後見制度

236

（成年後見・保佐・補助・任意後見）の利用者は、合計 23 万 2,287 人で、前年比 3.5%増である。内訳は、成年後見が 17 万 4,680 人で最多、保佐が 4 万 2,569 人、補助が 1 万 2,383 人、任意後見が 2,655 人で、いずれも増加傾向にある。成年後見監督人等が専任された事件数は、全体の 3.3%で 1,138 件（前年 1,054 件）に達した。内訳は弁護士が 503 件（前年 458 件）、司法書士が 490 件（前年 462 件）、社会福祉協議会が 102 件（前年 100 件）、社会福祉士が 10 件（前年 9 件）であった。

成年後見制度利用支援事業

2001（平成 13）年から実施された厚生労働省の地域生活支援事業（障害者は必須事業だが高齢者は任意事業）。この事業により、成年後見制度の利用促進のための広報活動や、成年後見等開始審判申立てに要する費用および成年後見人等の報酬の一部または全部が助成されることになった。

成年後見制度利用促進法

正式名称は「成年後見制度の利用の促進に関する法律」（平 28・4・15 成立）。制度の基本理念や国の責務等を明らかにし、利用促進に関する施策を総合・計画的に推進することを目的とし、成年後見制度利用促進基本計画の策定や、利用促進会議の設置、地方公共団体の講ずる措置などが決められた。その基本計画（おおむね 5 年間）では、①利用者がメリットを実感できる制度・運用へ改善、②どの地域でも利用できる権利擁護支援の地域連携ネットワークの構築、③不正防止の徹底と利用しやすさの調和、④成年被後見人等の権利制限に係る措置の見直しが提示された。

成年後見登記制度

成年後見の開始に伴い、後見の種別、開始の審判をした裁判所と確定年月日、後見人の氏名・住所、被後見人の氏名・生年月日・住所・本籍、保佐・補助の場合の制限行為や代理権の範囲、複数後見の有無等の登記を義務づける制度。旧制度の禁治産・準禁治産宣告を受けた者はその旨の戸籍への記載が義務づけられていたが、代替の公示方法として同制度が設けられた。法務局が証明書の交付事務を行う。

成年後見人

精神上の障害で事理弁識能力を欠く常況にある者を保護する者（民 7 ～ 9 条他、複数でも法人でも可能）。申立権者の請求により、家庭裁判所の後見開始の審判を経て、要保護者は成年被後見人となる。財産に関する法律行為は成年後見人がすべて代理し、日常生活に関する行為以外は取り消せる。現実の介護行為までは職務に含まれない(医療同意権等もない)。

成年後見人等の欠格事由

以下の欠格事由（民 847 条）の該当者は成年後見人等になれない（途中でなった場合、その地位を失う）。①未成年者。②家庭裁判所で免ぜられた法定代理人、保佐人または補助人。③破産者。④被後見人等に対して訴訟をした者（含、係争中）ならびにその配偶者および直系血族。⑤行方の知れない者。

成年後見人等の職務の終了

①成年被後見人等の死亡または能力回復。②成年後見人等の不正や任務に適しない事由が生じたときの解任（家庭裁判所が監督人等の請求により、または職権で審判）。③正当な事由がある場合に、家裁の許可を得て辞任（遅滞なく、後任を請求）。職務の終了後、2 ヵ月以内に管理財産の収支を計算し、相続人に引き継ぎ、その結果を家裁に報告する。

成年被後見人等の資格制限

被後見人や被保佐人には、他人の生命・身体・財産に関わる高度な判断能力が要求される資格等に就くことに制限がある（被補助人にはなし）。たとえばかつては制度の利用者となると、医師、薬剤師、弁護士、司法書士、行政書士、税理士、建築士等の資格や、会社役員、公務員等の地位を一律に失うとされた。しかし、2019（令和元）年の法改正により、制度ごとに必要な能力の有無を判断する個別審査規定に適正化された。なお、選挙権・被選挙権は国政選挙も含め 2013（平成 25）年 7 月以降、復権している。

専門員［日常生活自立支援事業］

日常生活自立支援事業を職務としている社会福祉協議会の職員。認知症高齢者、知的障害者、精神障害

者等から相談を受け付けると、担当専門員が自宅や病院、施設等を訪問し、支援計画と契約書を作成する（入院・人所中でも利用可）。

専門職後見人

後見を必要とする身寄りのない者を援助するため、専門職に従事する中で培った知識や技術を買われて成年後見人等（後見・保佐・補助）になる者。近年増加傾向にあり、一般に後見の目的が、身上監護を中心とする場合は社会福祉士・精神保健福祉士、財産管理を中心とする場合は弁護士・司法書士・税理士・行政書士が相応しい。後見制度支援信託の利用に際しては、家庭裁判所の審理を経て専門職後見人が選任され、利用の適否を検討した上で家裁に報告書を提出し、家裁の指示書に基づき信託契約を締結する（必要なくなれば辞任）。

相続

被相続人の財産上の権利義務を、死後、相続人が包括的に承継すること。相続財産には、預貯金等の積極的財産だけでなく借金等の債務も含まれる（社会保障受給等、本人限定の一身専属権は含まれない）。相続放棄の場合は、相続開始を知った日から3ヵ月以内に家庭裁判所に申述しなければならない。相続人不明、または不存在の際は、利害関係人や検察官の請求により家裁が相続財産管理人を選任する。

即効型（即時型）

任意後見契約の一類型で、任意後見契約の締結直後に、家庭裁判所に請求して任意後見監督人を選任し、契約を発効させるもの。契約を早期に発効できる反面、本人の状況次第では契約締結時にその内容を理解する十分な能力があったか否かが問題となる。

代理権

代理人が本人のためにすることを示し（顕名主義）、意思表示をしたり意思表示を受けたりすることを「代理」といい、その正当な資格・権限（代理人がその権限を他人に委ねた場合は復代理）。代理人が権限の範囲内でした法律行為の効果（権利義務）は本人に帰属する。本人・代理人の死亡や委任事項の完了で消滅する。本人の意思によらず法律の規定で選任される法定代理と、本人の信任に基づき授権行為で選任される任意代理がある。

代理権目録

任意後見契約を締結する際に、代理権の範囲を定める目録。①財産の管理・保存・処分等、②金融機関との取引、③定期的な収入の受領および費用の支払い、④生活に必要な送金および物品の購入、⑤相続、⑥保険、⑦証書等の保管および各種手続、⑧介護契約その他福祉サービス利用契約等、⑨住居、⑩医療、⑪これらの紛争処理、⑫復代理人・事務代行者に関する事項が対象となる。

地域福祉権利擁護事業 ➡ 日常生活自立支援事業

知的障害者の権利宣言

1971年に国連総会において宣言。教育、訓練、リハビリテーションおよび指導を受ける権利、有意義な職業に就く権利、資格を有する後見人を与えられる権利、搾取、濫用および虐待から保護される権利等がある。

DV防止法

正式名称は「配偶者からの暴力の防止及び被害者の保護に関する法律」（平13・4・13成立）。同法に基づき、裁判所が保護命令（退去命令・接近禁止命令）を出す。暴力の発見者は、配偶者暴力相談支援センターまたは警察官へ通報することが努力義務とされている。都道府県は、婦人相談所等において配偶者暴力相談支援センターの役割を果たすものとされ、また市町村もその機能を果たすように努めるものとされ、①問題の相談、婦人相談員や機関の紹介、②健康回復のための医学・心理学的指導、③緊急時の安全確保および一時保護を行う。

同意権

被保佐人や被補助人が重要な財産行為等を行う際、保佐人や補助人が不利益の有無を検討し、問題がない場合に了承する権限。被保佐人の場合は民法13条で定められた行為、被補助人の場合は審判の過程で同意が必要と指定された行為について、同意を得ていない行為は取り消すことができる。不利益がないのに同意が得られない場合、被保佐人や被補助人

の請求により、家庭裁判所が同意に代わる許可を与えることができる。

登記事項証明書
とうき じこうしょうめいしょ

登記所で交付される登記記録の全部または一部を証明した書面。後見登記等に関する法律では、後見登記等ファイルに記録されていることを証明するもの（成年被後見人、成年後見人等の住所・氏名、成年後見人等の権限の範囲、任意後見契約の内容等）。登記されていないことの証明書は、主に成年被後見人等に該当しないことを証明する際に必要になる。

特別受益
とくべつじゅえき

共同相続人中に被相続人から①遺言による贈与を受けた、②婚姻や養子縁組、もしくは③生計の資本として贈与を受けた者がいる場合の規定(民903条)。相続開始時の被相続人の財産に①〜③の贈与額を加えたものを相続財産とみなし、法定相続分の中から、すでに受け取った贈与額を除いた額を、その者の相続分とする。これと異なる被相続人の意思表示がなされた場合、意思が優先される。

特別養子
とくべつようし

実親および親族関係（近親婚の禁止以外）を終了させる養子縁組で、原則、実親の同意を要し、6ヵ月以上の試験養育を経て、家庭裁判所の審判で成立する。特別の事情（実親による虐待・遺棄等）により、子供のために必要な場合に限られ、養親（夫婦）の一方が25歳、他方が20歳以上、子供の年齢が原則15歳未満であること等が条件となる。原則離縁は認められず、養親には離縁請求権がない。かつて、子供の年齢は原則6歳未満とされていたが、民法改正により、2020（令和2）年4月から、上記の年齢に引き上げられた。ちなみに里親委託の措置では、親子関係は発生しない。

取消権
とりけしけん

一度は成立した法律行為を、意思表示に問題があること等を理由に、最初からなかったことにする行為を「取消し」といい、これを行使する権利。取消権者が追認したり、あるいは取消権を法が規定した一定期間、行使しなかったりすると、その法律行為は有効となる。

日常生活自立支援事業
にちじょうせいかつじりつしえんじぎょう

社会福祉法81条に規定する事業で社会福祉協議会が実施主体。判断能力の不十分な方の福祉サービス利用援助や日常的な金銭管理を行う。認知症高齢者や知的障害者、精神障害者等、判断能力が十分でない人の地域自立生活を支えるための事業。社会福祉法によって規定された福祉サービス利用援助事業の1つで、都道府県・指定都市社会福祉協議会によって運営される。2007（平成19）年4月から、「地域福祉権利擁護事業」の名称を変更し、「日常生活自立支援事業」となった。

任意後見監督人
にんいこうけんかんとくにん

①任意後見人の事務を監督し、②これを家庭裁判所に定期的に報告、また、③急迫の事情がある場合、任意後見人の代理権の範囲内で必要な処分をし、④任意後見人等と本人の利益が相反する行為について本人を代表する者。任意後見受任者やその配偶者、直系血族および兄弟姉妹は、任意後見監督人にはなれない。家裁は、任意後見監督人を通じて、任意後見契約を間接的に監督する。

任意後見契約
にんいこうけんけいやく

将来、判断能力が不十分になった際、生活や療養看護、財産管理に関する代理権を任意後見人に与える旨を事前に締結しておく契約。本契約は法務省令で定める様式の公正証書で作成され、登記は公証人から嘱託によりなされる。本契約は家庭裁判所が任意後見監督人を選任したときから効力が生じる。契約発効の態様により、将来型・移行型・即効型に分類できる。

任意後見契約に関する法律
にんいこうけんけいやく かん ほうりつ

任意後見契約の方式や効力、本人・任意後見人・任意後見監督人等について定めた法律（平11・12・8成立）。一部改正した民法とこの法律の施行（平12・4・1）によって、裁判所の審判による①法定後見制度と、当事者間の契約による②任意後見制度からなる新しい成年後見制度が発足した。

任意後見制度
にんいこうけんせいど

本人が契約締結能力を有している間に、将来、判断

能力が低下した際に委託する自己の生活・療養看護および財産管理に関する事務の代理権の範囲（目録に記載）と、任意後見人を設定しておく制度。自己決定権を重視した制度であるため、本人の判断能力が低下しなければ発効せず、原則、法定後見に優先する。家庭裁判所が本人の利益のために特に必要と判断し、法定後見開始の審判がなされると任意後見契約は終了する。

任意後見人

任意後見契約に基づき、判断能力が不十分になった本人を保護する援助者。本人の判断能力が低下した後、本人・配偶者・4親等内の親族または任意後見受任者によって請求がなされ、家庭裁判所が任意後見監督人を選任すると、任意後見受任者は任意後見人となり、契約が発効する。

任意代理契約

本人の信任に基づき、授権行為により代理人を選任する契約。たとえば財産管理のみを委任契約の内容とした場合、契約発効後に本人の判断能力が不十分になった際、代理行為の監督者が不在にもかかわらず契約が続行することにもなりかねないので、任意後見契約や身上監護を主体とする見守り契約との組み合わせが重要といえる。

複数後見

新しい後見制度では、複数の成年後見人の選任等が可能となり、権限の調整規定が設けられた。これにより、たとえば法律職と福祉職の後見人が事務を共同で行ったり、分掌したりすることが可能になった。この場合、第三者が意思表示をするときは、1人に対してすればよい。

不服申立て

行政庁の処分や不作為に対し、国民の権利利益の救済を図り、行政の適正な運営を確保する制度。制定後50年ぶりの抜本的改正が行われ、2016（平成28）年4月に施行された。裁判所が管轄する訴訟と異なり、行政庁が裁決を行うが、①審査対象となった処分に関与しない職員が審理員となり公正に審理を行う（原則、最上級行政庁）。さらに②有識者からなる第三者機関が裁決を点検して公正性を確保

し、③審査請求人に関係書類の閲覧・謄写等を可能にした。不服申立てを先に行うことで裁判の手続が軽減される場合や、国民が直ちに出訴すると大量すぎて裁判所の負担が増す場合を除き、不服申立てを前置するか否かは自由となった。

不法行為

責任能力者が故意（わざと）または過失（不注意）によって他人の権利・利益を侵害した場合は、損害を賠償する責任を負う（含、将来の給与等）。損害賠償請求権は、損害および加害者を知ったときから3年（ただし、人の生命身体への侵害の場合は5年）、不法行為時から20年で時効により消滅する。

扶養

親族間でなされる要保護（自活困難）者への経済的給付。夫婦相互や未成熟な子への生活保持義務のほか、経済的ゆとりを前提とする直系血族・兄弟姉妹相互間の生活扶助義務がある。扶養の程度や方法は当事者間の協議を原則とし、必要な場合は申立てにより家庭裁判所が決定する。家裁は特別な事情があれば3親等内の親族間にも扶養義務を設定できる。

プライバシー権

日本国憲法13条（幸福追求権）から派生した、新しい人権。表現の自由との深刻な対立により、他者から放任しておかれる権利から、自己の情報をコントロールする権利へと相対的に拡大していった。たとえば、利用者の承諾なしに、福祉施設等の案内にその顔写真を掲載することは、人格権やプライバシー権の侵害にあたる。

弁護士

基本的人権を擁護し社会正義を実現することを使命とし、法廷活動・紛争予防活動・人権擁護活動・立法や制度の運用改善に関与する活動・企業や地方公共団体等の組織内での活動等を行う者。専門職後見人では司法書士の次に多く、2020（令和2）年度には7,731件に達した（全体2位：前年7,763件）。

法人後見

新しい後見制度では、自然人だけでなく社会福祉法人や社会福祉協議会等の法人を後見人に選任するこ

とが可能になった。長所は、死亡等による後見人の変更等がなくなるため、安定・継続性のある後見事務が受けられるほか、運用次第では被後見人の負担費用の節減も期待される。2019（令和元）年度調査では3,692件（13.2%）で、年々増加傾向にある。

法定後見制度
後見制度は、民法上の①未成年後見制度（親権者を欠くときに開始）および②成年後見制度（要保護の程度により後見・保佐・補助を開始）と、任意後見契約に関する法律上の③任意後見制度に大別できる。いずれも事理弁識能力（判断能力）が未熟か、これに問題のある個人を保護するために制限行為能力者とし、援助者を選任する制度であるが、①と②は保護が開始の審判で始まり、その内容も概して固定的であるのに対し、③は当事者間の自由意思に基づく委任契約により任意になされる。こうした理由から①と②を「法定後見制度」と呼ぶ。

（ほう　しゅるい）
法の種類
国または地方公共団体間の関係やこれと個人の関係を定めた公法と、個人相互の関係を定めた私法、両者の入り交じった領域を定めた社会法に分類できる。他にも広範に及ぶ事柄の一般原則を定めた一般法（普通法）と、狭い特定の範囲を定めた特別法や（特別法が優先適用）、事柄の実体を規定した実体法と、これを実現する手続を規定した手続法、立法過程により法典化された成文法と、社会の中で形成された不文法（判例法・慣習法）の他、国内法と国際法等、さまざまに分類できる。

（ほうむきょく）
法務局
①国民の財産や身分関係を保護する登記・戸籍・国籍・供託の民事行政事務、②国の利害に関係のある訴訟活動を行う訟務事務、③国民の基本的人権を守る人権擁護事務等を行う法務省の地方組織の1つ。全国8ブロックの地域を受けもつ法務局の下に、都道府県を受けもつ地方法務局が置かれ、その出先機関として支局と出張所がある。全国の成年後見登記事務は東京法務局後見登録課が行う。

（ほうりつこうい）
法律行為
法律効果（権利義務関係の発生・変更・消滅）の発生を目的とする意思表示に基づく権利義務関係の変動を原則とする行為。意思表示通りの変動が生じる①有効な法律行為と、生じない②無効な法律行為、一応は有効だが③取り消すことができる法律行為が存在する。

（ほさにん）
保佐人
事理弁識能力が著しく不十分な者を保護する者（民11～14条他）。申立権者の請求により、家庭裁判所の保佐開始の審判を経て要保護者は被保佐人となる（複数でも法人でも可）。保佐人は要保護者の重要な法律行為と家裁が認めた特定行為について、同意したり取り消したりすることができ、要保護者が同意し、申立ての範囲内で家裁が認めた特定の法律行為を代理する。

（ほさるいけい）
保佐類型
成年後見制度における事理弁識能力の程度分類（中度）で、精神上の障害により事理を弁識する能力が著しく不十分である者（民11条）。自己の財産の管理・処分には常に援助が必要で、日常的に必要な買い物程度は単独でできるが、重要な財産行為（不動産や自動車の売買・自宅の増改築・金銭の貸借等）は自分ではできないという程度の者。旧制度の準禁治産類型におおむね相当する。

（ほじょにん）
補助人
事理弁識能力が不十分な者を保護する者（民15～18条他）。申立権者の請求と本人の同意により、家庭裁判所の補助開始の審判を経て要保護者は被補助人となる。補助人は、要保護者の重要な法律行為の内、本人が同意し家裁が認めた一部の特定行為について、同意したり取り消したりすることができ、要保護者が同意し、申立ての範囲内で家裁が認めた特定の法律行為を代理する。

（ほじょるいけい）
補助類型
成年後見制度における事理弁識能力の程度分類（軽度）で、精神上の障害により事理を弁識する能力が不十分である者（民15条1項）。自己の財産の管理・処分には援助が必要な場合があり、重要な財産行為は自分でできるかもしれないが、できるかどうか危惧があるので、本人の利益のためには誰かに代

わってやってもらったほうがよいという程度の者。旧制度にはなかった基準。

堀木訴訟

障害福祉年金と児童扶養手当の併給を禁止していた児童扶養手当法の規定の合憲性が争われた訴訟。一審は違憲、二審および最高裁は1982（昭和57）年に合憲とし、憲法25条の「健康で文化的な最低限度の生活」の具体的内容は、明らかな逸脱・濫用でない限り、立法府の広い裁量に委ねられているとした。

未成年後見人

未成年者の法定代理人たる親権者の不在や不適格の際に、身上監護や財産管理を行う者で善良な管理者としての注意義務を負う。最後の親権者の遺言で指定されるが、これがない場合は親族等の請求により家庭裁判所が選任する。2012（平成24）年4月から法人や複数人の選任が可能となった。未成年後見人の事務を監督する未成年後見監督人も指定・選定できる。

民法

私人の日常生活に関する財産関係と家族関係の一般原則を定める法律（明29・4・27成立）。①権利能力平等の原則、②所有権絶対の原則、③私的自治の原則、④過失責任の原則を基本原理とし、民法総則・物権・債権・親族・相続の5編に分類して規定されている。後見制度は、「民法の一部を改正する法律」（平11法第149号）の施行（平12・4・1）に伴い大幅に改正された。2018（平成30）年の改正（令4・4・1施行）では、成年年齢が男女とも18歳となった。ただし、飲酒・喫煙や公営競技（競馬・競輪など）の投票権購入、養親となる年齢制限は20歳からが維持された。

申立て［成年後見制度］

成年後見制度を受けるにあたり、要保護者が住民登録している地域の家庭裁判所に対し、申立権者が開始の審判ないし任意後見監督人の選任について請求する手続。必要書類は、申立書類（申立書・申立事情説明書・財産目録・収支状況報告書・後見人等候補者事情説明書）と、本人についての書類（戸籍謄本・住民票・後見登記されていないことの証明書・成年後見用の診断書）となる。審判の申立権者は、①本人、配偶者、4親等内の親族、検察官、他の類型の法定後見人・監督人、②任意後見受任者、任意後見人、任意後見監督人、③市町村長（福祉を図るため特に必要があると認めるとき）となっている。

申立ての概況

2020（令和2）年度成年後見関係事件の概況では、申立件数は全体で3万7,235件（3.5%増）、うち後見2万6,367件（0.4%減）、保佐7,530件（11.6%増）、補助2,600件で（30.7%増）、任意後見監督人738件（1.3%減）で、2018（平成30）年度をピークに後見は減少傾向に転じたが、保佐と補助は増加傾向にある。終局事件3万6,804件中、95.5%が認容となっており、審理期間は2ヵ月以内が全体の約70.1%、4ヵ月以内が約92.4%で、これらの数値はほぼ例年通り。申立人と本人との関係は、親族（52.8%）の中でも特に子が全体の約21.3%で長らく最多だったが減少傾向にあり、ついに親族以外（27.0%）の大多数を占める市区町村長の約23.9%に抜かれた。本人も20.2%で増加傾向にある。申立ての動機は、預貯金等の管理・解約（3万2,601件）、次いで身上保護（2万828件）、介護保険契約（1万562件）が多い。

離婚

婚姻関係を解消すること。夫婦の合意（離婚届の提出）による協議離婚の他、家庭裁判所の調停・審判・裁判による離婚がある。離婚訴訟が認容されるには婚姻を継続しがたい重大事由（貞操義務違反、3年以上の生死不明等）を要し、第一に調停の申立てをする必要がある。

離婚後の子の監護

未成年の子に対する監護は、①身辺監護（教育等）、②行為的監護（財産管理・法律行為の同意ないし法定代理）、③経済的監護（養育・扶養）の3つに分かれる。①と②は、いずれか一方（親権者）が行うが（①と②に分担も可）、③は父母共にその義務を負う。

252

権利擁護を支える法制度
【新・社会福祉士シリーズ18】

2021(令和3)年12月15日　初　版1刷発行

編　者　福田幸夫・森　長秀
発行者　鯉渕友南
発行所　株式
　　　　会社　弘文堂　　　101-0062　東京都千代田区神田駿河台1の7
　　　　　　　　　　　　　TEL 03(3294)4801　　振替 00120-6-53909
　　　　　　　　　　　　　https://www.koubundou.co.jp
装　丁　水木喜美男
印　刷　三美印刷
製　本　井上製本所

ISBN978-4-335-61223-7

新・社会福祉士シリーズ 全22巻

福祉臨床シリーズ編集委員会/編

2021年度からスタートする新たな教育カリキュラムに対応！

新・社会福祉士シリーズ 1
医学概論

シリーズの特徴

社会福祉士の新カリキュラムに合致した科目編成により、社会福祉問題の拡大に対応できるマンパワーの養成に貢献することを目標とするテキストです。

たえず変動し拡大する社会福祉の臨床現場の視点から、対人援助のあり方、地域福祉や社会福祉制度・政策までをトータルに把握し、それらの相互関連を描き出すことによって、社会福祉を学ぶ者が、社会福祉問題の全体関連性を理解できるようになることを意図しています。

◎＝精神保健福祉士と共通科目